AF261862

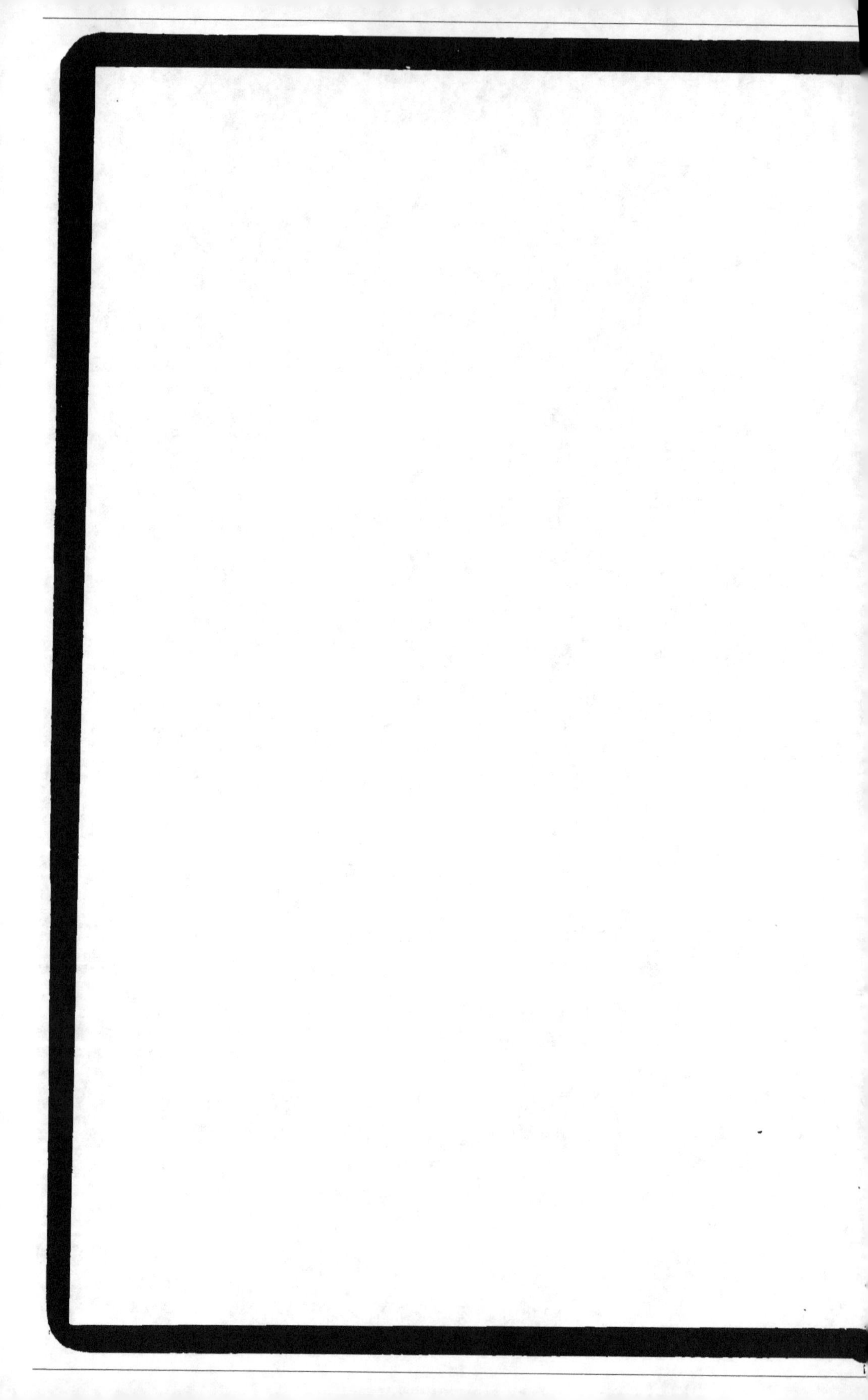

NOTIONS

D'HYGIÈNE PRIVÉE.

Metz. — Imp. de J.-P. Toussaint, pl. d'Austerlitz, 28.

NOTIONS D'HYGIÈNE PRIVÉE

A L'USAGE DES

DÉPARTEMENTS DU NORD-EST DE LA FRANCE,

PAR EUGÈNE GRELLOIS,

Médecin Major à l'Hôpital militaire de Metz,
Chevalier de la Légion d'honneur,
Secrétaire de l'Académie impériale de Metz et du Conseil central de
salubrité de la Moselle.

PUBLIÉ SOUS LES AUSPICES DE

M. LE COMTE MALHER, PRÉFET DE LA MOSELLE,

ET RECOMMANDÉ PAR

M. DE SIVRY, PRÉFET DE LA MEURTHE.

PRÉFACE.

Lorsque l'homme sortit des mains du Créateur, l'ensemble harmonieux de son organisation, la noblesse de ses traits, l'élégance de ses formes, devaient, sans doute, offrir l'image d'un de ces types gracieux dont la statuaire antique nous a laissé d'admirables modèles sous l'apparence de quelques divinités du paganisme. L'homme primitif était beau, parce qu'il était une émanation directe de Dieu, de Dieu qui l'avait créé à son image. La maladie et son hideux cortége de souffrances lui étaient inconnus, parce que la nature était pour lui sans épines, parce qu'il trouvait sans peine une nourriture saine et abondante que les animaux féroces ne venaient point encore lui disputer, parce qu'il vivait sous un ciel constamment pur et sans intempéries, parce que, enfin, le flot des passions n'avait point encore mugi dans son cœur. Combien nous sommes étonné que l'art chrétien n'ait pas été plus souvent s'inspirer de la beauté humaine au berceau même de l'humanité, qu'il n'ait point été chercher l'idéal de la perfection physique dans celui qui dut être le plus typiquement beau des hommes ! Combien nous sommes étonné qu'Adam n'ait point exprimé ce que nous demandons si souvent encore à l'Apollon des Grecs !

Mais bientôt l'homme a commis une faute, et le voilà déchu de tout le bonheur dont il devait à jamais jouir. — Il est obligé de fuir les doux climats de son enfance et de se vêtir pour échapper à la rigueur des saisons. Les fruits de la terre ne sont plus pour lui seul, il doit en disputer la possession ; il luttera, désormais, contre des animaux plus forts que lui pour leur arracher leur proie ou pour les faire servir eux-mêmes à sa nourriture. — Dès lors, l'homme est sujet à des accidents et la voie est ouverte à la souffrance.

Cependant il éprouve le besoin de réagir contre la douleur et la maladie ; — le hasard d'abord, l'expérience ensuite, lui révèlent des remèdes à ses maux ; voilà la médecine trouvée.

Mais il a bientôt remarqué que certains actes, certaines circonstances de sa vie sont des causes de souffrance et de courent, au contraire, à maintenir l'intégrité de ses fonctions. Il s'attache donc, quand un besoin impérieux ou une passion dominante ne maîtrise point sa volonté, à fuir les uns et à rechercher les autres : — voilà la première notion d'Hygiène.

L'Hygiène, que l'antiquité a pratiquée sans la formuler en préceptes, l'Hygiène que tant de gens font comme le bourgeois de Molière faisait de la prose, que tant d'autres négligent par ignorance ou par incurie, l'Hygiène est donc la science de la santé, l'art d'éviter les causes de destruction qui nous entourent, de réagir contre elles, et de développer les forces dont Dieu a mis en nous le principe.

De nombreux traités d'Hygiène ont été publiés, peut-être même devrait-on, pour l'époque actuelle, considérer cette science comme carrière close et dans laquelle on ne saurait plus rien introduire de neuf.

Quelle témérité donc ou quel besoin d'écrire nous pousse dans cette voie si largement frayée ? — Pour la témérité, peut-être y en a-t-il à entrer en lice après tant d'écrivains éminents qui ont fait de l'Hygiène le but de leurs investigations ; mais, croyez-nous, il y a autre chose qu'un besoin d'écrire ; il y a là, quelqu'étrange que cela puisse paraître, un but d'utilité publique à atteindre ; ce but le voici :

Les livres publiés sur cette importante matière s'adressent aux savants, aux médecins, ce sont alors de véritables livres de science ; ou ils s'adressent au peuple qui peut y puiser des conseils sur le *gouvernement de soi-même*. Laissons les premiers, ils n'ont point à nous occuper.

Quant aux seconds, tracés dans la voie que nous voulons

suivre nous-même, ils sont encore de deux sortes : généraux, s'appliquant à tous les lieux et à toutes les positions, à l'homme de la ville comme à l'homme des champs ; ou spéciaux, et adressés seulement à une série d'hommes vivant sous des conditions semblables de climat ou de profession. Eh bien ! plusieurs écrivains sérieux ont envisagé l'Hygiène au point de vue particulier que nous venons d'indiquer ; l'homme de guerre, le marin, le littérateur, l'artiste, ont leurs traités d'Hygiène ; des conseils sanitaires ont été tracés pour l'habitant du nord, pour l'habitant du midi ; quelques provinces de la France sont entrées déjà dans cette voie, mais aucun essai de ce genre n'a encore été tenté pour nos belles contrées ; on nous pardonnera, nous l'espérons, d'avoir osé le faire. — Nous n'avons eu d'autre but que celui d'être utile, puissions-nous l'avoir atteint !

Cet ouvrage a paru en un beau volume, format grand in-18, de 360 pages. — Prix : 2 francs.

Les demandes doivent être adressées à la Librairie de GRIMBLOT et veuve RAYBOIS, place Stanislas, 7, à Nancy.

Nancy, imprimerie de veuve Raybois et comp.

NOTIONS
D'HYGIÈNE PRIVÉE

A L'USAGE DES

DÉPARTEMENTS DU NORD-EST DE LA FRANCE,

PAR EUGÈNE GRELLOIS,

Médecin-Major à l'Hôpital militaire de Metz, chevalier de la Légion-d'Honneur,
Secrétaire de l'Académie impériale de Metz et du Conseil
central de salubrité de la Moselle.

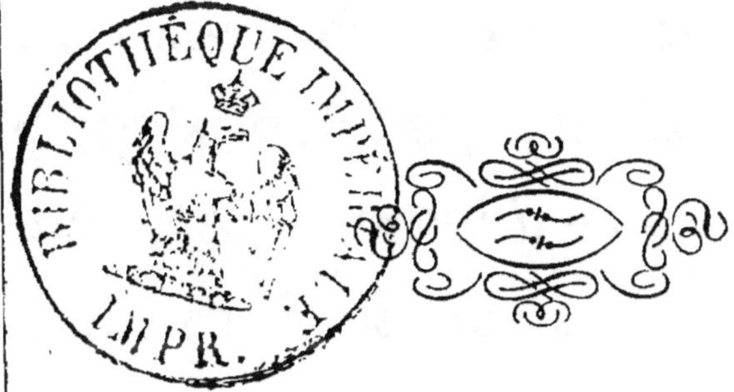

METZ,

Chez M. ALCAN, Libraire-Éditeur, rue de la Cathédrale, 1.

———

Nancy, Grimblot et Raybois, place Stanislas;	**Épinal**, veuve Durand;
Verdun, Laurent, rue des Gros-Degrés;	**Strasbourg**, veuve Berger-Levrault et fils;
	Charleville, Jolly.

———

1853.

OBSERVATION DE L'ÉDITEUR.

L'Auteur, après avoir terminé son manuscrit destiné d'abord spécialement au département de la Moselle, a senti que les notions sur le climat et les conseils d'hygiène qui en découlent, peuvent s'appliquer non-seulement à ce département, mais encore à tout le nord-est de la France. — Il nous a donc paru convenable de modifier le titre que nous avions primitivement adopté.

PRÉFACE.

Lorsque l'homme sortit des mains du Créateur, l'ensemble harmonieux de son organisation, la noblesse de ses traits, l'élégance de ses formes, devaient sans doute offrir l'image d'un de ces types gracieux dont la statuaire antique nous a laissé d'admirables modèles sous l'apparence de quelques divinités du paganisme. L'homme primitif était beau parce qu'il était une émanation directe de Dieu, de Dieu qui l'avait créé à son image. La maladie et son hideux cortége de souffrances lui étaient inconnus parce que la nature était pour lui sans épines, parce qu'il trouvait sans peine une nourriture saine et abondante que les animaux féroces ne venaient point encore lui disputer, parce qu'il vivait sous un ciel constamment pur et sans intempéries, parce que, enfin, le flot des passions n'avait point encore mugi dans son cœur. Combien je m'étonne que l'art chrétien n'ait pas été plus souvent s'inspirer de la beauté humaine au berceau même de l'humanité, qu'il n'ait point été chercher l'idéal de la perfection physique dans celui qui dut être le plus typiquement beau des hommes ! Combien je m'étonne qu'Adam n'ait point exprimé ce que nous demandons si souvent encore à l'Apollon des Grecs !

Mais bientôt l'homme a commis une faute, et le voilà déchu de tout le bonheur dont il devait à jamais jouir. — Il est obligé de fuir les doux climats de son enfance et de se vêtir pour échapper à la rigueur des saisons. Les fruits de la terre ne sont plus pour lui seul ; il doit en disputer la possession ; il luttera, désormais, contre des animaux plus forts que lui pour leur arracher leur proie ou pour les faire servir eux-mêmes à sa nourriture. — Dès lors, l'homme est sujet à des accidents, et la voie est ouverte à la souffrance.

Cependant il éprouve le besoin de réagir contre la douleur et la maladie ; — le hasard d'abord, l'expérience ensuite, lui révèlent des remèdes à ses maux ; — voilà la médecine trouvée.

Mais il remarque bientôt que certaines circonstances, que certains actes de sa vie sont des causes de souffrance et de maladie, que des circonstances ou des actes opposés concourent au contraire à maintenir l'intégrité de ses fonctions. Il s'attache donc, quand un besoin impérieux ou une passion dominante ne maîtrise point sa volonté, à fuir les uns et à rechercher les autres ; — voilà la première notion d'hygiène.

L'hygiène que l'antiquité a pratiquée sans la formuler en préceptes, l'hygiène que tant de gens font comme le bourgeois de Molière faisait de la prose, que tant d'autres négligent par ignorance ou par incurie, l'hygiène est donc la science de la santé, l'art d'éviter les causes de destruction qui nous entourent, de réagir contre elles et de développer les forces dont Dieu a mis en nous le principe.

De nombreux traités d'hygiène ont été publiés; peut-être même devrait-on, pour l'époque actuelle, considérer cette science comme carrière close et dans laquelle on ne saurait plus rien introduire de neuf.

Quelle témérité donc ou quel besoin d'écrire me pousse dans cette voie si largement frayée? — Pour de la témérité, peut-être y en a-t-il à entrer en lice après tant d'écrivains éminents qui ont fait de l'hygiène le but de leurs investigations; mais croyez-moi, il y a autre chose qu'un besoin d'écrire; il y a là, quelqu'étrange que cela puisse paraître, un but d'utilité publique à atteindre; ce but, le voici :

Les livres publiés sur cette importante matière s'adressent aux savants, aux médecins; ce sont alors de véritables livres de science; ou ils s'adressent au peuple qui peut y puiser des conseils sur le *gouvernement de soi-même*. Laissons les premiers, ils n'ont point à nous occuper.

Quant aux seconds, tracés dans la voie que je veux suivre moi-même, ils sont encore de deux sortes : généraux, s'appliquant à tous les lieux et à toutes les positions, à l'homme de la ville comme à l'homme des champs; ou spéciaux, et adressés seulement à une série d'hommes vivant sous des conditions semblables de climat ou de profession. Eh bien! plusieurs écrivains sérieux ont envisagé l'hygiène au point de vue particulier que je viens d'indiquer; l'homme de guerre, le marin, le littérateur, l'artiste, ont leurs traités d'hygiène; des conseils sanitaires ont été tracés pour l'habitant du nord, pour l'habitant du midi; quelques provinces de la France sont entrées déjà dans cette voie, mais aucun essai de ce genre n'a encore été tenté pour nos belles contrées; on me pardonnera, je l'espère, d'avoir osé le faire. — Je n'ai eu d'autre but que celui d'être utile ; puissé-je l'avoir atteint !

Qu'on me permette maintenant quelques mots d'explication. Un traité d'hygiène est aujourd'hui un livre difficile à faire si l'on ne veut point se borner à une froide compilation et à de vagues banalités. Les matériaux abondent, et cependant si l'on parcourt la série des hygiénistes modernes, on reconnaît bientôt que chez tous le fond est le même et qu'ils ne diffèrent que par des variantes dans l'exposition ou les détails ; empruntez une citation à l'un d'eux, et tous auront le droit de se lever et de crier au plagiat. J'avoue donc que la difficulté de trouver en hygiène quelqu'aperçu nouveau m'a fait plusieurs fois regretter, pendant le cours de ce travail, de l'avoir entrepris ; mais je n'ai point eu la pensée de fonder sur ce livre une réputation d'homme de science, et j'ai poursuivi en songeant à l'utilité de donner, sous une forme concise, des conseils que d'autres ont entourés de grands développements dans lesquels ils se perdent ; en songeant que je devais éliminer de mon cadre tout ce qui n'est point applicable à nos contrées ; en songeant, enfin, que les conditions propres à notre climat pouvaient m'ouvrir un point de vue original. Les notions d'hygiène que j'offre au public sont donc un livre pratique, sans prétention scientifique ou littéraire, dans lequel j'ai tâché de ne rien omettre d'essentiel, et de ne rien dire qui ne puisse être utilement appliqué.

Parmi tous les traités d'hygiène publiés jusqu'à ce jour, celui de M. Michel Lévy jouit d'une incontestable supériorité. C'est une source féconde à laquelle j'ai dû souvent puiser; mais c'est un livre de haute science, exclusivement réservé aux médecins, et qui ne saurait évidemment avoir sa place au foyer de la famille.

J'ai dû me borner à l'hygiène privée, la seule qui soit applicable par chacun; cependant de courtes excursions dans le domaine de l'hygiène publique ne m'ont pas semblé hors de propos lorsqu'elles pouvaient offrir un intérêt spécial et s'appliquer à la vie de tous les jours.

Deux mots encore sur la classe de lecteurs à laquelle s'adresse ce livre. Je reproduis textuellement une objection qui m'a été faite : « Des conseils d'hygiène pour le riche sont inutiles, car il les connaît et sait s'entourer de toutes les conditions les plus favorables à l'entretien de sa santé; —

pour le pauvre, plus inutiles encore, parce qu'il n'a pas les moyens de les mettre en pratique. » — Pour le premier, il y a, dans cette observation, quelque chose d'heureusement vrai ; — pour le second, il y a malheureusement encore du vrai. Cependant les riches, tout en le sachant, s'écartent trop souvent des règles de l'hygiène qu'il est au moins bon de leur rappeler quelquefois, tandis que pour les pauvres il est quelques principes dont la misère même ne saurait excuser l'inapplication et qu'il convient dès lors de leur faire connaître. Mais entre les riches et les pauvres se place la classe moyenne, si nombreuse et si digne d'intérêt : — bourgeois, cultivateurs, artisans, — classe qui peut apprendre, qui peut appliquer, et à laquelle surtout je m'adresse. Enfin, si mes désirs sont comblés et si mes paroles ont quelque retentissement dans les campagnes, un tel succès trouvera de puissants auxiliaires dans ces hommes que leur noble mission place à la tête de tout ce qui concourt à la moralisation de la société : j'ai nommé MM. les curés et les instituteurs, dont plusieurs ont déjà donné à mon œuvre des marques précieuses de sympathie. — Qu'ils reçoivent ici l'expression de ma gratitude.

En terminant, je ferai observer que j'ai cru devoir laisser à l'écart toute la partie de l'hygiène qui a trait aux mœurs; un tel sujet, quelqu'important qu'il soit, ne saurait figurer dans un livre qui doit pénétrer au sein de la famille, et dans lequel tous les âges peuvent aller puiser des conseils.

NOTIONS D'HYGIÈNE PRIVÉE.

SUJET DE L'HYGIÈNE.

Considérations générales sur les Organes et leurs Fonctions.

L'hygiène a pour sujet l'homme, et pour but la conservation de sa vie et de sa santé.

La vie et la santé s'entretiennent par le libre exercice des fonctions que l'organisation humaine est appelée à remplir. Les fonctions sont sous la dépendance d'organes qui en sont les instruments.

Mais comment veiller avec avantage à la conservation d'une machine si l'on n'en connaît au moins les principaux rouages? Comment appliquer des conseils, si l'on ne connaît au moins la forme et les usages des parties auxquelles ils s'adressent?

La connaissance superficielle de l'homme, de ses organes et du mécanisme de leurs fonctions nous semble donc un préliminaire indispensable.

Vivre est, hygiéniquement parlant, la fin de l'homme sur cette terre. Vivre d'abord, car si les grandes destinées de l'homme sont dans un monde meilleur, la vie actuelle est un passage qu'il faut franchir avant d'y atteindre.

Définirai-je la vie? Pourquoi? Chacun ne sent-il pas que vivre c'est avoir la conscience du *moi*; que c'est jouir de cette force qui s'oppose à la destruction de l'être, c'est entretenir son unité substantielle par la satisfaction de certains besoins que l'instinct seul nous révèle, c'est réagir contre la douleur et rechercher le bien-être, c'est aimer soi, c'est aimer ses semblables, c'est, avant tout, aimer Dieu, l'auteur de la vie?

La vie est un état continuel de résistance aux lois physiques qui régissent la matière; c'est, comme l'a dit Bichat, l'ensemble des forces qui résistent à la mort. Dans ce combat incessant, la lutte a des chances diverses : — si la victoire est complète pour les forces vitales, la santé en est la conséquence; viennent-elles à fléchir au bénéfice des puissances destructives, la maladie indique les phases diverses du combat; les forces vitales sont-elles enfin anéanties, la mort survient, l'être vivant retombe tout entier sous l'empire du monde physique, et ses restes obéissent aux lois de la matière inorganique.

L'homme, tout chrétien le sait, est un composé de deux substances : l'une immatérielle, insaisissable, — l'âme, — dont l'étude appartient surtout à la philosophie, mais dont la direction cependant n'est point entièrement étrangère à l'hygiène (hygiène morale).

L'autre matérielle, saisissable, agissant par des organes dont la direction appartient à l'âme. Celle-ci forme le domaine proprement dit de l'hygiène; c'est sur cette substance tangible et pondérable que s'étend la sphère de son action.

L'anatomie est la science des organes; la physiologie s'occupe de leurs fonctions.

Le corps humain, dans sa généralité, se compose de parties dures, de parties molles et de parties fluides. — Les premières servent aux secondes d'enveloppes ou de supports; c'est parmi celles-ci que nous trouvons les organes générateurs des troisièmes.

Parties dures.

Les parties dures ne comprennent qu'un seul élément anatomique, les *os*, dont l'ensemble constitue la charpente de l'édifice humain, le support de tous les organes, — le *squelette*.

Le squelette humain, comme celui de tous les animaux supérieurs, est symétrique, c'est-à-dire semblable de chaque côté de la ligne médiane, et comprend deux parties principales : le *tronc* et les *membres*.

Dans le tronc sont logés les viscères de la vie animale, les organes essentiels à l'existence; sur les membres viennent se fixer les principaux agents des relations extérieures, les organes de la préhension et de la locomotion.

Le tronc, en y comprenant la *tête* qui le surmonte, est formé par la superposition de trois cavités principales auxquelles différents appareils osseux servent d'enveloppe, et, en quelque sorte, de cage, et que soutient une tige médiane, flexible, appelée *colonne vertébrale* ou *rachis*.

Ces cavités, destinées à loger les viscères, sont : l'*encéphale* ou boîte crânienne, le *thorax* ou poitrine, l'*abdomen* ou ventre.

L'encéphale, dont la fonction la plus importante est de loger le *cerveau*, se compose d'une boîte osseuse formée de huit os ainsi disposés :

Le *coronal*, ou l'os du front, dont le nom indique la position ; les deux *pariétaux* ou parois latérales du crâne, s'arc-boutant l'un contre l'autre sur la partie moyenne et supérieure de la tête dont l'*occipital*, os impair, forme la paroi postérieure.

Ces os, en y joignant les deux *temporaux*, dans l'épaisseur desquels est creusée l'oreille interne, forment une *voûte* dont la base est réunie par un os impair, symétrique, d'une texture compliquée, appelé *sphénoïde* (en forme de coin), qui en constitue véritablement la clef. Entre celle-ci et le coronal se trouve l'*ethmoïde* (en forme de crible), os anfractueux, criblé de cellules analogues à celles d'une éponge, et qui joue un grand rôle dans l'olfaction ou perception des odeurs. Cet os complète l'appareil osseux du crâne.

Toute la base du crâne est percée d'un nombre considérable de trous qui livrent passage à des artères, à des veines ou à des nerfs. L'un de ces trous, percé dans l'épaisseur de l'occipital, donne issue à la *moelle épinière*, organe important dont nous nous occuperons plus bas.

La *face* forme un appendice à la tète proprement dite, et se compose de quatre os principaux soudés entre eux et aux précédents; ce sont les deux *maxillaires supérieurs* et les *os malaires* ou os des pommettes, auxquels il faut joindre les *os du nez* et les *onguis*, qui forment en partie la paroi interne de l'orbite. Enfin, la *mâchoire inférieure*, composée d'un os unique, est unie à la tète par des ligaments robustes, mais n'est point en continuité avec elle. C'est dans les os maxillaires supérieurs et inférieurs que sont logées les *dents*, appendices osseux d'une nature particulière.

Enfin, c'est dans la face que sont creusés les *orbites*, entre le coronal, l'os malaire et le maxillaire supérieur; — les *cavités nasales* auxquelles concourent principalement les maxillaires supérieurs, les os propres du nez en avant, l'ethmoïde, le sphénoïde, les os *palatins* en arrière, et le *vomer* en dedans.

La tète est séparée du tronc proprement dit par le *cou* que soutiennent les sept *vertèbres* dites *cervicales*.

La seconde cavité, le thorax, est essentiellement formée par le *sternum*, sorte de cuirasse qui la protége en avant, par douze vertèbres en arrière, recouvertes en partie par deux os larges appelés *omoplates*, sur lesquels viennent se fixer les membres supérieurs par douze *côtes* de chaque côté, arcs mobiles qui s'abaissent et se soulèvent dans les mouvements de respiration; enfin, en haut et en avant, par les deux *clavicules*, arcs-boutants qui complètent le point d'appui des membres supérieurs.

Il n'existe sur le squelette aucune séparation entre la poitrine et le ventre; cette troisième cavité est limitée en bas, en avant et sur les côtés, par deux os larges, volumineux, les *iliaques* ou os de la hanche, et en arrière par le *sacrum* que surmontent cinq vertèbres lombaires, et auquel est ajouté un petit appendice, l'*os coccyx*, rudiment de la queue des animaux.

Vingt-quatre vertèbres forment donc, chez l'homme, la colonne vertébrale sur laquelle repose la tête, et qui sert de point d'appui à la poitrine et à l'abdomen. — Sept vertèbres, ainsi que nous l'avons déjà vu, appartiennent au cou, douze à la cage thoracique, cinq à la portion lombaire ou abdominale.

Chacune des vertèbres est percée dans son milieu d'un trou arrondi, large, dont la continuité donne lieu à un canal qui fait suite au trou occipital et parcourt toute l'étendue de la colonne vertébrale. C'est dans ce canal qu'est logée la moelle épinière.

La colonne vertébrale, sur la présence ou l'absence de laquelle a été établie la division la plus large du règne animal, peut être considérée comme la base de tout le système osseux.

Membres.

Les membres sont au nombre de quatre, deux supérieurs et deux inférieurs.

Les supérieurs, qui constituent les *épaules* au point où ils s'attachent au tronc, sont des appendices jouissant de la propriété de se porter dans toutes les directions, et dont les différentes pièces sont généralement flexibles les unes sur les autres, suivant certaines directions en rapport avec les besoins qu'ils sont destinés à satisfaire.

Un os unique, l'*humérus*, forme le bras; l'avant-bras est constitué par deux os, le *radius* en dehors et le *cubitus* en dedans. La réunion de ces deux os forme au poignet une surface plane sur laquelle vient s'articuler une série d'osselets courts, de formes irrégulières, rangés sur deux lignes contiguës, compris sous le nom collectif d'*os du carpe*, et qui sont, de dehors en dedans : 1re rangée : les os *scaphoïde, semi-lunaire, pyramidal* et *pisiforme;* 2e rangée : les os *trapèze, trapézoïde, grand os* et *os crochu.*

Les cinq *os métacarpiens*, qui forment la main proprement dite, viennent s'unir à la deuxième rangée des os du carpe et servent eux-mêmes d'attaches aux *os des phalanges*, au nombre de trois pour chaque doigt, excepté le pouce qui n'en a que deux. Les phalanges sont distinguées entre elles par les titres de 1ʳᵉ, 2ᵉ et 3ᵉ, ou, mieux encore, par les noms de phalanges, phalangines et phalangettes.

Les membres inférieurs ont la plus grande analogie de forme avec les supérieurs; — il n'y a de différences entre eux que celles qui sont nécessitées par la différence des fonctions.

Un seul os, le *fémur*, qui s'unit à la hanche, forme la cuisse, comme un seul os forme le bras; deux os, le *tibia* en dedans, le *péroné* en dehors, constituent la jambe. Un os accessoire, la *rotule*, est ici intermédiaire à la cuisse et à la jambe. Deux rangées d'os, *os du tarse*, représentent ici les deux rangées d'os du carpe, avec cette différence toutefois, que la première rangée du tarse ne contient que deux os et la seconde cinq. Ce sont : 1ʳᵉ rangée, les os *astragale* et *calcanéum;* 2ᵉ rangée, les os *scaphoïde, cuboïde* et les trois *cunéiformes.*

Enfin, les os du *métatarse* correspondent à ceux du métacarpe, et l'existence de phalanges métatarsiennes, en nombre égal aux phalanges métacarpiennes, vient compléter l'analogie.

Les os du tronc, comme on le voit, ont pour usage principal de servir d'enceinte protectrice et de soutien aux viscères, tandis que ceux des membres agissent à la manière des leviers, et sont les supports des agents principaux de la préhension et de la locomotion.

La forme du squelette de l'homme indique suffisamment, à l'encontre de certains sophistes, que la station droite lui est propre, et qu'il n'a point été créé pour se servir de ses quatre membres comme organes de locomotion.

Ainsi, la position des orbites, qui ne permettrait point à l'œil de diriger convenablement son action si la tête était courbée vers le sol; la position du trou occipital à la partie inférieure de la tête et non à la partie postérieure comme chez tous les animaux à station quadrupède, l'organisation spéciale de la main qui en fait un organe de préhension et non de progression, la longueur et le mode d'articulation des membres inférieurs; enfin, la longueur et la position relative du pied, sont autant d'arguments dont on ne saurait nier la valeur.

Faisons remarquer enfin, comme un caractère propre à l'homme, la propriété qu'il a d'opposer le pouce aux autres doigts et d'embrasser ainsi dans sa main les objets qu'il a saisis. Les singes possèdent, en outre, cette faculté aux pieds, et c'est là un de leurs caractères distinctifs de l'espèce humaine.

Parties molles.

APPENDICES AU SYSTÈME OSSEUX.

ARTICULATIONS.

Les points où les os s'unissent entre eux portent le nom d'*articulations*.

Les articulations sont ou *immobiles*, c'estc'est-à-dire ne permettant aux os qu'elles réunissent aucun mouvement, l'un par rapport à l'autre; ou *mobiles*, c'est-à-dire permettant aux os contigus des mouvements plus ou moins étendus.

Les premières s'opèrent parfois à l'aide d'une simple juxta-position, mais plus souvent l'articulation a pour moyen des dentelures à l'aide desquelles les os forment une sorte d'engrenage.

Les secondes sont plus compliquées et offrent à considérer les particularités suivantes : 1° des surfaces osseuses, soit planes, soit alternativement concaves et convexes, encroûtées d'une couche *cartilagineuse* polie sur laquelle s'opère le glissement articulaire; 2° une membrane excessivement mince de l'ordre des membranes *séreuses*, contenant un liquide visqueux appelé *synovie*, destiné à faciliter les mouvements; c'est l'huile du rouage; 3° des *ligaments* de forme et de résistance variables, destinés à maintenir les surfaces articulaires dans leurs rapports respectifs. Enfin, dans quelques articulations, un cartilage *inter-articulaire* vient compléter l'appareil.

MUSCLES.

Les *muscles*, organes essentiels de la locomotion, prennent leurs points d'appui sur les os, et, en s'insérant par leurs deux extrémités à deux os voisins, déterminent des mouvements de l'un par rapport à l'autre.

Les muscles sont des organes fibreux, charnus, d'une teinte rougeâtre, peu élastiques, mais jouissant à un haut degré de la faculté contractile; c'est grâce à la contraction des fibres musculaires que s'exercent tous les mouvements dont le corps humain est susceptible. Les masses musculaires constituent la chair des animaux.

Chaque fibre musculaire est fixée, par ses deux extrémités, à des prolongements d'une apparence différente, non contractiles, affectant la forme de cordes (tendons), ou de membranes (aponévroses), et auxquels vient s'appliquer, comme à des agents de transmission, la force développée par la contraction musculaire.

Si l'on réfléchit à l'immense quantité de mouvements que peut exécuter notre corps, on comprend aisément que nous obéissons à l'action de muscles nombreux, puisqu'un muscle spécial est affecté à chacun de nos mouvements, et que parfois même plusieurs muscles concourent au même mouvement.

La théorie mécanique des leviers est, en tout, applicable à l'action des muscles.

Les muscles sont de deux sortes: agents de la vie de relation, ce sont ceux qui président à tous les mouvements qui nous mettent en rapport avec le monde extérieur; — agents de la vie animale, ce sont ceux qui déterminent les mouvements intimes de nos organes, et dont la sensation nous échappe; nous reviendrons plus loin sur quelques-uns de ceux-ci.

Un muscle remarquable par son étendue et

par le rôle important qu'il joue, sépare la poitrine de l'abdomen; c'est le *diaphragme*, dont nous sentons les contractions dans le phénomène connu sous le nom de *hoquet*.

APPAREIL ET FONCTION DE L'INNERVATION.

Si tous les systèmes organiques n'étaient point nécessaires à la vie, je dirais que le *système nerveux* est le plus important de tous; mais il est tout au moins le plus mystérieux, car c'est lui qui constitue la vie proprement dite, et qui emprunte le moins à l'ordre des phénomènes physiques. Il est le grand régulateur de l'organisme; l'intégrité du système nerveux entretient la santé, le trouble dans ses fonctions, réagit sur tous les organes et détermine la maladie.

Chez l'homme et les animaux supérieurs le système nerveux se compose d'une masse centrale de matière molle, pulpeuse, blanche ou grise, extrêmement compliquée dans sa structure, qui constitue le cerveau et la moelle épinière, — et de nombreux filets qui partent de ce double centre pour se diviser à l'infini et se répandre dans la trame la plus intime de nos organes.

Le cerveau avec ses dépendances, *cervelet, moelle allongée*, est contenu dans la boîte crânienne qu'il remplit en entier. Il est enveloppé par trois toiles ou membranes qui remplissent à son égard des fonctions importantes. La plus extérieure de ces enveloppes est la *dure-mère*, toile fibreuse véritablement protectrice qui soutient le cerveau et empêche ses différentes parties de s'affaisser l'une sur l'autre; la seconde, mince comme une toile d'araignée, d'où elle tire son nom d'*arachnoïde*, membrane séreuse, double comme toutes ses congénères, et contenant dans sa duplicature un liquide lubréfiant qui facilite au cerveau quelques mouvements obscurs; enfin, la plus interne, la *pie-mère*, membrane vasculaire destinée à faire pénétrer dans le cerveau des vaisseaux sanguins dans un état de division extrême.

Le cerveau de l'homme, siége de son intelligence et de ses passions, est plus volumineux, toute proportion gardée, que celui d'aucune autre espèce animale.

Du cerveau part la moelle épinière qui traverse le trou occipital, et s'étend dans toute la longueur du canal vertébral.

De ces deux masses nerveuses naissent tous les nerfs de la vie animale, tous ceux qui viennent porter la vie, le sentiment et le mouvement aux organes. Chaque nerf est entouré d'une membrane fine appelée névrilemme, qui l'accompagne jusque dans ses dernières ramifications.

Mais au devant de la colonne vertébrale, dans l'étendue de la poitrine et de l'abdomen, existe, sous forme de petites masses isolées appelées *ganglions*, un autre centre nerveux, le *grand sympathique*, dont les nombreux filets, ne se répandant point au-delà des viscères proprement dits, président surtout à l'entretien de la vie végétative, automatique, soustraite à tout empire de la conscience et de la volonté.

La section ou la destruction d'un filet nerveux entraine après elle l'abolition du mouvement et de la sensibilité dans la partie à laquelle il se distribuait; cependant comme les filets nerveux se croisent et s'entrelacent de mille manières dans la trame des organes, souvent ils se suppléent l'un l'autre, et la paralysie d'une partie n'est pas toujours la conséquence de la lésion des filets nerveux qui viennent l'animer.

Lorsqu'un filet nerveux a été coupé, ses extrémités affrontées peuvent se réunir, mais la transmission de la sensibilité n'en est pas moins abolie par suite de l'obstruction des canaux à travers lesquels s'opère le transport du fluide nerveux.

Certains nerfs paraissent plus spécialement destinés à distribuer la sensibilité, d'autres le mouvement. Chacun, en effet, a pu observer qu'à la suite de certains accidents, l'une de ces propriétés organiques pouvait être abolie indépendamment de l'autre, ou, en d'autres termes, que la paralysie du sentiment et du mouvement ne s'observe pas toujours concurremment.

Mais, si nous pouvons assurer que le sentiment et l'intelligence ont leur siége dans le cerveau, nous tombons dans le vague et l'incertitude lorsque nous voulons localiser et assigner à chaque région du cerveau sa part afférente à l'ensemble de la fonction. C'est ce qu'ont tenté de faire Gall et ses successeurs. La phrénologie a déjà rendu sans doute des services à la science en découvrant quelques traits de la physiologie du cerveau; mais elle attend encore, de progrès ultérieurs, plus de certitude et plus de vérité dans les détails.

Disons enfin, en terminant, que le système nerveux, l'un des plus intéressants à étudier de la machine humaine, est encore un de ceux dont la connaissance est la moins approfondie, et dont les fonctions sont les plus entourées de mystère.

ORGANES ET FONCTIONS DE LA NUTRITION.

Digestion.

La vie ne s'entretient que par un échange incessant des matériaux de notre propre corps contre ceux qui proviennent du monde extérieur; notre organisation fait des pertes continues par la respiration, par la transpiration, par les urines et par d'autres voies encore qui se multiplient surtout dans l'état de maladie; il faut donc que le corps répare, en s'assimilant des matériaux étrangers à lui-même, ces pertes qui s'élèvent journellement à plus d'un kilo, pour maintenir l'équilibre nécessaire.

Un vaste système d'organes, le plus nécessaire de tous, puisqu'il est le seul qu'on trouve dans toute la série animale jusqu'aux êtres à l'organisation la plus simple, est destiné à remplir cette fonction : c'est le *système digestif*.

Si tous les actes de l'homme ne sont point en vue de sa *nourriture*, il est vrai pourtant qu'indépendamment des organes spéciaux de la fonction, tous les organes des sens y concourent encore. La vue fait découvrir l'aliment et indique ses principales propriétés ; l'odorat et le goût dévoilent des propriétés qui avaient échappé à la vue, et rectifient souvent ses jugements ; l'ouïe elle-même, quoique plus rarement consultée, peut encore fournir quelques indications. Les organes de la progression dirigent l'homme vers l'aliment dont il veut se nourrir ; la main, organe de préhension, le saisit et le porte à la bouche. Ici, des organes spéciaux s'en emparent, l'humectent, le broient et le réduisent en une pulpe qui, sous cette forme, franchit le *pharynx* ou gosier, et traverse l'*œsophage*, canal musculeux qui le porte à l'*estomac*. — C'est dans cet organe, sorte de sac membraneux, que commence, à proprement parler, le travail de la digestion. Un suc particulier élaboré par l'estomac, le *suc gastrique*, enveloppe et imprègne le bol alimentaire ; sous son influence, l'aliment, quel qu'il soit, change de nature et se convertit en une matière homogène, le *chyme*, premier degré d'assimilation. Puis les fibres musculaires de l'estomac se contractent, et la pâte chymeuse franchit le *pylore*, ouverture qui sépare l'estomac de l'*intestin grêle*. Dans la première partie de cet intestin, le *duodénum*, le chyme se mêle à la *bile* que lui envoie le *foie*, reçoit en même temps le suc que lui fournit une glande voisine, le *pancréas*, et l'union de ces trois substances, chyme, bile et suc pancréatique, donne naissance au produit nutritif proprement dit, le *chyle*. Celui-ci court dans les diverses portions de l'intestin grêle, et, chemin faisant, est absorbé par de nombreux vaisseaux extrêmement déliés, les *vaisseaux chylifères*, qui se réunissent en un canal appelé *thoracique*, lequel vient verser le chyle dans la *veine sous-clavière* gauche, qui elle-même le porte au *cœur* pour le livrer au courant circulatoire.

Enfin, le résidu de la digestion, privé en grande partie du chyle dont l'absorption s'est emparée, arrive dans *les gros intestins*, division inférieure du canal digestif, subit encore une dernière absorption, et attend que le besoin de la défécation vienne débarrasser l'économie de ce produit désormais sans usage.

Dans tout ce trajet, qui n'a pas moins de 8 à 10 mètres d'étendue, le mouvement de transport de la pâte chyleuse et du produit excrémentitiel est facilité par de nombreuses *glandes muqueuses* qui versent leur fluide visqueux à la surface de l'intestin, et par des fibres musculaires qui entrent dans la structure de l'intestin et se contractent de haut en bas, c'est-à-dire dans le sens du cours des matières dont elles facilitent la translation.

La masse des intestins contenue dans le ventre, et tous les organes qui concourent à la fonction digestive, sont enveloppés d'une membrane séreuse qui a pour but de maintenir ces différents viscères dans leurs rapports respectifs et de faciliter les frottements qu'opèrent l'une sur l'autre les diverses parties de l'intestin.

Chez les animaux qui se nourrissent de végétaux, le tube digestif est remarquablement long; il est court chez ceux qui mangent de la chair. Chez l'homme, destiné à vivre également de végétaux et d'animaux, qui est, en un mot, *polyphage*, le canal digestif tient le milieu entre ces deux extrêmes.

Le système digestif, dans son ensemble, reçoit un grand nombre de vaisseaux et de nerfs.

Les boissons favorisent la digestion des aliments, les unes en aidant à leur dissolution, les autres en stimulant la membrane muqueuse de l'estomac et provoquant une plus abondante sécrétion du suc gastrique.

Respiration.

Mais la nourriture de l'homme et des animaux ne se compose point seulement d'aliments et de boissons; il leur faut encore l'*ingestion* de l'air atmosphérique dont ils séparent l'un des éléments, l'*oxygène,* pour l'assimiler à leur propre substance. — Les organes de la *respiration* sont destinés à cette importante fonction dont la suspension, même pendant un instant fort court, entraîne infailliblement la mort.

L'agent essentiel de la respiration est le *poumon*, organe double, volumineux, occupant la plus grande partie de l'étendue de la poitrine. La texture des poumons est molle, spongieuse, éminemment compressible, composée d'une infinité de cellules dans lesquelles est reçu le fluide atmosphérique qu'ils sont destinés à élaborer. Chacun des poumons a une forme conique, irrégulière, dont le sommet est logé sous les clavicules, et dont la base vient reposer sur le muscle diaphragme.

L'air atmosphérique, traversant la bouche et les narines, est transmis au *larynx*, organe spécial de la voix; suit la *trachée-artère*, canal qui bientôt se bifurque pour donner naissance aux *bronches*; celles-ci se divisent en innombrables ramifications, pénètrent dans la trame intime et jusque dans les cellules des poumons et viennent y déposer l'air vivifiant dont elles ont opéré le transport. Que devient-il alors ?

Les cellules pulmonaires sont formées de trois éléments principaux dans un état de division extrême : ramifications bronchiques, artérioles et veinules. Les artérioles, division de l'*artère pulmonaire*, ont rapporté aux poumons le sang *désoxygéné* par la nutrition organique, et qui a besoin d'être revivifié au contact de l'oxygène.— Il subit ce contact dans les cellules pulmonaires, et de noir qu'il était, il redevient vermeil; de sang veineux, il redevient sang artériel. Il passe ainsi dans les veinules, quitte bientôt le poumon, et les veines pulmonaires le transportent au cœur.

Enfin, de nombreux filets nerveux émanant du cerveau et du grand sympathique, qui s'épanouissent aussi dans les cellules, viennent soumettre cette opération de l'*hématose* aux forces de la vie, sous l'influence desquelles elle s'opère.

Les mouvements *inspiratoires* et *expiratoires* des poumons, qu'on apprécie à travers la cage thoracique, sont facilités par la présence d'une membrane séreuse semblable, comme ses congénères, à une poche sans ouverture, et dont la face interne sécrète une humeur lubréfiante. Cette membrane, comme toutes les séreuses, ne joue pas un rôle moins important en pathologie (1) qu'en physiologie. C'est son inflammation qui constitue la maladie si commune connue sous le nom de *pleurite* ou *pleurésie*.

L'oxygène de l'air est brûlé au contact du sang, et cette opération chimique, qui se passe dans l'intérieur de nos organes, est un des principaux éléments de la chaleur animale.

Mais en même temps que le sang désoxygéné prend à l'air l'élément qui est nécessaire à sa vivification, il abandonne aussi les éléments nuisibles qu'il a pu puiser dans les organes et qui pourraient être causes de maladies. La respiration est donc un moyen puissant d'épu-

---

(1) De deux mots grecs qui signifient connaissance des maladies.

ration employé par la nature; mais nous verrons plus loin qu'il n'est pas le seul.

De nombreuses puissances musculaires agissent dans le jeu de la respiration; — ce sont principalement les muscles qui garnissent les côtes et le muscle diaphragme.

Dans l'air expiré, la quantité d'oxygène a diminué, mais la quantité d'acide carbonique a augmenté. Les plantes, qui respirent aussi, offrent un phénomène inverse : elles absorbent l'acide carbonique de l'air et dégagent l'oxygène. — C'est là une des plus importantes harmonies de la nature.

Circulation.

Mais pour que le sang puisse nourrir nos organes, il faut qu'une force quelconque le fasse pénétrer dans leur intimité; il faut encore qu'une puissance ramène aux sources de la revivification celui qui a été dépouillé de son oxygène. Ce double mouvement du fluide nourricier à travers nos organes constitue la *circulation*, phénomène d'un haut intérêt dont le mécanisme est resté bien longtemps ignoré, puisque la découverte de la circulation, due au génie de l'immortel Harvey, ne date que de 1619.

Les organes de la circulation sont le *cœur*, les *artères*, les *réseaux capillaires* et les *veines*.

Le cœur, agent central et essentiel de la circulation, est un muscle creux, du volume environ du poing d'un homme adulte, logé dans la poitrine et reposant sur le poumon gauche. A l'extérieur, il est divisé en **deux** parties, l'une droite, l'autre gauche, contenant chacune deux cavités, une supérieure, appelée *oreillette;* une inférieure, appelée *ventricule.* Le cœur renferme donc deux oreillettes et deux ventricules. Les cavités droites reçoivent du **sang** **veineux**, les cavités gauches du **sang artériel;** celles du même côté communiquent ensemble, mais n'ont point de communication avec celles du côté opposé.

Suivons donc maintenant dans sa marche le sang que nous avons vu reconstitué dans l'acte de l'hématose, et rendu à l'état de sang artériel.

Les veines pulmonaires transmettent le nouveau sang artériel à l'oreillette gauche du cœur, qui se contracte et projette le fluide dans le ventricule correspondant. Celui-ci, sous l'influence de ce stimulant, se contracte à son tour, et le sang, trouvant un orifice libre, s'y précipite; — cet orifice est celui de l'artère *aorte*, tronc commun de tout le système artériel. Celle-ci se divise bientôt, et ses divisions, de plus en plus nombreuses, transportent dans tous les points de l'économie le sang qui jouit du mouvement de translation communiqué par la contraction du ventricule; de nouvelles ondées du liquide se succèdent à de courts intervalles, et la circulation s'opère d'une manière continue au moyen de mouvements alternatifs de contraction et de relàchement de cette partie du cœur.

Lorsque le sang a accompli dans le tissu des organes les fonctions qu'il était destiné à remplir, il trouve les ramuscules veineux qui s'en emparent et dans lesquels il se précipite, poussé qu'il est par chaque nouvelle ondée qui lui succède.

Mais entre les dernières artérioles et les premières veinules, existe une trame inextricable de vaisseaux infiniment petits qui n'appartiennent pas à l'un plutôt qu'à l'autre de ces deux systèmes : c'est dans le réseau sanguin *capillaire* où se passe le mystère de la nutrition, que le sang abandonne son oxygène, enlève les éléments hétérogènes qui peuvent se trouver accidentellement dans les organes, et de sang rouge devient sang noir.

La circulation s'opère dans les veines comme nous l'avons vue s'opérer dans les artères, en sens inverse toutefois, c'est-à-dire qu'elle passe successivement des ramuscules veineux aux rameaux, aux branches et aux troncs. Ce transport, s'exécutant souvent de bas en haut et contrairement aux lois de la pesanteur, est facilité par la présence, à la surface interne des veines inférieures, de *valvules*, sortes de soupapes qui se lèvent pour laisser monter le fluide, mais qui s'abaisseraient s'il tentait de rétrograder.

Faisons observer, en passant, que tous les orifices du cœur et des vaisseaux qui y aboutissent sont également garnis de valvules dont la disposition est telle, que le sang contenu dans une cavité ne saurait refluer dans une autre direction que celle qui est indiquée par son cours.

Le sang arrive ainsi, de toutes les parties du corps, à l'oreillette droite, dans laquelle il pénètre par trois ouvertures; il passe dans le ventricule correspondant, est chassé par celui-ci dans l'artère pulmonaire qui se divise et le transmet aux poumons, et recommence là la série de mouvements et de transformations qui constituent l'hématose, la circulation artérielle, la nutrition organique et la circulation veineuse.

Le phénomène connu sous le nom de *pouls* reconnaît pour cause le passage du sang dans les artères superficielles, et appréciables au toucher.

Calorification.

La température de l'homme, mesurée à l'aide d'un thermomètre placé sous l'aisselle, s'élève en moyenne à 37° 50. Les expériences de MM. Becquerel et Breschet ont reconnu 36° 75 pour la température intérieure du corps. Mais l'homme, ayant en lui-même un foyer de chaleur, peut augmenter ou diminuer sa température propre pour la mettre en rapport avec celle du milieu dans lequel il vit.

Indépendamment des différents actes fondamentaux que nous venons de passer en revue, l'organisme remplit encore d'autres fonctions qui, bien que jouant un rôle moins élevé, n'en sont pas moins indispensables à la vie.

Ainsi la peau est le siége d'une perspiration continuelle et abondante, quoiqu'elle s'opère le plus souvent à notre insu, qui débarrasse l'économie d'une partie des fluides nuisibles à son entretien, tandis que les reins séparent du sang la partie excrémentitielle et l'expulsent par la voie des urines. Les poumons, la peau et les reins sont donc les trois voies principales de dépuration de l'organisme, auxquelles on peut joindre encore la surface muqueuse intestinale.

Enfin, faisons observer que, de ces différentes fonctions, les unes, la digestion par exemple, sont le résultat de véritables opérations chimiques; les autres, telles que l'action musculaire et la circulation, dépendent de forces physiques et mécaniques; d'autres enfin, tels que les phénomènes nerveux et la respiration, paraissent essentiellement soumis à l'action vitale proprement dite; mais que celle-ci imprime à toutes les fonctions organiques son influence directrice, et que nulle ne saurait s'exercer sans elle.

Sens.

Terminons ces considérations sur l'organisation humaine par un exposé rapide des organes des sens et de leur mode de fonctionnement.

Les sens, chacun le sait, sont au nombre de

cinq : la *vue*, l'*ouïe*, l'*odorat* le *goût*, et le *toucher*.

L'organe de la vue présente toutes les conditions d'un instrument d'optique parfait. Différents liquides de densité variable, mais plus denses que l'air atmosphérique, représentent les verres et sont destinés à recevoir les rayons lumineux, à les concentrer et à les étaler sur une membrane nerveuse, la *rétine*, qui tapisse le fond de l'œil, perçoit l'impression lumineuse et la transmet au nerf optique qui lui-même la porte au cerveau, siége de la sensation.

Quels que soient l'abondance et l'éclat des rayons lumineux, il n'en arrive jamais à la rétine que la quantité nécessaire pour que la vision s'exécute ; l'*iris*, sorte de diaphragme placé dans le centre de l'œil sur le trajet de la lumière, se dilate ou se rétrécit pour laisser passer un plus grand nombre de rayons ou en diminuer le volume. Divers muscles sont destinés aux mouvements de l'œil et lui permettent de se porter dans différentes directions.

L'*ouïe* s'exerce au moyen d'un appareil non moins compliqué, composé de plusieurs petites cavités creusées dans l'os des tempes, et dans lesquelles viennent se concentrer les sons qui ont été transmis par le *conduit auditif*, et de membranes qui entrent en vibration sous l'influence des mêmes sons. Le *nerf auditif*, épanoui dans la dernière de ces cavités, reçoit l'impression sonore et la porte au cerveau.

L'odorat, ou sens des odeurs, a son siége dans la membrane muqueuse du nez et dans différentes cavités celluleuses développées dans quelques os voisins. Ces cavités ont pour but d'augmenter la surface impressionnable sur laquelle vient s'étaler le nerf spécial de la fonction (nerf olfactif).

Le *goût* a pour organe la *langue* et différentes parties de la bouche; il s'exerce à l'aide de houppes nerveuses excessivement déliées qui viennent s'épanouir à la surface des points sur lesquels s'opère la sensation. Le goût nous fait apprécier les qualités principales des substances alimentaires.

Enfin, le *toucher*, répandu sur toute la surface de la peau et à l'origine des membranes muqueuses, s'exerce plus spécialement à la pulpe des doigts, qui jouit, à cet effet, d'une sensibilité particulière. Si toute l'étendue de la peau est susceptible d'exercer le toucher, l'extrémité des doigts est seule apte à exercer le tact.

Toutes les fonctions que nous avons énumérées ont pour but l'entretien et la conservation de l'individu. Il est une autre fonction non moins importante pour le physiologiste, c'est celle qui a pour but la conservation de l'éspèce. — Mais elle est en dehors du plan de notre travail.

DE LA SANTÉ ET DE LA MALADIE.

La *santé* résultant de l'intégrité de tous nos organes et du libre exercice de nos fonctions, ne saurait être multiple, c'est-à-dire qu'il n'y a qu'une manière d'être en santé. Du moment où une perturbation quelconque survient dans le fonctionnement de la machine humaine, la santé s'altère ou se détruit, et la *maladie* en prend la place.

On comprend cependant qu'entre les deux états opposés de santé parfaite et de maladie déclarée, il existe une multitude infinie de nuances qui souvent ne permettent point de dire où finit l'une et où commence l'autre. Il est, par exemple, un état connu sous le nom d'*imminence morbide*, que nous traduisons en langage vulgaire par *menace de maladie*, dans lequel la santé n'existe plus entière et où la maladie n'existe pas encore. N'entendons-nous point fréquemment dans nos pays des personnes dire : « Je ne me sens pas bien, je couve une maladie? » Ces personnes sont sous l'imminence morbide. La *convalescence*, état intermédiaire entre la maladie et le retour à la santé, offre encore une difficulté du même genre.

Mais si la santé est *une* et susceptible de varier seulement du plus au moins, les altérations que peuvent subir les organes et leurs fonctions sont infinies. Autant donc l'état de santé est limité, autant la maladie se déploie sur un vaste champ; on peut admettre, sans crainte, que les lésions physiques qui affligent notre espèce sont infinies, et qu'une maladie ne ressemble jamais à une autre.

Outre les maladies *communes*, qui peuvent également atteindre tous les âges, tous les sexes, toutes les professions, il y a des maladies *spéciales* propres à certains âges, à certains sexes, à certaines professions. L'hygiène ne saurait donc adresser ses conseils à tous indistinctement. Mais quelle que soit la maladie que l'on considère, soit commune, soit spéciale, il y a toujours un élément qui vient y apporter des modifications et lui imprimer son cachet; c'est le *climat*. On peut donc affirmer, et l'expérience en répond, que les maladies d'un climat ne ressemblent point à celles d'un autre; que des conseils sanitaires bons pour une contrée, ne sauraient également s'appliquer ailleurs; que les mêmes affections enfin ne sauraient y être traitées suivant les mêmes principes.

Dans le nord-est de la France, les maladies de poitrine sont surtout dominantes, et la phthisie pulmonaire est le grand fléau de ces contrées. La cause essentielle de cette funeste prédilection se trouve dans le froid humide et les brusques variations de température, qui forment un des caractères du climat. — C'est à une hygiène bien entendue qu'il faut demander les moyens préservatifs contre ces redoutables affections qui moissonnent tant de jeunes victimes dans nos populations.

Puis viennent, dans l'ordre de fréquence, les maladies des voies digestives; au printemps et en automne, enfin, règnent des fièvres intermittentes, généralement peu graves.

En dehors de ces trois grands ordres de maladies, on n'observe guère que des cas isolés ou des *épidémies* accidentelles.

Les *infirmités* diffèrent de la maladie proprement dite en ce qu'elles déterminent plutôt une gêne qu'un désordre dans les fonctions. L'enfant apporte souvent en naissant des vices de conformation compatibles avec la santé, et qui constituent des infirmités. Le résultat de certaines maladies ou de certaines opérations constitue souvent une infirmité, telles sont la perte d'un membre, l'abolition d'un sens, etc. La maladie est donc un fait qui s'opère, tandis que l'infirmité est un fait accompli.

Le goître, si fréquent dans une grande partie du nord-est de la France, constitue plutôt une infirmité qu'une maladie.

DES AGES.— DURÉE DE LA VIE.— NAISSANCE ET MORT.

M. Lévy définit les âges : « Des périodes de la vie auxquelles correspondent un certain nombre de changements survenus dans l'état matériel et fonctionnel de l'organisme. »

Puisque les différents âges correspondent à des modifications survenues dans l'état de nos organes, il est évident que l'homme ne ressemble point à lui-même à toutes les époques de sa vie. La première partie de son existence semble n'avoir d'autre but que d'assimiler les matériaux qui doivent former et compléter la machine, et lui faire atteindre le degré de perfection auquel elle est appelée. Dans une seconde période, l'homme jouit du développement complet des facultés qui lui sont dévolues; mais elle est de courte durée, car elle est à peine commencée que l'homme tombe dans la troisième période de son existence, caractérisée par la dégradation des organes et l'affaiblissement des facultés.

Mais la 1re et la 3e de ces époques comprennent elles-mêmes des périodes secondaires qui n'ont pas une moindre importance en hygiène. Ainsi, les conditions d'existence de l'enfant naissant sont loin d'être les mêmes que celles de l'enfant qui a franchi les premières années, de même qu'elles changeront encore avec les années suivantes; la vie, à son déclin, exige des soins d'autant plus attentifs qu'on s'avance davantage dans cette période de désorganition.

On a varié dans la classification des âges, ce qui prouve, au moins, l'incertitude des bases sur lesquelles on peut l'établir. L'essentiel est d'en avoir une, peu importent les détails. Voici celle qui nous semble devoir être adoptée :

	Naissance.
	1re enfance. — De la naissance à 2 ans.
Période ascendante.	2e enfance. — De 2 à 8 ans.
	3e enfance. — De 8 à 15 ans.
	Adolescence. — De 15 à 20 ans.
Période d'état.....	Virilité. — De 20 à 50 ans.

Période descendante
{
Age de retour. — De 50 à 60 ans.
Vieillesse. — De 60 à 75 ans.
Caducité.
Mort.
}

Il faut d'ailleurs, je le répète, n'accorder à ces divisions que l'importance qu'elles méritent, et chacune de ces périodes n'est bien réelle que vers son milieu ; les extrémités se confondent avec celle qui la précède et celle qui la suit. L'époque de l'adolescence, caractérisée par l'évolution d'une fonction nouvelle, offre la plus naturelle de ces divisions ; l'âge de retour, marqué surtout chez la femme par l'abolition de cette même fonction, établit également une limite bien tranchée entre la période d'état et la période descendante, quelque variable que soit d'ailleurs l'âge auquel le retour se manifeste.

La succession des âges s'opère plus rapidement dans les climats chauds que dans les contrées froides ; la virilité y est plus précoce, mais l'âge de retour s'y fait aussi moins attendre.

Naissance.

L'enfant naissant, quittant un milieu dans lequel l'entourait un liquide doux, d'une température uniforme appropriée à la faiblesse de ses organes, se trouve tout à coup plongé dans l'air atmosphérique, milieu nouveau qui irrite sa peau délicate, et soumis à une température généralement plus basse et souvent variable.

Jusqu'alors sa mère fonctionnait pour lui, lui

fournissait la chaleur, élaborait ses aliments ; mais désormais ses organes entrent en action ; il crée en lui son propre foyer de chaleur, et sa nourriture n'est plus assimilée qu'à l'aide du travail de la digestion ; des relations s'établissent entre lui et le monde extérieur.

Plusieurs maladies propres à la naissance et aux premiers jours de la vie peuvent assaillir cet être encore si débile.

Ainsi, l'action de l'air froid et humide sur la peau peut donner naissance à des affections diverses : l'*ictère* ou *jaunisse des nouveaux-nés ;* l'*œdème* ou *endurcissement du tissu cellulaire*, caractérisé par l'enflure et la bouffissure de la face et du corps ; l'*inflammation des yeux* ou *ophthalmie ;* celle des voies respiratoires, *bronchite, pneumonie*, etc.

L'action du nouvel aliment que reçoit l'enfant nouveau-né, le lait, peut encore contribuer au développement de quelques maladies ; le *muguet,* affection qui s'attaque à la membrane muqueuse de la bouche et de la gorge, est souvent le résultat d'un mauvais lait et est favorisé par un air peu respirable et l'accumulation de nombreuses personnes dans le même lieu ; les *vomissements* et la *diarrhée* surviennent, souvent encore, dans les mêmes conditions, et indiquent un état d'irritation, soit de l'estomac, soit des intestins.

Enfin, la puissance de calorification est faible chez l'enfant naissant ; il n'est pas rare de voir

3*

ce petit être, soumis à une température trop basse, perdre insensiblement sa chaleur naturelle, se refroidir et mourir, sans autre apparence de maladie. Cette action du froid est d'autant plus à redouter que l'enfant est plus faible et moins bien constitué.

Première enfance.

Cette époque, qui comprend toute la durée de l'allaitement, est caractérisée par un mouvement rapide d'accroissement de l'enfant, et par l'évolution d'organes nouveaux, les dents, qui vont lui être nécessaires pour l'alimentation qui l'attend au sortir de cette période. La résistance est faible à cet âge, et la vie ne s'entretient qu'à l'aide de soins constants.

La fonction de la respiration jouit d'une grande activité, en même temps que les poumons, faibles encore, sont d'une extrême impressionnabilité. Aussi la bronchite aiguë (rhume), la pneumonie (fluxion de poitrine), le croup et la coqueluche sont-ils des affections communes à cet âge, et qui enlèvent un grand nombre d'enfants.

C'est surtout dans cette première période de la vie que se prépare la constitution dont jouira plus tard l'enfant devenu homme. En effet, cette époque étant marquée par une grande puissance d'assimilation, l'organisme se développera bien s'il n'assimile que des matériaux appropriés à sa nature; son développement sera vicieux, au contraire, si la nutrition s'opère à l'aide de mauvais matériaux. C'est donc souvent à cet âge que se puisent les germes de maladies cruelles qui se développent plus tard.

Parmi les causes qui peuvent exercer leur fâcheuse influence sur l'avenir de l'enfant se rangent, en première ligne, une lactation insuffisante ou de mauvaise qualité, et la respiration habituelle d'un air vicié, soit par la nature des lieux d'où il émane, soit par l'accumulation d'un trop grand nombre d'individus dans un espace limité; les longues maladies qui peuvent sévir à cet âge doivent aussi faire redouter de funestes conséquences pour un âge plus avancé.

C'est surtout pendant la première enfance que se développent les *diathèses*, c'est-à-dire les prédispositions et le germe de certaines maladies, telles que les scrophules, la phthisie pulmonaire, le rachitisme ou ramollissement des os, etc.

C'est pendant cette période que se fait l'éruption des premières dents, dites *dents de lait*. C'est une époque difficile pour l'enfant, qui le rend impressionnable et plus accessible à toutes les maladies, mais qui détermine plus fréquemment un état de malaise général, la perte de l'appétit, une salivation abondante, de la toux, des vomissements, de la diarrhée; à l'évulsion dentaire se joignent enfin souvent les *convulsions*, état grave auquel succombent si souvent les enfants.

Deuxième enfance.

Pendant cette époque, l'alimentation lactée est remplacée par une alimentation plus en rapport avec les forces croissantes du jeune individu ; sauf la quantité, il mange tout ce qu'il mangera plus tard. L'enfant n'est point encore à l'abri des premiers accidents de la vie, mais sa force de résistance se prononce, et les chances de mortalité diminuent rapidement. Il est moins impressionnable ; ses relations avec le monde extérieur s'établissent largement, l'intelligence se développe. L'évolution dentaire continue. C'est, enfin, surtout dans cette période que se manifeste la diathèse scrophuleuse que M. Baudelocque attribue presque toujours, avec raison, à la respiration d'un air insuffisant ou altéré. Les affections de la tête et des voies respiratoires prédominent encore.

Troisième enfance.

L'impressionnabilité aux agents extérieurs s'émousse en même temps que la force de résistance se prononce. L'irritabilité de la tête et de la poitrine diminue. Le mouvement ascensionnel de l'organisme est encore considérable. La chute des premières dents s'opère ; elles sont remplacées par les dents permanentes.

Adolescence.

Continuation du mouvement ascensionnel ; les forces de l'individu croissent rapidement. Une nouvelle existence se manifeste chez l'adolescent; jusqu'alors la vie s'était concentrée dans la conservation et le développement de l'individu; elle entre désormais dans une nouvelle direction qui a rapport à la conservation de l'espèce. En un mot, la fonction génératrice opère son évolution. La barbe naît au menton du jeune homme; d'autres phénomènes, nécessités par le rôle qu'elle doit jouer dans la société, se manifestent chez la femme.

Période d'état.

Cette période est entièrement fictive, car les organes n'ont pas plus tôt atteint leur dernier degré de développement qu'ils entrent dans une voie de dégradation. L'état de repos n'existe point dans l'organisme; nous acquérons ou nous perdons. Cependant on peut rapporter à cette période l'époque à laquelle l'accroissement est à peu près terminé jusqu'à celle où les facultés perdent évidemment de leur activité.

Le mouvement de nutrition compense le mouvement de décomposition, et l'organisme gagne autant qu'il perd; l'homme jouit de l'exercice complet de toutes ses facultés; la hauteur de son intelligence en fait le roi du monde; la faculté génératrice a atteint son plus grand développement. Pendant cette période, la prédominance appartient aux affections de la poitrine sur celles de la tête.

Les différentes recherches relatives à la taille

moyenne de l'homme, en France, la fixent de 1^m 655.

Dans nos contrées, la taille moyenne est plus élevée que dans aucune autre partie de la France; elle est représentée par 665 ou 666^{mm}. L'homme a atteint sa taille complète vers l'âge de 25 ans.

D'après les recherches de M. Quételet, l'homme atteint son poids maximum vers l'âge de 40 ans, et commence à en perdre d'une manière assez sensible à 60. A 80 ans, il a perdu environ 6 kilogrammes de son poids; sa taille, en même temps, est descendue d'à peu près 7 centimètres.

Quand l'homme et la femme ont pris leur développement complet, ils pèsent à peu près 20 fois autant qu'à l'instant de la naissance. — Le poids moyen de l'homme est de 47 kilogrammes, et celui de la femme, 42 kilogrammes 5 grammes.

L'habitant du nord est généralement plus gros et pèse davantage que l'habitant du midi.

Age de retour.

Cette époque est caractérisée, chez la femme, par l'abolition brusque d'une fonction qui marquait son aptitude à la génération. Chez l'homme, au contraire, la puissance génératrice s'affaiblit graduellement, et ce n'est souvent qu'à la fin de cette époque, indiquée entre 50 et 60 ans, quelquefois même plus tard, qu'elle peut être considérée comme abolie. — Heureux celui dont la vie a été assez sage pour conserver, dans cette partie de l'existence, toute la vigueur de sa santé, toute l'activité de son esprit, toute l'énergie de son intelligence! La fougue de la jeunesse a disparu; mais la sûreté du jugement, basée sur une longue expérience des hommes et des choses, la remplace et rend cette époque précieuse pour la sagesse des conseils.

Vieillesse.

Dans la vieillesse, les facultés intellectuelles s'affaiblissent graduellement, et la plupart des fonctions organiques cessent de s'accomplir avec régularité; les cheveux blanchissent et tombent, les dents s'usent et se perdent, l'embonpoint diminue et disparaît, la peau se flétrit et se ride, les artères s'ossifient et ralentissent la circulation; l'organisme, en un mot, marche vers la dissolution.

L'impressionnabilité de l'enfant aux agents extérieurs reparaît chez le vieillard, et un reste de vie ne s'entretient qu'à l'aide d'une rigoureuse observance des lois de l'hygiène.

Les organes de la respiration sont encore fréquemment malades dans la vieillesse; l'ossification des artères détermine souvent la congestion cérébrale ou l'apoplexie; enfin, bien que les fonctions digestives conservent parfois leur intégrité jusque dans un âge avancé, des indigestions, une constipation opiniâtre ou des diarrhées rebelles s'observent dans cette période de la vie.

Caducité.

L'âge caduc, auquel si peu d'individus parviennent, est marqué par l'abolition de toutes les fonctions qui ne se rapportent point à la nutrition. L'être vivant est réduit à une existence automatique dont tous les actes convergent vers l'estomac, centre unique de toutes ses pensées et de toutes ses volitions. Parfois même la caducité est telle, que l'alimentation ne s'opère plus que d'une manière en quelque sorte mécanique et sans que le vieillard y fasse participer sa volonté.

Mort.

Les causes de mort sont tellement nombreuses, qu'il est bien peu de maladies qui ne puissent avoir cette terminaison funeste. La mort peut arriver par la cessation de la vie dans l'un des principaux organes, le cerveau, le cœur ou les poumons; elle peut encore être le résultat de l'âge, de l'usure de tous les organes, de l'épuisement de la force vitale; — c'est la mort par vieillesse.

Les maladies qui sont causes de décès se reproduisent généralement tous les ans dans une même proportion; d'après les relevés faits en Angleterre, elles varient de la ville à la campagne. Ainsi, les maladies nerveuses causent environ le double de décès dans les populations des villes que dans les populations rurales. Les affections rhumatismales, hernies, suites de couches, sont rarement causes de mort à la campagne; la phthisie y est de moitié moins meurtrière qu'à la ville; les affections aiguës des organes respiratoires y sont également plus rares.

Des signes de la mort.

La question que nous allons traiter ici est une des plus importantes, surtout à la campagne, où trop souvent la mort survient sans que l'éloignement ait permis d'appeler un homme de l'art, et où des apparences trompeuses peuvent donner lieu à de fatales illusions.

Les signes de la mort sont certains ou incertains. Les signes incertains, qu'il ne faut jamais admettre sans un contrôle sévère, sont les suivants : 1° l'aspect cadavérique de la face ; 2° la décoloration de la peau et le refroidissement du corps ; 3° l'immobilité complète de la poitrine ; 4° l'absence du souffle, que l'on constate en approchant un miroir du nez et de la bouche ; 5° le relâchement des muscles ; 6° l'immobilité absolue du corps ; 7° l'affaissement de l'œil et l'obscurcissement de la cornée transparente ; 8° l'abaissement de la mâchoire inférieure ; 9° la flexion du pouce dans le creux de la main ; 10° l'insensibilité aux brûlures ; 11° l'absence des bulles et de l'auréole rouge que la brûlure de la peau détermine pendant la vie. Plus ces signes sont nombreux et plus on doit y attacher d'importance ; cependant leur réunion même ne saurait donner une certitude.

Les signes certains, mais qui ne se manifestent que plus tard, sont les suivants :

1° La rigidité cadavérique, qu'il est toujours facile d'apprécier quelques heures après la mort ; 2° l'insensibilité complète aux agents galvaniques. En effet, le galvanisme a la propriété de déterminer des mouvements dans la fibre musculaire tant que celle-ci jouit encore de ses propriétés cohésives. Des mouvements opérés sur un cadavre par le galvanisme ne prouveraient donc point que la vie ne l'a pas encore abandonné, mais l'expérience inverse pourrait sembler concluante ; 3° l'affaissement des parties molles ; 4° enfin, la putréfaction.

Selon M. Bouchut, auteur d'un excellent traité des signes de la mort, il n'y a que deux signes dont la certitude soit absolue : la putréfaction et la cessation des battements du cœur, constatée par l'auscultation (l'application de l'oreille sur le point de la poitrine correspondant au cœur). Ce signe devient plus certain si l'on y joint le relâchement de certains muscles destinés à contracter les ouvertures naturelles, et l'aspect terne du globe de l'œil.

Dans beaucoup de villes de France est organisé un service de constatation à domicile des décès ; il serait important qu'un tel service reçût de l'extension et fût surtout créé dans les campagnes ; il s'établirait à peu de frais, et serait appelé à rendre de grands services.

Cependant, terminons en disant que les inhumations de personnes vivantes, dont on a fait si grand bruit, sont presqu'impossibles en France, grâce à la loi qui exige 24 heures d'intervalle entre le décès apparent et l'inhumation. Ce laps de temps suffit pour l'apparition du plus grand nombre des signes que nous avons indiqués comme pouvant caractériser la mort.

DE LA POPULATION ET DE LA LONGÉVITÉ.

La population tend sans cesse à s'accroître, en raison de l'augmentation de la fortune publique, de la fertilité du sol et des applications mieux faites de l'hygiène. Cette augmentation s'opère par une proportion plus forte des naissances par rapport aux décès.

En France, on compte moyennement une naissance sur 55 habitants, et un décès sur 40,4 ; il y a donc 10 naissances environ sur 8 décès.

Il y a, en France, moyennement 67 habitants par kilomètre carré ; la population moyenne de chacun des départements est de 411 648 habitants ; sa superficie moyenne est de 6135 kil. 89 hect.

Dans nos départements de l'est nous trouvons les chiffres suivants :

DÉPARTEMENTS.	SUPERFICIE, kil carrés.	POPULATION.	HABITANTS p. kil. carré
Meurthe.	6085,22	445 991	75,25
Meuse.............	6205,55	525 710	52,49
Moselle...........	5327,97	448 087	84,10
Bas-Rhin..........	4647,81	580 273	124,87
Haut-Rhin.........	4060;52	487 208	119,99
Vosges............	5859,64	427 894	75,02

On voit que les départements du nord-est de la France offrent généralement une population supérieure à la moyenne, tandis que leur superficie est inférieure. Le département de la Meuse fait seul exception. Ces chiffres sont donc un puissant indice du bien-être et de la prospérité de ces contrées comparés à ceux des autres régions de la France.

Le dernier recensement, fait en 1848, a donné les proportions suivantes pour l'accroissement de la population :

DÉPARTEMENTS.	NAISSANCES.	DÉCÈS.	ACCROISSE[t].
Meurthe	11 645	11 010	635
Meuse.	8 233	6 836	1 597
Moselle..........	12 823	9 344	3 479
Bas-Rhin..........	18 902	16 251	2 651
Haut-Rhin.........	15 344	12 234	3 110
Vosges..........	10 041	9 505	536

L'accroissement moyen pour toute la France par département a été de 1216. Donc l'avantage reste encore aux contrées du nord-est, puisque dans les six départements sur lesquels s'étend notre travail, la moyenne est de 1968.

Les naissances des garçons excèdent généralement d'un seizième celles des filles.

La durée moyenne de la vie humaine, calculée en 1806 par Duvillard, semblait être de 28 ans et demi. Aujourd'hui, grâce aux progrès que nous avons déjà signalés, les documents statistiques les plus modernes la portent à 53 ou 34 ans; c'est donc, en un demi-siècle, une augmentation de 5 ans sur la durée moyenne de la vie.

Sur 1000 naissances, on peut admettre les résultats suivants aux différentes époques de la vie :

A 10 ans il ne reste plus que	534
20	—	—	485
30	—	—	424
40	—	—	370,7
50	—	—	307,5
60	—	—	229,9
70	—	—	133,6
80	—	—	44,7
100	—	—	1,2.

L'influence du sexe apporte quelques modifications à ces chiffres; ils sont toujours plus élevés pour les femmes, moins exposées que les hommes aux chances de mort accidentelle; les cas de longévité sont donc plus fréquents chez elles. Les femmes centenaires sont représentées par 2,4.

La vie est généralement plus longue dans les pays froids que dans les pays chauds.

La misère et l'aisance ne paraissent pas exercer une grande influence sur la longévité.

Nous regrettons de ne pouvoir spécialement appliquer ces données aux régions qui nous oc-

cupent, mais nous manquons des éléments nécessaires. Cependant il nous semble infiniment
probable que la zone que nous embrassons dans
nos recherches se trouve dans de bonnes conditions de longévité, et que, sous ce rapport
encore, nous devons offrir une moyenne supérieure à la moyenne générale de la France.

Des sexes.

Dieu n'a point appelé l'homme et la femme
à jouer le même rôle dans la nature : livrée
aux travaux de l'intérieur, soumise aux soins
du ménage et de la famille plutôt par suite de
son organisation physique et morale que par
suite des habitudes sociales, la femme, cette
seconde providence de l'homme, a des maladies
qui lui sont propres et qui n'atteignent jamais
celui-ci. Les mêmes règles d'hygiène ne sauraient donc être absolument applicables à l'un
et à l'autre.

La femme, à tous les âges de sa vie, conserve
encore certains restes des caractères d'organisation propres à l'enfance ; ses organes n'atteignent
jamais un degré de consistance semblable à celui
qu'ils acquièrent chez l'homme ; ils conservent
plus de mollesse et, en quelque sorte, plus de
fluidité ; la femme est plus impressionnable, et les
émotions morales ont en elle plus de retentissement. Elle doit donc, plus encore que l'homme, se
soumettre aux conseils d'une sage hygiène et

éviter cette incurie ou ces excès qui porteraient
une atteinte non moins grave à sa santé qu'à
l'influence morale qu'elle doit répandre sur tout
ce qui l'entoure.

« La nutrition et la conservation de son individu, dit M. Michel Lévy en parlant de la
femme, n'exigent ni autant de substance ni autant de stimulation que celles de l'homme; les
phases de l'organisation sont plus rapides, l'accroissement et le décroissement ont une vitesse
plus grande; sa puberté devance celle du garçon,
sa fécondité s'éteint avant celle de l'homme. »

Dans les pays soumis à la religion de Mahomet,
la femme, destituée de sa dignité originelle,
n'est pour l'homme qu'une esclave et un objet
de luxe; mais notre civilisation et l'influence du
christianisme ont compris autrement le rôle de
cette intime compagne de l'homme. Dans nos
contrées, la femme est l'égale de son mari,
qui lui rend l'amour et l'estime qu'il en reçoit,
et la part afférente à la femme dans la société
n'est, sans contredit, pas moins belle que celle
qui est réservée à l'homme.

On comprend ainsi que les mêmes règles hygiéniques ne seraient point applicables aux femmes
de tous les pays; mais le nord-est n'offre, sous
ce rapport, rien qui diffère du reste de la
France.

Il n'est pas démontré, comme on l'avait cru
jusqu'ici, que la femme soit plus précoce dans
les pays chauds que dans les régions froides ou
tempérées; cette opinion si accréditée a été for-

tement ébranlée par les recherches statistiques auxquelles on s'est livré en Angleterre.

De la constitution.

Par le mot *constitution*, on exprime l'état général d'un individu, sa force physique et son degré de résistance à la maladie, son plus ou moins de prédispositions morbides. Un homme est bien constitué lorsqu'il jouit d'une force physique suffisante, qu'il résiste énergiquement aux causes de maladies, qu'il ne porte en lui-même aucun germe de souffrance. — Il est plus ou moins mal constitué s'il ne remplit pas l'une ou l'autre de ces exigences; mais il existe une foule insaisissable de nuances entre une bonne et une mauvaise constitution. Ajoutons d'ailleurs que ce mot de constitution représente une idée vague dont les applications sont souvent fort difficiles.

La constitution est inhérente à l'individu; la maladie, le régime, le climat peuvent la modifier, mais non la détruire.

L'habitant des campagnes jouit en général d'une meilleure constitution que l'habitant des villes, et les contrées agricoles sont plus favorisées sous ce rapport que les contrées industrielles. Sans sortir du cercle qui nous est tracé pour limite, nous pouvons trouver une démonstration évidente de cette proposition, puisque le nord-est est une des régions de la France les plus riches en agriculture et en industrie.

Les habitants de cette contrée jouissent en général d'une bonne constitution ; leur taille est haute, bien prise, la poitrine largement développée ; cependant les membres sont proportionnellement longs et grêles. La difformité connue sous le nom de *pied-plat,* que bien des gens croient être un cas d'exemption du service militaire, est commune dans les départements de l'Alsace.

M. Villermé a écrit (*Annales d'hygiène,* t. 1 , p. 385) que « la taille des hommes devient d'autant plus haute et leur croissance s'achève d'autant plus vite que, toutes choses égales d'ailleurs, le pays est plus riche, l'aisance plus générale, les logements, les vêtements et surtout la nourriture meilleurs ; les peines, les fatigues, les privations éprouvées dans l'enfance et la jeunesse moins considérables ; en d'autres termes, la misère produit les petites tailles et retarde l'époque de l'évolution complète du corps ».

L'habitant des plaines a une taille plus élevée que l'habitant des montagnes.

La bonne constitution du Lorrain et de l'Alsacien les rend éminemment propres au métier des armes, et nos soldats se glorifient avec raison de compter parmi les meilleurs soldats de la France.

L'habitant du nord-est offre une constitution mixte qui le rapproche à la fois de l'Allemand et du Français proprement dit ; il est Français

4

par son excitabilité nerveuse; mais il tient quelque chose aussi de la constitution lourde et massive de l'homme du nord dont il est descendant.

D'après les recherches de M. Quételet, c'est de 25 à 30 ans que l'homme a acquis le plus grand développement de sa constitution et qu'il est le plus apte à l'exercice de ses forces musculaires. A 60 ans, l'homme ne développe plus, avec ses deux mains, qu'environ la force de sa quinzième année. L'homme fait (30 ans) peut porter un poids du tiers environ plus considérable que celui de son corps, poids représenté en moyenne par 89 kilogrammes, celui du corps l'étant par 63^k65. La femme au contraire paraît n'acquérir jamais une force suffisante pour soulever un fardeau égal au poids de son corps, représenté par 54^k33, sa force l'étant par 41^k2.

On considère généralement, comme indice d'une bonne constitution, l'énergie du système musculaire et le développement de la poitrine, dans nos climats surtout, où les affections pulmonaires enlèvent chaque année tant de victimes.

En effet, il existe une relation évidente entre la force musculaire et la force de la respiration, et le développement de l'une suit rigoureusement les phases du développement de l'autre. Les hommes à système musculaire maigre et chétif s'essoufflent aisément; les hommes à système musculaire athlétique supportent au contraire de grandes fatigues ou de rudes travaux sans que l'appareil respiratoire semble y prendre part.

Des tempéraments.

On a souvent confondu le tempérament avec la constitution, mais c'est à tort : celle-ci indique l'état général de l'organisme en vertu duquel on dit que la constitution est bonne ou mauvaise ; le tempérament indique au contraire la prédominance d'action de certain appareil d'organes, compatible avec la santé, mais assez importante pour modifier l'économie tout entière. La constitution est innée, le tempérament peut s'acquérir.

Nous admettrons l'ancienne et classique division des tempéraments en quatre fondamentaux, pouvant s'unir et se combiner entre eux de manière à donner lieu à des tempéraments mixtes ou composés.

1° TEMPÉRAMENT SANGUIN.

Caractérisé par l'activité prédominante du cœur et des vaisseaux sanguins ; peau blanche, face colorée, cheveux châtains, pouls développé, exercice facile de la force musculaire, passions vives, imagination ardente, intelligence active.

On reconnaît que ce tempérament dispose aux affections qui ont pour origine l'abondance du sang et l'activité de la circulation ; la fièvre complique facilement toutes les maladies et

naît souvent sans cause apparente. Il est douteux cependant, comme on l'a généralement admis, qu'il prédispose aux inflammations, aux
hémorrhagies, à l'hypertrophie du cœur et à
l'apoplexie.

2° TEMPÉRAMENT NERVEUX.

Constitué par une sensibilité extrême à toutes
les impressions, et par une grande vivacité dans
les sensations; intelligence facile, mais peu apte
à se fixer sur un objet; idées vagues, mobiles
et fugitives; mouvements brusques et saccadés;
il se reconnaît encore à la maigreur du corps, à
sa sécheresse, au faible développement du système musculaire, à des rides précoces.

Ce tempérament, souvent acquis et dû à des
habitudes de paresse et d'indolence, est plus
fréquent chez la femme que chez l'homme. —
Il produit des gens d'esprit, mais point d'hommes profonds; les grandes découvertes ne sont
jamais émanées d'individus nerveux.

Il prédispose aux névroses et à toutes les
maladies nerveuses, dont on pourrait dire qu'il
n'est que le premier degré; il donne lieu dans
les maladies à un développement de symptômes dont la gravité apparente surpasse de beaucoup la gravité réelle de l'affection.

3° TEMPÉRAMENT BILIEUX.

Ce tempérament n'est pas admis par tous les
physiologistes, qui le considèrent comme une

modification du tempérament nerveux, accompagnée d'une prédominance de l'appareil sécréteur de la bile.

Quoi qu'il en soit, que cet état mérite ou non le nom de tempérament, voici ses caractères : peau brune, jaunâtre, cheveux noirs, peu d'embonpoint, muscles développés, charpente osseuse forte, physionomie intelligente et ferme, passions violentes et durables, sous une apparence de calme. Ce tempérament est celui des ambitieux et de tous les hommes qui ont dû lutter beaucoup pour accomplir de grandes destinées.

Les maladies auxquelles il prédispose sont celles du foie, des voies digestives et les hémorroïdes.

4° TEMPÉRAMENT PITUITEUX OU LYMPHATIQUE.

Caractérisé par la prédominance de tous les fluides de l'économie autres que le sang ; chairs molles, blafardes, cheveux blonds, cendrés ou roux, formes arrondies et sans expression, volume exagéré du nez, des lèvres, des mains et des pieds, langueur dans l'exercice de toutes les fonctions, peu d'énergie vitale, peu de force de volonté, intelligence faible.

Ce tempérament dispose aux inflammations chroniques de la peau et des membranes muqueuses, aux scrophules et à la phthisie qui en sont peut-être une conséquence. — Sous son

4*

influence, les maladies sont longues, rebelles et résistent souvent à tout traitement.

Les tempéraments nerveux et lymphatiques prédominent chez la femme; les tempéraments bilieux et sanguins appartiennent plutôt à l'homme.

5° TEMPÉRAMENTS COMPOSÉS.

A. Tempérament nervoso-sanguin. Propre surtout aux habitants des montagnes.

B. Nervoso-lymphatique. — Fréquent chez les femmes.

C. Lymphatico-sanguin. — Plus propre aux hommes du nord.

D. Bilioso-nerveux. — Affectant davantage les habitants du midi.

Dans le nord-est de la France le tempérament bilieux et ses modifications sont rares; le tempérament nerveux se rencontre souvent dans les villes, rarement dans les campagnes; le tempérament sanguin prédomine, mais avec quelque tendance lymphatique, surtout en Alsace et dans les Vosges; enfin le tempérament lymphatique pur, résultat fréquent du lieu d'habitation, est commun dans quelques vallées humides des Vosges et dans plusieurs villages où les rues étroites et les maisons basses ne permettent point une libre circulation de l'air. Quelques industries communes dans nos campagnes, celle de tisserand par exemple, déterminent encore fréquemment le tempérament lymphatique.

De l'hérédité.

L'hérédité, dans le sens médical, est une disposition en vertu de laquelle certains états de santé ou de maladie se transmettent des parents aux enfants par voie de génération. Ainsi, la ressemblance des traits du visage et des formes extérieures, de la taille, de la force musculaire, de la constitution et du tempérament sont des résultats fréquents de l'hérédité.

La durée moyenne de la vie diffère souvent peu dans la descendance d'une même famille.

Les ressemblances morales, les vices et les vertus se transmettent fréquemment des parents aux enfants, mais l'éducation peut modifier les effets de cette transmission.

Certains genres de maladies ou certaines infirmités se transmettent ainsi; cependant cette prédisposition héréditaire peut être éloignée ou même entièrement détruite par une hygiène appropriée. On cite surtout comme jouissant du triste privilège de la transmission : les rhumatismes, la goutte, le cancer, la phthisie, l'apoplexie, la paralysie, la surdi-mutité, la folie, l'idiotie, l'épilepsie, l'hystérie, etc. Cependant cette hérédité de maladies est loin de faire règle générale; souvent, au contraire, des parents malades donnent le jour à des enfants parfaitement constitués.

Dans certains cas, les phénomènes d'hérédité sautent une génération pour se reproduire à la suivante; quelquefois ils n'atteignent que les garçons, parfois les filles seulement, sans que le sexe des parents semble exercer sur ce fait la moindre influence. Cependant il semble démontré que la mère transmet à ses enfants plus facilement que le père les maladies ou infirmités dont elle est atteinte. Plus les parents sont âgés, plus l'influence de l'hérédité paraît avoir de puissance.

L'hygiène doit souvent intervenir dans les questions d'hérédité morbide.

De l'habitude.

L'habitude est cette faculté par suite de laquelle l'organisation reproduit périodiquement un acte par la raison seule qui l'a déjà exercé plusieurs fois, et sans que la cause qui l'avait déterminé d'abord se reproduise.

L'habitude joue un grand rôle dans notre vie, et des actes nombreux et importants sont sous sa dépendance sans que notre conscience y participe.

Une foule de circonstances peuvent modifier chez nous la faculté de l'habitude; citons, parmi les plus importantes, l'âge, le sexe, le tempérament, l'éducation.

Dans l'enfance, les habitudes se prennent et se perdent avec une extrême facilité; dans l'âge mûr, on en contracte plus difficilement de nouvelles, et elles exigent, pour s'établir, la répétition plus fréquente des mêmes actes; mais lorsqu'elles existent, elles exercent souvent sur l'homme un pouvoir absolu; on peut cependant les perdre sans crainte d'accidents sérieux. Elles sont souvent le résultat des exigences sociales et de la position personnelle. Chez les vieillards, les habitudes acquises sont indélébiles, et une hygiène bien entendue doit les protéger, les diriger et les faire concourir au but qu'elle se propose. Contrarier une habitude à cet âge serait souvent précipiter la mort.

Chez la femme, généralement plus mobile que l'homme, les habitudes ont moins d'empire; une habitude succède facilement à une autre.

Quant aux tempéraments, l'influence qu'ils exercent sur les habitudes est en rapport avec la modification qu'ils apportent à l'économie: le sanguin entraîne aux habitudes qui ont pour objet les exercices musculaires et les fonctions respiratoires; le nerveux est susceptible de contracter les habitudes les plus diverses, mais il les perd avec la même facilité qu'il les acquiert, elles ne font en quelque sorte que l'effleurer; le lymphathique prend des habitudes lentement et avec peine, mais une fois prises elles persistent et s'attachent en quelque sorte à l'individu; aux bilieux appartiennent surtout les habitudes de méditation grave et de ténacité laborieuse.

Mais c'est l'éducation surtout qui joue un grand rôle dans nos habitudes; — une éducation bien dirigée détruit les mauvaises et les remplace par de bonnes; une éducation vicieuse détruit souvent, au contraire, les germes de bonnes habitudes et en fait contracter de mauvaises.

La plupart de nos fonctions s'exercent sous l'empire de l'habitude. C'est par suite de cette faculté que la faim et la soif se réveillent, en quelque sorte, à heure fixe. On s'habitue à boire et à manger peu ou beaucoup, et l'on peut dire en général que la classe aisée de la population a contracté l'habitude de manger au-delà de ce qui est nécessaire pour les besoins de la nutrition; abus funeste, cause de tant de maladies !

Le goût et l'odorat ne subissent pas moins la loi de l'habitude; on s'accommode d'un aliment ou d'une odeur qu'on trouvait d'abord insuportable, par cela seul qu'un long usage en a fait contracter l'habitude.

Le sommeil et la veille sont, quant aux heures et à la durée, entièrement soumis à l'habitude.

C'est par cette faculté seule que nos sens acquièrent le degré de perfection auquel ils parviennent chez ceux qui exercent plus particulièrement quelqu'un d'entre eux. C'est ainsi que les peintres saisissent avec tant de justesse les rapports intimes des couleurs, et les musiciens les rapports plus fugitifs des sons.

Enfin, chacun connaît la délicatesse du tact qu'imprime aux aveugles l'habitude de voir, en quelque sorte, par leurs doigts.

L'habitude modifie et transforme la nature de nos impressions qui sont toujours ou agréables, ou pénibles, ou indifférentes.

La plupart de nos relations professionnelles s'exercent sous son empire; c'est ainsi que certaines occupations qui nous semblaient ennuyeuses ou répugnantes, nous deviennent indifférentes ou même agréables. Combien est-il fréquent de voir des fonctionnaires admis à la retraite après 30 ou 40 ans de répétition journalière des mêmes occupations, ne pouvoir résister à l'ennui qui accompagne ce changement dans leur existence ! Combien, dans nos campagnes, ne voyons-nous point de ces honorables vétérans du travail continuer jusqu'à la mort leurs habitudes laborieuses !

Parlerai-je de certaines habitudes *vicieuses*, contre lesquelles se révoltent à la fois la morale et l'hygiène? j'aime mieux les omettre que de m'appesantir sur de hideux tableaux. Cependant nous reviendrons plus loin sur une habitude abrutissante malheureusement fréquente dans la classe pauvre des villes, et qui tend à se répandre dans les campagnes, — l'ivrognerie.

Enfin, il est des maladies qui, après avoir sévi plusieurs fois, reparaissent à intervalles réguliers ou irréguliers, et qui semblent n'obéir qu'à une disposition organique dépendant de l'habitude, — ce sont les *habitudes morbides*.

MATIÈRE DE L'HYGIÈNE.

La matière de l'hygiène comprend tout ce qui peut exercer de l'influence sur l'homme, sur son état de santé ou de maladie, sur ses organes et sur leurs fonctions.

Notice climatologique sur le nord-est de la France.

En adressant nos conseils d'hygiène aux habitants d'une partie limitée de la France, nous reconnaissons implicitement pour cette contrée des conditions d'existence qui lui sont propres et l'action d'une influence commune qui, agissant sur tous ses habitants, fixe le mode particulier de leur vie et de leur santé.

Ces conditions, cette influence commune, c'est le *climat*, d'où dérivent les mœurs, les habitudes, les travaux, l'alimentation, le tempérament, la constitution. Tout cela, en effet, diffère d'un climat à un autre.

Le climat d'un lieu est le résultat des conditions nombreuses et variables qui déterminent en ce lieu les qualités de l'air atmosphérique sous les différents rapports de sa température, de sa pesanteur, de son degré d'humidité et des mouvements dont il est agité.

Le climat exerce une action immense sur tous les phénomènes de la vie; c'est de la variété des climats que dépend la distribution des êtres organisés à la surface de notre planète; c'est cette variété surtout qui établit les nombreuses différences que l'on observe, d'un lieu à un autre, entre les divers individus d'une même espèce.

L'homme lui-même vit dans une dépendance des climats telle qu'il ne peut impunément quitter le ciel qui l'a vu naître pour aller vivre sous un autre ciel, et que la perte de sa santé, de sa vie même, répond trop souvent à un changement brusque et imprudent de climat.

On comprend donc de quelle nécessité est pour le médecin, le naturaliste, l'agriculteur, l'homme du monde lui-même, l'étude des climats, et combien importe à chacun d'eux l'examen des questions qui s'y rattachent.

La climatologie s'appuie sur des éléments nombreux que nous pouvons résumer ainsi :

1° Température atmosphérique, à laquelle concourent la latitude, l'élévation au-dessus de la mer, l'exposition et la nature du sol. — Indiquée par le thermomètre.

2° Pesanteur atmosphérique. — Indiquée avec précision par le baromètre.

3° Mouvements de l'atmosphère. — Vents dominants, leur force et leur fréquence. — Indiqués par la girouette et la marche des nuages.

4° Humidité de l'air. — Brouillards, pluie, neige, etc. — L'humidité se reconnaît à l'aide d'instruments généralement imparfaits ou peu usités nommés *hygromètres;* la pluie se mesure dans des vases particuliers appelés *pluviomètres.*

5° Electricité atmosphérique. — Grêle, orages, etc.

6° Enfin, comme dernier élément du climat, indiquons encore certains travaux dus à l'industrie humaine, tels surtout que le défrichement des forêts ou le reboisement de terrains incultes, la régularisation et l'entretien des cours d'eau, etc.

Conditions climatologiques dépendant de l'atmosphère.

M. Martins, dans un essai de classification des différents climats de la France[1] établit cinq régions climatériques différentes, et propose de désigner ces climats sous les noms suivants :

1° Climat vosgien, ou du nord-est ;

2° Climat séquanien, ou du nord-ouest ;

3° Climat girondin, ou du sud-ouest ;

4° Climat rhodanien, ou du sud-est ;

5° Climat méditerranéen, ou provençal.

Le premier seul de ces climats, dont nous restreignons les limites tracées par l'auteur, devra nous occuper, puisque c'est à ses habitants seuls que ce travail est destiné[2].

Toute la région comprise entre le Rhin, la Côte-d'Or et la chaîne qui s'étend de Mézières à Auxerre, offre en effet des conditions de climat tellement semblables, qu'en négligeant quelques

---

[1] Patria. *Météorologie de la France.*

[2] Il comprend pour nous les départements suivants : Bas-Rhin, Haut-Rhin, Moselle, Meurthe, Vosges, Meuse et une partie du grand-duché de Luxembourg.

différences locales, on peut la considérer comme soumise aux mêmes influences, et offrant à ses habitants les mêmes causes de santé et de maladie. Cependant nous ne saurions nous dissimuler que l'identité cesse d'être complète si l'on considère les extrémités du cercle dans lequel nous sommes enfermés; que la partie méridionale emprunte déjà aux caractères des climats plus chauds; que la partie occidentale se rapproche au contraire davantage des climats maritimes. C'est dans les contrées voisines du massif des Vosges qu'il faut en prendre le type.

Température.

La température moyenne de cette région, mesurée dans plusieurs villes, paraît peu s'éloigner de 9°6 à 9°8. — (La moyenne de la France entière est de 12°.) La moyenne par saisons peut se représenter ainsi :

Hiver............ 0°8.
Printemps. ...... 9°5.
Eté. .... 18°4.
Automne. .... 9°8.

Les hivers sont, à latitude égale, plus froids que dans aucune autre zone, mais les étés aussi sont beaucoup plus chauds. La différence moyenne entre l'été et l'hiver s'élève à 18°; nous ne trouvons une différence aussi considérable sous aucun autre climat de la France. Le climat vosgien est donc le plus excessif.

La température moyenne supérieure de l'année est de 19° pendant le mois de juillet; la moyenne la plus basse est de — 0° 5 en janvier. L'étendue moyenne des oscillations du thermomètre, sous notre zone, est donc 19° 5.

La température moyenne la plus élevée qui ait été observée a atteint le chiffre de 27° 8; la plus basse est de — 5° 1. La différence entre ces deux extrêmes de température moyenne est de 52° 9.

La température moyenne atteint son maximum vers 2ʰ du soir; le minimum s'observe quelques minutes avant le lever du soleil.

La température absolue la plus haute (observée à Metz, le 3 août 1826) s'est élevée à 56° 1.

Les plus grands froids notés à Mulhouse, Strasbourg, Épinal, sont de — 23° 2 (31 janvier 1850). Le plus grand froid de Metz est — 20° 5.

Nous avons donc, sous notre climat, entre le chaud et le froid, des différences qui peuvent atteindre au moins 59° 3.

La température moyenne du nord-est de la France étant reconnue peu inférieure à 10°, il faut évidemment placer cette région sous la ligne isotherme de 10°, dont M. de Humboldt détermine ainsi la position : « Cette bande passe par 42° 3/4 dans les Etats-Unis, un degré au sud de Dublin, 0° 5 au nord de Paris, 0° 5 au sud de Franecker, 1° 5 au sud de Prague, 1° 5 au nord de Bude, 2° 3/4 au nord de Pékin. »

Cette ligne indique ainsi les principaux points

du globe dont la température moyenne est égale à la nôtre.

Il n'y a point de rapport constant entre la température à l'ombre et au soleil; cependant ce rapport, quel qu'il soit, est trop important pour qu'on puisse ne pas l'indiquer. En effet, si les météorologistes négligent habituellement la notation de la température au soleil, il est vrai pourtant que la végétation s'opère sous l'action directe des rayons solaires, et que, dans une foule de conditions, l'homme étant obligé de rester exposé aux ardeurs de ce puissant foyer de calorique, le médecin doit apprécier son influence dans l'étude du climat, comme l'agronome doit en apprécier l'action sur la vie végétale.

La différence de température au soleil et à l'ombre dépend principalement de la pureté et de la densité de l'atmosphère, et du degré d'obliquité des rayons solaires; la force et la direction du vent peuvent aussi n'y être pas étrangères. Sous un ciel pur, la différence entre les deux températures s'élève moyennement à 7 ou 8° et dépasse rarement 10°. Cette différence s'affaiblit en raison de l'obstacle que les conditions que je viens d'indiquer apportent au rayonnement du soleil vers la terre.

On observe des gelées, dans nos contrées, pendant les mois de janvier, février, mars, avril, mai, octobre, novembre et décembre. On peut donc voir le thermomètre descendre au-dessous de zéro pendant le plus grand nombre des mois de l'année.

M. Martins compte une moyenne de 70 jours de gelée par an ; je crois ce chiffre exagéré. En effet, nous avons trouvé pour Metz, ville également éloignée des extrémités de la zone, d'après un relevé de 17 ans, 57¹ pour moyenne. — (La moyenne à Paris est de 56.) — C'est en 1840 que l'on compte le plus de jours de gelée, 76 ; en 1841, le moins, 33. — Le nombre des jours de gelée augmente rapidement d'octobre à janvier, et diminue, dans une proportion à peu près égale, de janvier à avril.

Les mois, considérés par rapport à l'intensité des gelées, peuvent se répartir ainsi : janvier, décembre, février, mars, novembre, avril, octobre, mai.

Pesanteur atmosphérique.

La pression de l'atmosphère exerce sur l'homme et sur les êtres vivants, en général, une action moindre et surtout moins appréciable que la température ; cependant si l'on compare les phénomènes de la vie sur les hautes montagnes, sur les collines, dans les plaines et dans la profondeur des vallées, on reconnaît aisément que la différence de pression entraîne de notables différences dans l'organisation.

Les phénomènes vitaux qui distinguent le montagnard vif et alerte de l'habitant chétif des vallées, sont trop frappants pour qu'on puisse méconnaître l'influence de ce poids que nous supportons sans en avoir la conscience. Cependant, si la colonne d'air qui pèse sur nous apporte un large tribut à la constitution des êtres vivants, les grandes différences de pression ont seules une action réellement appréciable ; ainsi, quelques millimètres de différences horaires ou diurnes dans l'élévation du baromètre ne nous affectent pas sensiblement, et passent le plus souvent inaperçues. L'influence hygiénique ou médicale de cette action réclame donc toute considération relativement aux changements de lieu, et surtout aux changements d'altitude [1], mais on peut, le plus souvent, la négliger dans les changements de pesanteur atmosphérique qui s'observent dans une même localité, et qui se succèdent d'une saison à une autre. Chacun sait cependant combien nous sommes influencés par la diminution de pression atmosphérique qui annonce ou accompagne les orages ; nous disons alors que le temps est lourd, tandis que c'est le contraire qu'il faudrait dire ; c'est notre corps qui est réellement plus lourd et plus difficile à porter.

Le baromètre a pour hauteur moyenne, dans nos contrées, $745^{mm}56$. (La hauteur moyenne du baromètre à Paris est plus considérable que dans le nord-est de la France, puisqu'elle y est représentée par $756^{mm}61$.) La plus grande élévation annuelle moyenne est de $755^{mm}63$; le plus grand abaissement moyen annuel est de $731^{mm}55$.

Les excursions moyennes du baromètre pen-

---

[1] Hauteur à partir du niveau de la mer.

dant l'année s'exercent donc entre 22^{mm}09.

Cet instrument paraît ne s'élever jamais dans nos contrées au-dessus de 765 à 766^{mm} (février), ni s'abaisser au-dessous de 717 à 718^{mm} (juillet). La différence entre le maximum et le minimum des variations observées embrasse donc environ 49^{mm}.

C'est pendant l'hiver que les mouvements du baromètre sont le plus étendus ; pendant cette saison il atteint généralement une plus grande hauteur que pendant l'été ; mais c'est également pendant l'hiver qu'on l'a observé le plus bas.

La pression atmosphérique diminue à mesure qu'on s'éloigne de l'équateur et qu'on s'élève au-dessus des mers.

A latitude égale, l'étendue des excursions barométriques est plus considérable dans l'ouest que dans l'est de la France.

L'extrême variabilité de notre climat est indiquée par les brusques alternatives du baromètre, qui subit souvent dans une journée plusieurs mouvements de hausse et de baisse. Cependant l'amplitude de la variation, du matin au soir, est moindre dans la zone du climat vosgien que dans le midi de la France loin de la mer, mais plus forte que dans la région occidentale, à latitude égale.

Vents.

Les vents, en balayant dans l'atmosphère les miasmes qui s'élèvent de la terre, contribuent à assainir certaines contrées qui, sans eux,

seraient inhabitables; mais il est vrai qu'ils servent parfois aussi à diriger des émanations d'un
point infecté sur une localité salubre.

Les vents qui soufflent à la surface de la
terre sont de deux sortes : les uns sont constants, invariables, soumis à des lois appércia-
bles; les autres affectent la plus grande irré-
gularité.

Les vents constants appartiennent en propre
aux régions tropicales et aux contrées maritimes; mais, d'après les belles observations de
M. Fournet, les pays de montagnes sont encore
soumis à certains vents réguliers. Il serait
donc intéressant d'en rechercher la direction
dans le massif des Vosges.

Nous n'avons à constater dans notre zone
que l'extrème variabilité des vents, qui est telle
qu'on ne peut prévoir leur succession et leur
durée. Le même vent souffle rarement plusieurs
jours de suite; fréquemment même il change
plusieurs fois à quelques heures ou à quelques
instants d'intervalle.

Les vents méridionaux ont une prédominance
marquée sur les vents du nord, et les vents
d'ouest sur ceux d'est. Notre zone est donc
placée, comme la plus grande partie de l'Europe,
dans la région du vent de sud-ouest.

On comprend que les vents du sud contribuent à réchauffer l'atmosphère, et les vents du
nord à la refroidir; les vents d'ouest, qui ont
traversé l'Océan, y apportent de la pluie et de
l'humidité; les vents d'est, qui ont traversé les

5*

plaines de l'Allemagne, y apportent la sécheresse.

La force des vents est généralement modérée ; les vents violents sont peu fréquents, les
tempêtes sont rares.

Pluies, humidité.

La quantité d'eau qui s'échappe annuellement
de l'atmosphère, pour tomber à la surface de
la terre, exerce sur la santé des hommes et des
animaux ainsi que sur les phénomènes de la végétation une influence remarquable que chacun
apprécie. Des divers éléments qui constituent les
climats, la température seule nous paraît avoir,
sous ce point de vue, une importance supérieure.

La quantité annuelle de pluie qui tombe dans
le nord-est de la France est plus considérable
que celle qui tombe dans la zone nord-ouest.
Pour Strasbourg, Mulhouse, Nancy, Metz et
Genève, M. Martins a trouvé une moyenne annuelle de 669^{mm} de pluie, quantité supérieure
à celle qui arrose les bassins de la Seine, de
la Loire et de la Gironde.

L'été est la saison pendant laquelle il tombe
le plus de pluie; dans les autres climats de la
France, c'est l'automne; c'est en hiver qu'il en
tombe le moins; au printemps, il tombe environ
le cinquième des pluies de l'année.

On compte annuellement en moyenne, sous
notre zone, 157 jours de pluie; dans l'intérieur

de là France, cette moyenne est de 147. Nous avons donc, en général, des pluies moins fréquentes, mais plus abondantes.

Le degré d'humidité du climat dépend surtout de la fréquence des pluies, de la nature du sol qui absorbe facilement l'eau ou la laisse évaporer, de la direction des vents qui peuvent y apporter l'humidité de points éloignés, et, enfin, du voisinage plus ou moins immédiat de grandes masses d'eau.

Notre climat est donc généralement humide, parce qu'il y pleut beaucoup, parce que les vents dominants du sud-ouest y apportent de l'humidité, parce que toute la contrée est sillonnée de nombreux cours d'eau, parce que la nature du sol, en général argileux, ne permet point une absorption facile de l'eau, et favorise l'évaporation.

Phénomènes électriques.

Les orages, dans notre pays, appartiennent essentiellement à la saison chaude, et ce n'est que par de rares exceptions qu'on en observe pendant l'hiver.

Le printemps est très-irrégulièrement partagé sous ce rapport : les orages sont rares pendant les mois de mars et avril, tandis qu'ils atteignent presque leur maximum de fréquence en mai, pour y arriver en juin. Si donc nous prenons deux à deux tous les mois de l'année, c'est mai et juin qui nous donnent le total le plus élevé.

Le baromètre baisse pendant les orages, ou

subit une série d'oscillations qui correspondent à des oscillations analogues dans la direction des vents.

Tous ces phénomènes démontrent une perturbation dans l'atmosphère, à laquelle notre organisation ne peut toujours rester indifférente. On sait, en effet, combien quelques personnes sont impressionnées à l'approche des orages, et quelle action ils exercent sur certains états de maladie.

Les orages ont d'ailleurs l'avantage de purifier l'air, tandis que les pluies qui les accompagnent abaissent la température. Ces pluies d'orage offrent un danger réel dans le midi: elles délaient les miasmes qui sont déposés à la surface du sol, facilitent leur fermentation, et l'évaporation les porte ensuite dans l'atmosphère, où ils sont causes de maladies graves : fièvres intermittentes, fièvre jaune, choléra, peste, etc. Dans nos contrées, les pluies d'été étant fréquentes, elles n'offrent point les mêmes sujets de crainte.

En résumé, le climat du nord-est de la France appartient à la partie froide de la zone tempérée. Les étés y sont plus chauds et les hivers plus froids que dans la France occidentale.

Le baromètre y éprouve de moins grandes oscillations. C'est la partie de la France où il tombe le plus de pluies, à latitude égale, mais ce n'est point celle qui compte le plus de jours pluvieux.

Ce climat est humide, il n'est cependant point insalubre.

Ces considérations sur le climat sont communes au nord-est de la France, il est vrai, mais elles ne sauraient s'appliquer à tous les points en particulier. Ce sont les pays de montagnes surtout qui se refusent à reconnaître les caractères que nous avons accordés au climat de notre région. Les montagnes créent pour elles des climats particuliers, car la température décroît avec l'élévation au-dessus des mers. La loi de ce décroissement n'est point uniforme et varie avec la latitude; cependant, pour les climats tempérés, on s'accorde à reconnaître un degré d'abaissement de température pour 170 ou 180^m d'élévation. — Connaissant l'altitude d'un lieu, connaissant la température moyenne des points voisins situés à un niveau inférieur, on peut donc toujours déterminer approximativement sa température.—Dans notre zone climatérique cette donnée s'applique spécialement aux Vosges.

Les vallées, les gorges de montagnes ont encore des caractères climatériques particuliers qui modifient la température de l'air, son degré d'humidité, la direction des vents, la formation et la marche des orages. — Toutes ces circonstances exercent une grande influence sur l'homme et suffisent pour déterminer certaines maladies et préserver de certaines autres.

Enfin, les saisons sont des climats temporaires; l'été offre, en partie, les caractères des climats chauds, l'hiver ceux des climats froids.

Le printemps et l'automne présentent des conditions intermédiaires et correspondent aux climats tempérés. Les règles de l'hygiène doivent donc s'étendre à la diversité des saisons.

CONDITIONS CLIMATOLOGIQUES PROPRES AU SOL.

Configuration.

Tout le système orographique[1] de la contrée qui nous occupe est dominé par le massif montagneux des Vosges, qui y occupe un espace étendu, et exerce une influence marquée sur son climat.

« Les Vosges, dit M. Elie de Beaumont, considérées dans leur ensemble, présentent deux espèces de montagnes qui se distinguent avant tout par la forme de leurs profils : les montagnes arrondies qui occupent dans la partie méridionale du groupe un espace triangulaire dont les trois angles sont situés aux environs de Massevaux, de Remiremont et de Schirmeck, et les montagnes aplaties, à formes carrées, composées de grès, qui constituent toute la partie septentrionale, et qui, de plus, forment trois files ou rangées disposées sur les côtés du triangle qu'occupent les premières. »

Les sommets arrondis des Vosges prennent, en général, le nom de ballons. Le plus élevé,

---

[1] Orographie vient de deux mots grecs qui signifient *description des montagnes*.

le ballon d'Alsace, est à 1405ᵐ au-dessus du niveau de l'océan ; le Donon et Sainte-Odile atteignent à peu près la même hauteur ; l'élévation moyenne des autres points varie entre 1000 et 1300ᵐ.

Cette chaîne de montagnes se divise en plusieurs branches : la principale, dirigée du sud au nord, parallèlement au cours du Rhin, traverse les départements du Haut et Bas-Rhin dans toute leur longueur, l'ouest des départements de la Meurthe et de la Moselle, et se termine, non loin de Mayence, par le groupe du Mont-Tonnerre. Une autre branche part du ballon d'Alsace, se dirige vers l'ouest, traverse les départements des Vosges et de la Haute-Marne ; un rameau de cette branche s'incline vers le nord-nord-ouest et marche sur les Ardennes après avoir traversé le département de la Meuse.

Les Vosges enserrent donc la région du nord-est dans un hémicycle de montagnes.

Les versants des Vosges sont gradués et offrent peu d'escarpements ; il s'en détache de nombreux rameaux qui découpent le pays en collines et en vallées.

La contrée interceptée entre les branches détachées des Vosges, et qui comprend une grande partie des départements de la Meurthe, de la Meuse, de la Moselle et de celui même des Vosges, est constituée par une région accidentée, sans hautes montagnes, sans vallées profondes, sans vastes plaines, et sillonnée par de nombreux cours d'eau. L'élévation moyenne des coteaux dont ces départements sont ondulés ne dépasse pas 200^m. Un vaste plateau, limité à l'est par la vallée de la Moselle, réunit les départements de la Moselle, de la Meurthe et de la Meuse, et va se perdre dans l'intérieur de celui-ci.

Toutes ces collines n'appartiennent point au système des Vosges, n'ont pas la même origine et sont d'une formation postérieure.

L'Alsace ne présente pas le même aspect que la Lorraine : les deux départements qui la composent sont parcourus dans toute la partie ouest de leur longueur par une arête montagneuse qui limite la vallée du Rhin, tandis que cette vallée elle-même en constitue toute la partie est. — L'Alsace comprend donc deux régions bien distinctes : — région de la montagne, région de la plaine.

Hydrographie [1].

Le réseau hydrographique du nord-est est des plus riches et contribue puissamment à la prospérité de ces belles contrées ; il comprend deux bassins principaux.

D'une part, c'est le Rhin, fleuve majestueux qui naît dans les Alpes, parcourt l'Alsace et sert de limite à la France. Ses principaux tributaires sont : l'Ill qui marche parallèlement à son cours et partage la plaine d'Alsace en deux parties presqu'égales ;

---

[1] Description des eaux.

La Moselle, qui arrose les départements des Vosges, de la Meurthe et de la Moselle;

La Meurthe, qui naît aussi dans les Vosges et se jette dans la Moselle après avoir fertilisé le département qui lui doit son nom.

D'autre part, c'est la Meuse, fleuve important qui naît près de Langres, traverse dans toute sa longueur le département qu'il sert à dénommer, et va se perdre dans la mer.

Tous ces cours d'eau principaux reçoivent de nombreux affluents dont plusieurs sont eux-mêmes de fortes rivières, et répandent dans tout leur trajet la fertilité et l'abondance. Les vallées qu'ils arrosent sont marquées parmi les plus riches et les plus belles de la France.

Le pays ne contient que peu de *lacs*, tous enfermés dans les vallées du département des Vosges. Le plus considérable, celui de Gerardmer, a plus de 2000^m de longueur sur une largeur qui varie de 350 à 500^m; sa profondeur est de 35^m. On rencontre encore dans les Vosges quelques marais bourbeux de peu d'étendue qui ont remplacé d'anciens étangs, ou se sont formés dans des bas-fonds.

La Meurthe est parsemée de nombreux étangs; celui de Ludre, en raison de son étendue, pourrait être considéré comme un lac.

La Moselle contient quelques étangs, presque tous confinés dans les cantons de Faulquemont et de Saint-Avold (leur superficie est de 564 hectares).

Le département de la Meuse renferme également quelques étangs.

L'Alsace ne contient que peu de masses d'eaux stagnantes.

Ces étangs sont permanents ou temporaires. Les premiers sont le résultat de la nature même des lieux; les seconds sont dus surtout à l'industrie humaine; ils alimentent de nombreux poissons, et sont desséchés tous les deux ou trois ans pour être livrés à la culture; ils sont donc alternativement mis à sec et inondés.

Les *marais* proprement dits sont rares dans toute l'étendue de la contrée qui nous occupe; cependant quelques cours d'eau secondaires ont leurs bords mal encaissés, marécageux, mais dont la fâcheuse influence est circonscrite dans d'étroites limites.

Nature du sol.

Tous les terrains du nord-est de la France n'occupent point le même rang dans la série géologique.

Le massif des Vosges est, en général, formé de terrains primitifs; le trias, le lias et l'oolithe couvrent la plus grande partie de la Meurthe et de la Moselle; l'oolithe supérieure s'étend dans la Meuse, où elle joint le terrain crétacé qui s'étend au loin dans la Champagne et le bassin de Paris; les vallées sont le plus souvent couvertes de terrain de transport ou d'alluvion.

Chacun de ces terrains renferme, comme éléents principaux, des marnes, des calcaires des sables. — Leur décomposition, jointe ıx débris végétaux et animaux qui couvrent sol, forme la terre végétale, dont les condi-ɔns hygiéniques varient en raison de sa cou-ur, de sa densité, et surtout en raison de nature du sous-sol qui laisse filtrer les eaux ı leur oppose une barrière infranchissable.

Le sol *silicieux*, dans lequel les sables pré-ɔminent, s'étend en général le long des versants ɔs Vosges, et est dû aux détritus des grès ɔsgiens ou bigarrés.

Les sols *argilo-calcaires* correspondent au ïas et au lias dans les départements de la eurthe et de la Moselle.

Le sol *oolithique* qui règne sur les plateaux ɔ ces deux départements et de la Meuse, se ɔmpose de terres blanches ou rougeâtres; il est ès-perméable.

Enfin, comme nous l'avons déjà dit, les sols 'alluvion, composés de sables et de terrains e transport, caractérisent la plupart des vallées ue traversent des cours d'eau.

Exposition.

L'exposition générale d'une contrée est ca-actérisée par la marche des cours d'eau, qui uivent évidemment la pente du terrain. Le pays ɟui nous occupe est donc exposé directement .u nord, puisque telle est la direction de ses rois cours d'eau principaux, le Rhin, la Meuse et la Moselle. Cependant, dans une contrée aussi accidentée, l'exposition générale disparaît à chaque instant devant les expositions particulières, qui seules exercent une influence marquée, et sont entièrement sous la dépendance des rides qui sillonnent le sol.

Etendue des sols boisés.

Malgré les nombreux défrichements et les coupes immodérées qui ont été faites dans ces contrées, la région nord-est de la France est cependant encore la plus boisée, ainsi que le démontrent les chiffres suivants :

DÉPARTEMENTS.	SUPERFICIE.	BOIS ET FORÊTS.	RAPPORT A LA SUPERFICIE.
	Hectares.	Hectares.	
Meurthe............ ...	608 922	187 367	0,5677
Meuse.............	620 555	171 423	0,2762
Moselle......	552 796	156 109	0,2554
Vosges............	585 963	220 005	0,5754
Bas-Rhin..........	464 781	148 187	0,5188
Haut-Rhin.........	406 032	143 322	0,5530
Moyenne de la France.			0,1764

Les Vosges, la Meurthe, le Haut-Rhin et le Bas-Rhin comptent parmi les six départements les plus boisés de la France, eu égard à leur superficie.

Autrefois la forêt des Ardennes s'étendait jus-

l'au voisinage de Metz. On conserve encore,
ins les Vosges, le souvenir de forêts qui ont
itièrement disparu, notamment celles qui cou-
aient les coteaux d'Altigny et qui occupaient
s emplacements de Gerardmer et d'Auzain-
lliers.

L'essence des forêts n'est point indifférente
i matière d'hygiène; les principales, dans nos
ntrées, sont le hêtre, le chêne, le bouleau,
coudrier. Le sapin et différents arbres verts
uvrent généralement les sommets arrondis des
osges.

Dans la prédisposition aux affections chro-
ques de poitrine, on conseille, avec raison, le
jour au milieu d'un air imprégné des vapeurs
omatiques que dégagent les arbres résineux.
nvisagée sous ce rapport, l'habitation dans cer-
ines parties des Vosges pourrait donc être
vantageuse.

EXTRAIT DU JOURNAL DES TRAVAUX DE

(Aoû

DÉPARTEMENTS	Densité de la populat.	Nourriture des habitants. Proport. sur 100 d'hectol. de froment ou méteil de qualité infére	Paupérisme. Secourus par les hôpitaux ou bureaux de bienfaisce (sur 1000 h.)	Vie moyenne	Naiss qui ar à 21 Po 100 h qui ar a recrut
Meurthe. . . .	28e	15 % 7e	35 66e	57 a. 7 m. 45e	328 des
Meuse	56e	22 11e	19 44e	59 7 25e	559
Moselle	16e	42 20e	15 54e	59 2 25e	545
Vosges	50e	60 51e	15 55e	58 10 28e	527
Bas-Rhin . . .	4e	65 28e	29 62e	55 7 64e	340
Haut-Rhin . .	6e	80 42e	15 18e	51 2 80e	386
Département moyen en France.		82	34	56 6	356

Nota. Le chiffre placé à l'angle inférieur droit de chaque

TÉ FRANÇAISE DE STATISTIQUE UNIVERSELLE.

abre 1838.)

ls s.	Mortalité des enfants trouvés.	Taille moyenne.	Exemption pour défaut de taille.	Exempt. pour autres causes physiques.	Sol forestier.
00 s de urc.	Pour 100 enf. trouvés qui atteignent l'âge de 12 a. il en meurt		Pour 1000 obtenus	Pour 1000 obtenus	Centièmes.
41e	82 — 19e	1^m,668 — 8e	199 — 51e	952 — 79e	52
17e	137 — 48e	1^m,663 — 22e	152 — 12e	614 — 55e	28
7e	35 — 4e	1^m,666 — 15e	144 — 10e	582 — 50e	26
2e	14 — 1er	1^m,667 — 12e	264 — 49e	915 — 75e	58
8e	32 — 3e	1^m,667 — 13e	153 — 13e	715 — 56e	52
5e	27 — 2e	1^m,664 — 20e	186 — 25e	469 — 14e	56
	159	1^m,655	260	667	

que le rang qu'occupe le département.

INFLUENCE DE L'AIR ET DES AGENTS ATMOSPHÉRIQUES.

L'air atmosphérique est un fluide invisible, transparent, sans odeur ni saveur, pondérable, qui forme autour de la terre une couche dont l'épaisseur, augmentant de densité de la circonférence au centre, peut être évaluée à 16 lieues environ. Il est composé, en chiffres ronds, de 79 parties d'azote, de 21 d'oxygène, d'acide carbonique en quantité minime, mais variable suivant les lieux et les saisons, d'une quantité indéterminée de vapeur d'eau [1] et de divers principes en faibles proportions, résultant de la décomposition des substances animales et végétales. Ce sont ces derniers éléments qui, dégagés de la surface de la terre et répandus dans l'air en quantités plus considérables, altèrent sa pureté et sont l'origine de nombreuses épidémies.

L'air atmosphérique agit différemment sur nos organes selon qu'il est plus ou moins imprégné de calorique, plus ou moins chargé d'humidité, selon ses différences de pesanteur, son état de calme ou d'agitation, enfin selon son état électrique.

Sous l'influence d'un air *chaud et sec* la peau éprouve une vive stimulation, la perspiration

---

[1] Les dernières analyses de l'air donnent les chiffres exacts suivants :

Oxygène	20 96	} 100.
Azote.............	79 04	
Acide carbonique....	00 0004 à 0006.	
Vapeur d'eau.......	00 0006 à 0009.	

cutanée est abondante, l'évaporation des fluides s'opère avec facilité, la respiration s'accélère et l'exhalation pulmonaire augmente, le pouls s'exagère en force et en fréquence, l'énergie du système musculaire diminue, le système nerveux s'exalte parfois jusqu'à déterminer un état morbide, la soif est vive, l'appétit faible, les digestions lentes. Si la température est trop élevée, il se joint à ces phénomènes un malaise général et des symptômes cérébraux qui peuvent aller jusqu'à la congestion. Une haute température atmosphérique n'augmente guère que d'un degré la température propre de l'homme.

L'air *chaud et humide* relâche les tissus, diminue ou supprime les transpirations pulmonaire et cutanée, dont les fluides s'accumulent dans le tissu cellulaire. Les systèmes sanguin, pulmonaire, musculaire et nerveux languissent; le système lymphatique s'engorge. Tout exercice est pénible; l'appétit est peu vif, la soif peu intense. L'homme éprouve une sorte d'angoisse qui s'accroît avec l'augmentation de la chaleur humide; l'asphyxie elle-même peut survenir. Nous supportons donc moins aisément la chaleur humide que la chaleur sèche.

L'exposition à la chaleur du soleil peut déterminer plusieurs accidents, surtout si elle se prolonge : on observe fréquemment alors des congestions cérébrales ou l'inflammation des membranes du cerveau. Une haute température solaire est souvent cause de mort subite, surtout dans nos pays où les grandes chaleurs ne sont point habituelles. Un des effets les plus constants de la chaleur solaire est une brûlure superficielle connue sous le nom de coup de soleil. L'homme peut vivre aisément dans un milieu dont la température dépasse 40°.

Un air *froid et sec* modère l'action transpiratoire de la peau, imprime plus d'énergie aux fonctions circulatoires, respiratoires et musculaires, stimule l'appétit, diminue la soif et facilite les actes digestifs. Son action générale est éminemment tonique. L'homme peut résister quelque temps à une très-basse température, de 56° par exemple au-dessous de zéro, milieu effrayant dans lequel ont vécu Scoresby et ses compagnons dans leur voyage au pôle nord.

Sous une température *froide et humide* longtemps prolongée, l'exhalation cutanée s'affaiblit, les vaisseaux absorbants s'engorgent, l'organisme s'engourdit, l'homme *s'étiole* C'est le fait de certaines professions qui s'exercent habituellement dans une atmosphère froide et humide, les tisserands et les mineurs, par exemple. L'action momentanée du froid humide est au contraire stimulante et favorise les fonctions de la peau ; je citerai pour exemple le bain froid.

Une température très-basse n'est jamais humide, en raison de la congélation qui s'empare des particules aqueuses.

L'homme ne saurait rester longtemps exposé à l'action d'un froid intense ; sous une telle influence, il éprouve un sentiment de faiblesse générale, de lassitude ; le sang suinte à travers les membranes muqueuses, la respiration s'embarrasse, puis s'arrête, et la mort survient. A un degré moindre, la circulation cesse dans une partie du corps, surtout aux extrémités ou aux parties exposées directement au froid; la congélation s'en empare, et si de prompts secours n'étaient administrés, la vie ne saurait plus être rappelée dans la partie frappée.

Scoresby raconte que les plus grands abaissements de température auxquels il ait été soumis se supportaient sans une grande souffrance lorsque l'air était parfaitement calme, mais qu'à la plus légère agitation le froid devenait complètement insupportable.

Diverses inflammations des membranes muqueuses naissent sous l'action du froid; telles sont, en général, les affections catarrhales connues sous les noms de rhume de cerveau, bronchite, catarrhe vésical, diarrhée, etc. Le rachitisme, les scrophules, les tubercules sont encore des résultats du froid: surtout du froid humide.

L'humidité, abstraction faite de sa température, ne convient point aux individus atteints de maladies du cœur ou de certaines affections pulmonaires; ce n'est qu'avec réserve qu'on doit conseiller aux phthisiques le séjour des pays chauds et humides. L'humidité habituelle favorise la formation des maladies chroniques, surtout celles qui atteignent les organes respiratoires, des rhumatismes, de la goutte, etc.

Lumière.

La lumière, par son excès ou son défaut, peut encore être une cause de maladie. L'excès, souvent lié à une température élevée, détermine des ophthalmies ou des amauroses (goutte sereine), affections si communes dans certains pays et dans certaines professions qui s'exercent au grand jour ou qui font usage d'une lumière artificielle intense. Ajoutons ici que cette dernière est bien plus préjudiciable à la vue que la lumière naturelle. Le défaut de lumière longtemps prolongé détermine sur tout un état particulier de l'organisme que nous avons déjà indiqué, l'étiolement. Les plantes conservées pendant l'hiver dans les caves à l'abri de la lumière perdent la coloration qui leur est propre et blanchissent, en même temps que le tissu végétal perd de sa consistance : elles s'étiolent. Un effet analogue est produit sur l'homme par l'absence prolongée de la lumière : les chairs pâlissent, prennent une teinte opaline, perdent de leur élasticité, la face se bouffit, les membres s'infiltrent de liquides. L'étiolement consiste surtout en une modification du sang, diminution de ses principaux éléments, augmentation de sa partie aqueuse.

Vents.

Les vents favorisent l'évaporation des fluides qui sont à la surface du corps et déterminent son refroidissement ; telle est la cause de nombreuses maladies, inflammations des bronches, des poumons, de la plèvre, etc. Dans nos contrées, les vents méridionaux sont chauds et humides; ils n'exercent point une action défavorable sur la santé. Les vents septentrionaux sont secs et ont souvent une fâcheuse influence sur les organes respiratoires; beaucoup d'affections s'aggravent par les vents du nord. Les vents d'ouest participent des caractères des vents du midi; ceux d'est se rapprochent davantage des vents du nord. Enfin, les vents exercent une grande influence sur l'homme par les effluves dont ils opèrent le transport; ils sont les agents les plus actifs de la propagation des maladies épidémiques.

Orages.

L'approche d'un orage détermine chez les individus en santé un sentiment de pesanteur et de malaise; la respiration devient courte et difficile. Les malades, en général, supportent mal les temps orageux et éprouvent un redoublement dans leurs symptômes; s'il existe d'anciennes douleurs, elles se réveillent ou se font sentir avec plus de violence; les affections de poitrine paraissent s'aggraver; enfin il n'est pas rare de voir un orage hâter le dénouement funeste des maladies et précipiter la mort de quelques jours.

L'hygiène et la médecine sont impuissantes contre les effets des orages sur l'organisme; mais heureusement ces effets n'ont qu'une durée passagère, et tout rentre dans l'ordre dès que la nature elle-même reprend sa marche régulière.

Chacun connaît l'action de la foudre; elle détermine sur les individus qu'elle atteint une commotion si violente que la mort peut être instantanée; d'autres fois il n'en résulte que des blessures plus ou moins graves. Il est imprudent, chacun le sait, de se réfugier, pendant un orage, sous un arbre isolé qui peut soutirer l'électricité atmosphérique. Peu de villages ont conservé, en France, l'habitude de sonner les cloches pendant les orages; que de sonneurs ont été victimes de ce déplorable préjugé! On met les habitations à l'abri de la foudre en les surmontant de paratonnerres.

Nous avons indiqué plus haut les effets, sur l'homme, de la pesanteur de l'air.

Période diurne.

La digestion s'accomplit plus lentement la nuit que le jour; la sécrétion urinaire est un peu moins abondante. La circulation et la respiration se ralentissent, le pouls est moins fréquent, les mouvements respiratoires sont moins énergiques, l'exhalation pulmonaire diminue. La transpiration cutanée semble également être moins abondante la nuit que le jour.

L'intelligence paraît plus active le matin que le soir.

Les maladies s'exaspèrent généralement le soir et perdent de leur intensité le matin. La mort survient plus fréquemment la nuit; c'est encore pendant cette période qu'ont lieu la plupart des naissances.

Ces considérations sont constamment applicables en hygiène, pour régler les heures des repas, du travail, du sommeil; en médecine, pour régler le traitement des maladies.

DES EAUX.

L'eau est un des agents de l'hygiène les plus importants et les plus répandus dans la nature. Ses innombrables propriétés sont tellement connues, soit comme voies de transport, soit comme moyen de propreté et de purification, soit comme auxiliaire indispensable de notre alimentation, qu'il est inutile de les exposer longuement.

L'eau est un composé de deux parties d'hydrogène et d'une partie d'oxygène, en volume. Elle se charge, en outre, des principes variables puisés dans les terrains qu'elle traverse avant d'arriver à sa source. Elle se présente à nous sous trois états d'agrégation : solide, liquide, à l'état de vapeur. — Solide, l'eau constitue les glaces et les neiges qui jouent un si grand rôle dans l'histoire des climats; elle est la base d'une boisson recherchée dans les contrées et dans les saisons chaudes. — C'est sous forme liquide qu'elle est le plus répandue et le plus appropriée à nos besoins. — A l'état de vapeur, elle exerce dans l'atmosphère une action des plus

importantes ; l'industrie humaine s'en est emparée, et elle a opéré une révolution dans notre
état social. L'hygiène peut donc intervenir dans
toutes les questions qui ont l'eau pour objet.

Les eaux vives et encaissées sont une des
conditions de salubrité d'un pays ; les eaux stagnantes ou les eaux vives dont le cours est irrégulier sont au contraire des sources de maladies et de mort.

DES HABITATIONS.

L'homme, forcé de se soustraire aux intempéries des climats et des saisons, et de se tenir en garde contre les causes de destruction qui
le menaçaient, a dû chercher, dès qu'il fut livré à lui-même, un abri contre les unes, un
refuge contre les autres. L'origine des habitations
est donc voisine de l'origine même de l'homme.

Qu'on la considère dans le temps ou dans
l'espace, c'est une histoire intéressante que celle
des habitations que l'homme a su se créer pour
répondre à ses besoins croissants. — Dans le
temps, nous voyons les premiers hommes s'a-
briter dans le creux des arbres, dans les anfrac-
tuosités des rochers, dans les grottes ou les ca-
vernes ; bientôt ils façonnent des pieux, les fi-
chent en terre, y entrelacent des branches et
des rameaux ; plus tard, ils comblent les interstices de ces rameaux par de l'argile délayée,
puis par des pierres ; voilà le premier élément de
la maison, dont nous ne suivrons point les dé-

veloppements jusqu'à ces splendides palais des
civilisations anciennes, dont les ruines font encore notre admiration, ou ces demeures du luxe
moderne, dont la grandeur nous étonne, dont
l'éclat nous éblouit. — Dans l'espace, même
gradation depuis la tente de l'Arabe ou la hutte
du Kalmouck jusqu'à l'humble demeure de l'homme civilisé de nos campagnes, et les somp-
tueux hôtels des grandes villes.

L'homme vécut d'abord isolé, bornant sa vie
à celle de sa famille, ne rêvant rien au-delà de
son horizon, indifférent à ses voisins, ou bien
en guerre avec eux. Mais bientôt les instincts
sociaux se développant, soit par suite d'alliances,
soit par un besoin commun de défense, plusieurs
habitations se rapprochent, une sorte de com-
munauté s'établit : voilà le germe d'un village,
d'une cité plus tard.

Tel est l'ordre dans lequel nous allons étudier l'hygiène des habitations : — 1° habitations
privées ; 2° villages ; 3° villes. — Nous n'aurons
guère, dans les villages et les villes, à considérer que certains édifices publics et tout ce qui
offre un caractère de généralité.

Habitations privées.

Il faut, avant de construire une habitation,
avoir une idée générale du climat sous lequel
on doit vivre, connaître sa température moyenne
et ses extrêmes, son degré d'humidité, la direction des vents dominants, la qualité des eaux,

la nature du sol et de ses productions, la facilité des communications.

« Les climats tempérés, dit M. Motard,[1] par l'harmonie qu'ils entretiennent au sein des facultés humaines, se présentent comme des lieux d'élection ; mais dans les autres, il faut tâcher de modérer ce qu'il y a d'excessif dans leur température ou dans leurs propriétés spéciales, au moyen de l'exposition que l'on donne aux habitations et aux villes. »

La connaissance de ces conditions générales étant acquise, l'application en sera faite en vertu des règles suivantes, spécialement applicables à notre climat.

Exposition.

On a dit que les habitants du nord choisissaient instinctivement pour leurs habitations les expositions sud, et ceux du midi les expositions nord. La dernière partie de cette proposition est fausse, au moins en ce qui regarde la France ; le méridional aime trop son soleil pour s'en priver ainsi volontairement, de sorte que, dans le midi même, les habitations privées sont, autant que les circonstances le permettent, dirigées vers le sud, ou tout au moins vers l'ouest ; les appartements exposés au nord sont partout dédaignés.

L'exposition sud doit donc être recherchée lorsque l'orientation nous est facultative, et que

---

[1] *Essai d'hygiène générale*, t. 1, p. 247.

l'Il'habitation n'est destinée qu'à une famille qui
peut en distribuer les parties intérieures de
manière à réserver au nord les parties les moins
habitées ou dont la destination s'accommode le
mieux d'une basse température. La facilité, dans
ce cas, de choisir ses appartements d'hiver et
d'été est un précieux avantage qui doit surtout
faire rechercher une telle exposition.

Mais lorsqu'une maison doit servir de demeure
à plusieurs ménages dont les uns jouiraient du sud,
tandis que les autres seraient deshérités de l'influence solaire, l'exposition à choisir doit être est-ouest;
chacun du moins peut y prendre sa part de soleil.

Ces dernières expositions ont des avantages
et des inconvénients qui leur sont inhérents. Le
minimum de température journalière s'observe
quelques minutes avant le lever du soleil; ce
minimum est donc abrégé pour les expositions
est, qui jouissent plus promptement des rayons
solaires et de l'action qu'ils exercent sur les
brouillards et l'humidité du matin. — Ce minimum de température diurne doit être augmenté pour l'exposition ouest; mais, par contre,
c'est vers deux heures du soir que le thermomètre atteint son maximum; l'ouest en profite,
est en ressent moins l'influence. La première
exposition reçoit donc plus tôt la chaleur du
jour, la seconde la reçoit plus tard, mais jouit
d'une somme de calorique plus considérable.

Les vents dominants dans nos contrées, soufflant de l'ouest et arrivant chargés d'humidité,
doivent bien souvent faire rejeter cette exposition.

Mais plusieurs circonstances sont encore à considérer lorsqu'il s'agit de choisir l'exposition du lieu qu'on veut habiter.

L'exposition sud convient à l'enfance, dont la calorification est peu énergique, et à la jeunesse qui puise dans la chaleur solaire des éléments de croissance; elle convient encore à la vieillesse, dont le foyer de chaleur faiblit avant de s'éteindre, et qui recherche avec avidité les rayons vivifiants du soleil pour ranimer ses membres engourdis. Les expositions froides peuvent être bien supportées dans les périodes moyennes de la vie.

Les poumons de la femme brûlent moins de carbone que ceux de l'homme dans l'acte de la respiration, puisque MM. Andral et Gavarret ont trouvé que la femme, de 15 à 50 ans, brûle 6 grammes 9 décig. de carbone dans l'espace d'une heure, tandis que chez l'homme cette quantité varie de 10 à 12 grammes. La femme produit donc moins de chaleur et a plus besoin d'en recevoir du dehors. Les appartements des femmes seront donc, autant que les localités le permettront, exposés au midi.

Le tempérament sanguin, propre surtout aux habitants du nord, s'accommode fort bien d'une exposition froide qui s'accorde avec sa nature; le nerveux réclame une exposition sud; le bilieux supporte sans inconvénient l'exposition humide de l'ouest, tandis que le lymphatique exige plus particulièrement l'exposition sèche et stimulante de l'est.

Ces considérations s'appliquent avec la même vérité aux maladies qui dérivent de chacun de ces tempéraments.

Les constitutions fortes s'accommodent de toutes les expositions; pour les constitutions faibles, il faut consulter le tempérament.

La présence, dans les environs de l'habitation, d'abris contre certains vents, le voisinage de forêts ou d'eaux stagnantes, de quelque foyer d'émanations, de points de vue tristes, désagréables, pourront modifier les règles que nous venons de tracer. En effet, certaines contrées ne sont salubres qu'à la condition que les vents dominants puissent largement les balayer et emporter au loin les miasmes qui y prendraient naissance, soit dégagés du sol, soit résultant d'industries voisines. Il faudrait donc en ce cas choisir l'exposition qui permettrait le plus libre accès à ces vents.

Les arbres, absorbant surtout de l'acide carbonique et dégageant de l'oxygène, contribuent à la pureté de l'atmosphère; leur heureuse influence, au voisinage des habitations, ne saurait donc être contestée. Cependant, ils entretiennent aussi l'humidité, et si des masses de grands végétaux entourent de trop près l'habitation, il importe de l'exposer de telle sorte que les appartements en soient le plus éloignés qu'il est possible.

De nombreux foyers d'infection, tels que des eaux stagnantes ou mal encaissées, le voisinage de cimetières ou de certaines industries insalubres qui, ne pouvant être admises dans les villes, sont portées dans les campagnes, altèrent la pureté de l'air et peuvent déterminer de graves maladies. Il est donc important, lorsque vous devez séjourner au milieu de pareilles conditions, de diriger votre habitation de telle sorte que les vents dominants ne viennent point y apporter les émanations que vous redoutez.

Enfin, l'hygiène fait trop de cas de la nature des impressions, gaies ou tristes qui naissent sous l'influence des sens, pour ne point conseiller de préférer toujours la vue d'un paysage riant, d'une verte campagne animée par des habitations, des bois, des eaux vives, à la vue d'une nature morne et mélancolique. C'est donc encore là qu'on puisera l'un de ses premiers motifs de prédilection.

Sur le penchant d'une colline ou d'une montagne, l'exposition principale de l'habitation fait ordinairement face à la ligne du plan incliné.

Élévation.

Nous savons que la température, à latitude égale, s'abaisse d'autant plus qu'on s'élève davantage au-dessus du niveau des mers; sous un même climat, l'altitude détermine donc des climats secondaires. On comprend ainsi toute l'importance hygiénique qui se rapporte à l'élévation topographique des habitations.

Les différents degrés d'altitude comprennent les vallées, les plaines, les coteaux, les montagnes et les plateaux.

M. Chatin, dans ses recherches récentes, a reconnu que l'air atmosphérique ne contient point d'iode dans les vallées profondes, étroites et humides; c'est à cette circonstance qu'il attribue l'existence d'une infirmité si commune dans ces localités, le *goître*. L'habitation de ces vallées doit donc être généralement évitée, et la constitution propre à ceux qui y traînent leur existence rend assez compte de cette prohibition; le tempérament lymphatique, avec toutes ses exagérations, les caractérise; c'est là qu'on rencontre, dans sa pureté type, le crétinisme et l'idiotie, le scorbut, les scrophules, le rachitisme. Le seul tempérament qui pourrait s'accommoder de ces séjours bas et humides est le bilieux, quoique sa tendance aux affections du foie puisse encore s'y développer. Le tempérament lymphatique est de tous celui qui doit en être le plus scrupuleusement éloigné; les pituiteux ne choisiront donc jamais leur habitation dans les vallées étroites, et celui qui y vit par suite du hasard de sa naissance, doit aller modifier son tempérament sous un ciel plus chaud et plus lumineux.

Cependant, lorsqu'une vallée est ouverte à ses deux extrémités, et qu'elle ne reçoit point les vents d'une localité insalubre, elle peut encore offrir un séjour sain; mais elle doit être formellement abandonnée lorsque, formant cul-de-sac à l'une de ses extrémités, elle présente une barrière insurmontable à l'écoulement et au renouvellement de l'air. Ajoutons même que ces vallées sont souvent tourmentées de vents violents qui, soufflant toujours d'une même direction et trouvant un obstacle invincible, reviennent sur eux-mêmes et déterminent des remous, si terribles dans certaines régions montagneuses; ils s'épuisent, en quelque sorte, sur eux-mêmes, et tourbillonnent au lieu de marcher.

Une plaine basse, encaissée, au fond de laquelle les vents soufflent avec peine, est fréquemment insalubre; une plaine vaste, largement accessible à tous les vents, loin de la sphère d'activité de tout foyer d'infection, offre au contraire d'heureuses conditions. Les plaines ne sont souvent que de larges vallées arrosées par des cours d'eau importants; telles sont les vallées du Rhin, de la Meuse, de la Moselle et de la Meurthe; c'est dans de pareilles situations que se sont toujours élevées les habitations qui sont arrivées à un haut degré de prospérité. C'est en plaine qu'on trouve le plus souvent un sol fertile et une grande facilité de communications. Cependant il importe, en général, de construire son habitation à quelque distance des grands cours d'eau pour éviter le séjour habituel dans une atmosphère saturée d'humidité. Tous les âges, tous les tempéraments, toutes les constitutions, s'accommodent de l'habitation des plaines convenablement aérées.

Les coteaux offrent, en général, de délicieux points d'habitation et sont souvent préférables à la plaine. Les émanations insalubres des lieux bas ne sauraient que rarement les atteindre; on y jouit d'un air vif et pur, la vue s'étend avec joie sur les campagnes d'alentour.

Dans les montagnes, les habitations placées à mi-côte sont plus avantageusement situées encore que celles qui couronnent le sommet des coteaux; celles-ci, sans abris contre les vents qui soufflent parfois avec impétuosité sur les lieux élevés, sont soumises à toute leur fureur; on doit donc se tenir constamment en garde contre les refroidissements que cause un coup de vent, lorsqu'on quitte un lieu chaud pour passer à une température plus basse. A mi-côte, au contraire, avec une exposition bien choisie, les vents ne vous atteignent que pour vous rafraîchir, mais vous êtes protégés contre leur violence.

En général, cependant, les habitants des lieux élevés, abrités ou non, ont besoin d'être constamment bien couverts et de se préserver des variations brusques de température qui sont si fréquentes dans les montagnes.

Le séjour sur les points élevés ne saurait convenir à tous les tempéraments; la richesse et la pureté de l'air augmentent l'activité des poumons, l'hématose s'accomplit avec plus d'énergie, le sang s'artérialise plus complètement, et prédispose aux inflammations. Un tel séjour ne convient donc point au tempérament sanguin, disposé lui-même aux affections inflammatoires. Il convient, au contraire, au tempérament nerveux qu'il calme en stimulant le système sanguin; il convient surtout au tempérament lymphatique chez lequel il dessèche les fluides abondants qui noient, en quelque sorte, la sensibilité et la vie. Enfin, il détermine une activité des fonctions digestives et de la sécrétion biliaire, qui pourrait n'être pas favorable aux tempéraments bilieux.

Les individus à constitution forte et ceux à constitution faible s'accommodent également bien d'un séjour sur les lieux modérément élevés, à la condition toutefois qu'il n'existe point chez ces derniers de germes de maladie qui pourraient contre-indiquer la respiration d'un air trop vivifiant.

On conseille souvent l'habitation de lieux élevés aux personnes menacées ou atteintes de maladies de poitrine; on ne doit cependant, en ce cas, agir qu'avec une extrême prudence. Les poumons ne peuvent évidemment que gagner à respirer un air pur, dégagé de tous les éléments étrangers qui en altèrent la composition; mais à cause même de sa pureté, il offre aussi des dangers et détermine souvent de graves affections, telles que des pleurésies ou des pneumonies. Il faut donc n'user des lieux élevés qu'avec modération et sous toutes réserves; à cette condition seule ils peuvent, dans ces cas, offrir aussi des avantages hygiéniques réels. Mais lorsqu'il n'y a plus simple menace d'affection de poitrine et que la phthisie pulmonaire est déclarée, on doit fuir le séjour des hauts lieux, qui n'est propre qu'à accélérer la marche de cette funeste maladie.

Dans les montagnes, la colonne d'air atmos-

q phérique qui pèse sur nous et qu'on peut, en
q plaine, évaluer à plus de 15 000 kilog., est moins
considérable que dans les terres basses. Sous
cette influence, la peau prend une plus grande
activité; un mouvement d'expansion se manifeste
dans l'économie, du centre à la circonférence; il
y a disposition aux hémorrhagies. Ces effets sont
d'autant plus prononcés qu'on s'élève davantage.

Nous avons dit que l'élévation des lieux déterminait des climats secondaires; plus donc on
élèvera son habitation, plus la température environnante s'abaissera dans la proportion, déjà
indiquée, d'un degré pour 170 ou 180^m, et plus
on se rapprochera des conditions du nord. Les
habitations à une élévation modérée peuvent
donc convenir surtout comme séjour d'été, mais
elles ne sauraient convenir dans la saison froide
pour les personnes auxquelles la fortune permet
une double habitation.

La mortalité, tout chose égale d'ailleurs, est
moindre dans les climats élevés que dans les
régions basses : en France, la comparaison de
dix départements montueux avec dix de terres
basses, mais non maritimes, donne une proportion de 1 décès sur 4 375 habitants pour les
premiers et de 1 sur 4 120 pour les seconds.

La durée moyenne de la vie est plus considérable dans les régions montagneuses que dans
les plaines.

Il nous semble inutile d'appliquer aux différents âges les données qui précèdent : c'est une
application que chacun pourra faire.

Voisinages.

Une considération importante, avant de fixer son choix sur le lieu d'une habitation, est de s'assurer de la salubrité des points environnants. Il est évident qu'on devrait éviter de séjourner dans une localité située au voisinage de quelque foyer d'infection, de quelque nature qu'il fût, surtout si ce foyer se trouvait dans la direction des vents dominants.

Nous allons donc considérer l'influence du voisinage des montagnes, des forêts, des eaux vives ou stagnantes, des établissements insalubres et des cimetières.

Nous avons reconnu les modifications importantes que les montagnes apportent à leur propre climat, modifications qui s'irradient sur les points environnants; nous ne les considérerons ici que sous le rapport des abris qu'ils forment contre les rayons du soleil et surtout contre le vent.

Il est certain qu'au voisinage d'une montagne le jour vient plus tard, ou la nuit plus tôt, selon la position de la montagne et en raison de son élévation. C'est donc là une cause de refroidissement sur laquelle nous n'avons point à nous étendre.

D'après M. de Gasparin [1], une hauteur de 200^m préserve un espace de 2160^m. — L'influence, comme abri, du plus haut ballon des Vosges, élevé de 1200^m environ au-dessus de la plaine,

---

[1] Cours d'agriculture.

ıı ne s'étendrait donc pas tout à fait à 14 kilomètres;
et, en admettant 200^m pour la hauteur moyenne
des coteaux de la Moselle, de la Meurthe et de
la Meuse, on a 2^k 160^m pour limite de leur abri
protecteur.

Selon l'agronome distingué que nous venons
de citer, dans la vallée du Rhône, une haie de
2^m de hauteur suffit pour préserver une distance
de 22^m.

Disons quelques mots de l'influence des forêts
sur le climat. — Nos contrées sont depuis longtemps livrées au défrichement, et la nature de
notre climat a dû en éprouver des modifications
sensibles. Les déboisements opérés en pays de
plaine et sur un sol qui peut être avantageusement livré à la culture, augmentent la richesse
publique, et ne sont pas à regretter lorsqu'ils
n'exposent pas le pays à des vents insalubres;
d'ailleurs notre climat est humide, et les forêts
contribuent à augmenter l'humidité. Mais il est
loin d'en être ainsi dans les contrées accidentées
et montagneuses; les forêts arrêtent les nuages
et favorisent la formation et l'entretien des sources vives; les pluies, s'écoulant sur la pente des
montagnes, trouvent alors des obstacles qui
s'opposent au ravinement et au transport des
terres des parties hautes vers les parties basses;
l'absorption des eaux par les feuilles des végétaux et leur transmission au sol préservent enfin
des inondations, fléau si commun au pied des
montagnes dénudées.

Quelques parties des Alpes et des Vosges sont

devenues stériles depuis qu'on a opéré le déboisement de ces montagnes. Cependant des plaintes se sont constamment élevées à propos de ces dévastations. Ainsi, nous lisons dans des documents officiels reproduits par M. Becquerel [1], d'après M. Rougier de la Bergerie (sur les forêts de la France) :

MOSELLE. — Les administrateurs du district de Bitche : « Les habitants, de leur chef, ont abattu et défriché près de 1600 arpents. »

L'administration centrale : « Les habitants d'Autborne et de Sarembéry ont défriché plus de 150 arpents de forêts et tout brûlé sur place..... on en a vendu les cendres. »

VOSGES. — « Les montagnes sont épuisées et dégradées ; on en attribue les causes aux défrichements et au partage des bois communaux ; maintenant, par l'effet du dégarnissement, des coups de vent y déracinent de toutes parts les plus beaux arbres qui y sont restés. »

1804. M. Desgoutes, préfet : « Le sol, en général, est ingrat et rocailleux.... on a beaucoup trop défriché ; on a coupé presque partout les arbres épars dans les champs ; on a même défriché du bois. Les inondations sont plus fréquentes que jamais ; la Meuse déborde souvent.

» Les renseignements fournis par l'administration forestière sur les forêts, les présentent, en général, comme marchant rapidement à leur

---

[1] Des climats et de l'influence qu'exercent les sols boisés et non boisés.

ruine..... De promptes mesures appellent rapidement toute l'attention du gouvernement.

» Les forêts forment la richesse de ce département ; les droits d'usage sont trop multipliés
et excèdent partout les forces des forêts.

» Dans l'arrondissement d'Epinal, la majeure
partie des sapinières est à peu près épuisée.....

» Abroutissement, anticipation dans les déli-
vrances, coupes dénuées de futaies, la terre
qu'on allume pour faire des cendres, tels sont
les fléaux.

» Les forêts de Saint-Dié sont dans le même
état ; celles de Lunéville avaient été livrées à
l'avidité de leurs usufruitiers. Les brûlées atta-
quent les futaies, rendent le sol stérile pour
un siècle, et ont causé les clairières qui existent. »

HAUT-RHIN. — Le professeur d'histoire naturelle : « Les forêts abattues, tant dans les plaines
que sur les montagnes, ont changé le climat,
ont ouvert des passages aux vents qui font périr
les fleurs des arbres et des vignes, changent
les pluies en ondées, les montagnes en rochers
stériles, les plaines en champs brûlants, et l'influence qu'elles ont sur la santé de l'homme
n'est peut-être pas moins grande. »

BAS-RHIN. — M. Laumond, préfet : « Les forêts
du département ont éprouvé des dégâts considérables..... on y a fait des abatis immenses
pour les places fortes : en l'an VII, plus de vingt
mille corps d'arbres.....

» Les incendies se sont multipliés dans le courant de l'été de l'an VIII, plus de 300 arpents furent la proie des flammes dans la forêt de Haguenau. »

MEUSE. — *Annuaire*, an XII : « Le partage des... communaux diminue les engrais, les récoltes et augmente le prix de la viande.

» Par la même cause, les forêts sont exposées aux abroutissements des bestiaux. »

Les forêts servant d'abri contre les vents s'opposent, suivant leur direction, à l'accès des vents chauds ou froids, secs ou humides, salubres ou insalubres. La direction des vents dominants est donc d'une haute importance à considérer dans les questions de défrichement ou de reboisement de certaines localités. Enfin, les grands végétaux servant encore à la purification de l'air par leur action sur l'oxigène et l'acide carbonique, la respiration est plus libre et plus riche dans les forêts qu'à la surface d'un sol dénudé. Cependant l'air pur des bois n'offre point les mêmes dangers que celui des montagnes, dont la raréfaction commande un travail plus énergique des organes respiratoires.

Tout cela, comme on le voit, réagit d'une manière puissante sur le climat. N'apportons donc que peu d'obstacle aux défrichements en plaine lorsqu'ils n'ouvrent point une route aux vents insalubres, mais opposons-nous de tout notre pouvoir à la dénudation des montagnes qui sont encore parées de leurs forêts, et faisons, au contraire, tous nos efforts pour regarnir les points élevés qui en ont été privés.

En résumé, les habitations dans le voisinage des bois sont, en général, salubres ; cependant, comme les grands végétaux attirent et entretiennent l'humidité, il est bon que ce voisinage ne soit pas trop immédiat ; il serait imprudent de s'entourer de masses d'arbres qui pussent intercepter les rayons du soleil et laisseraient ainsi l'habitation dans une atmosphère froide, humide et obscure.

Une source vive dans le voisinage d'une habitation est toujours une bonne fortune, et l'hygiène est, sous ce rapport, comme sous tant d'autres, d'accord avec l'économie domestique.

Les cours d'eau n'offrent point de dangers s'ils sont bien encaissés, et si la diminution des eaux pendant l'été ne laisse point à sec une partie de leur lit ; dans ce dernier cas, ils sont à fuir, car ils deviennent insalubres et agissent à la façon des marais. Cependant, nous le répétons, il sera toujours bon de ne pas fixer son habitation sur le rivage même des grandes masses d'eau courante dont l'atmosphère, saturée de vapeurs, communique son humidité aux maisons voisines.

Des douleurs rhumatismales sont fréquemment le résultat du séjour continu dans un milieu humide. Les tempéraments lymphatiques surtout ne sauraient s'en accommoder.

Les eaux stagnantes sont de deux sortes, sous le rapport de la salubrité. Des lacs ou des étangs à niveau constant, bien encaissés et n'exposant point, pendant une partie de l'année, leurs bords à une évaporation active, n'offrent guère plus d'inconvénients que les eaux courantes; mais il en est rarement ainsi, et les eaux mortes, soumises à des variations de niveau, sont presque toujours funestes à leur voisinage.

Notre pays est loin d'être mal partagé sous ce rapport; cependant nous avons reconnu l'existence de nombreux étangs dispersés à la surface de la Lorraine, et dont la plupart, alternativement inondés et mis à sec, passent ainsi de l'état de sol immergé à celui de marais.

Etablissons en quelques mots les caractères des contrées marécageuses et leur influence sur la santé.

Au fond des lacs et des étangs, se produit ordinairement une végétation particulière de plantes submergées dont les détritus, sous forme de vase plus ou moins compacte, et mêlés aux débris d'innombrables espèces animales, exhaussent incessamment le sol et finissent quelquefois par arriver à la surface de l'eau. Sur cette vase, lorsqu'elle est devenue assez solide pour donner un point d'appui à une forte végétation, croissent en abondance des plantes nombreuses, qu'en vain on chercherait ailleurs que dans les localités marécageuses. Signalons ainsi les joncs, les roseaux, les ménianthes ou trèfles d'eau, les nénuphars, les typhas, les nymphæas, qui ne vivent qu'immergés, tandis que sur les bords végètent des ombellifères, des lysimachies, des salicaires, des renoncules. La flouve odorante, si commune dans certaines contrées marécageuses, répand, à l'époque de sa floraison, une odeur des plus pénétrantes, qui a souvent été accusée de propriétés funestes dont elle est cependant bien innocente.

On a fait la remarque que la plupart des plantes de marais ont un aspect sinistre qui décèle leurs propriétés malfaisantes; plusieurs, cependant, sont remarquables par leur port gracieux, l'élégance de leurs formes et l'éclat de leurs couleurs.

Mais si la flore des marais offre souvent une végétation luxuriante pour les plantes qui y trouvent leurs conditions naturelles d'existence, toutes les autres, et surtout celles qui nous servent d'aliments, y souffrent et languissent.

Des myriades d'animaux: crapauds, grenouilles, salamandres, protées, syrènes, insectes, mollusques, infusoires, forment l'immonde population des marais ou de leurs bords.

Ces plantes, ces animaux, même en l'absence de marais proprement dits ou de masses d'eau visible, sont toujours l'indice d'une localité humide dont le sol, abreuvé d'eau, dégage des émanations insalubres, et dont le voisinage ne saurait être habité sans danger.

Le séjour dans les contrées marécageuses altère la constitution de l'homme et détermine des maladies auxquelles bien peu échappent, et que la mort termine le plus souvent après un dépérissement lent et progressif.

« Un teint pâle et livide, l'œil terne et abattu, les paupières engorgées, des rides nombreuses sillonnant la figure dans un âge où des formes molles et arrondies devraient seules s'y obser- ser, des épaules étroites, des poitrines resser- rées, un cou allongé, une voix grêle, une peau toujours sèche ou inondée par des sueurs dé- bilitantes, une démarche lente et pénible, sont tout l'appareil de souffrance de l'organe pulmo- naire; vieux à trente ans, cassé et décrépit à quarante ou cinquante, tel est l'habitant de la Basse-Bresse et de la Dombes, de ce vaste ma- rais entrecoupé de quelques terrains vagues et de quelques sombres forêts. La santé est pour lui un bien inconnu. Né au milieu des causes d'insalubrité, il en ressent de bonne heure la funeste influence. L'enjouement de l'enfance, l'hilarité de la jeunesse s'y observent rarement. Un état valétudinaire tient lieu chez lui de la santé: il s'endort au sein des souffrances, son réveil est pour la douleur. Les organes prin- cipaux de la vie intérieure sont dans un état de faiblesse habituelle; de là une indifférence parfaite pour les maux d'autrui et pour les siens propres; l'habitant de ces tristes contrées sem- ble perdre avec une sorte de stoïcisme les êtres qui lui sont les plus chers [1]. »

Tel est le portrait effrayant, mais vrai, du malheureux que le hasard de la naissance a jeté au milieu d'une contrée marécageuse. Ce tableau serait sans doute une exagération si nous voulions l'appliquer à notre pays où les marais

---

[1] *Statistique du département de l'Ain*, p. 291.

...ne sont aujourd'hui qu'une exception sans importance ; mais qu'il nous apprenne, du moins, à redouter un tel voisinage, et nous engage à détruire les marais s'ils sont en notre pouvoir, ou tout au moins à nous préserver de leurs atteintes si nous ne pouvons choisir notre lieu d'habitation.

La fièvre intermittente, la dyssenterie, les engorgements du foie, de la rate et des intestins, les hydropisies, un état particulier de maladie, désigné sous le nom de *cachexie paludique*, sont les affections dominantes et vulgaires dans les régions marécageuses. Il suffit bien souvent de traverser une seule fois le voisinage d'un marais pour contracter une fièvre intermittente opiniâtre ; les fièvres pernicieuses, si communes et si fréquemment mortelles dans les pays chauds, sont rares sous notre climat.

L'action funeste des marais diminue avec la latitude ; source de mort dans les régions tropicales, ils sont inoffensifs dans les contrées du nord, la limite de leur influence paraît suivre la ligne isotherme de 5° de température moyenne.

Leur action est nulle en hiver ; elle est, au contraire, active en été, à moins que l'extrême chaleur n'ait complètement desséché la croûte marécageuse qui, dès lors, est inerte, jusqu'à ce que de nouvelles conditions d'humidité et de chaleur lui aient rendu ses propriétés funestes.

L'humidité qui produit les miasmes, la chaleur qui les dégage dans l'atmosphère, sont donc les conditions indispensables à la manifestation des influences paludiques.

Les marais offrent peu de dangers le jour, et quand le soleil règne au zénith, on peut impunément fouler leurs bords; c'est le soir, lorsque l'humidité se dépose sous l'influence du refroidissement nocturne; c'est le matin surtout, lorsque les premiers rayons du soleil pompent l'humidité du sol, toute chargée de ses miasmes, qu'ils exercent leur violence. Pendant la période nocturne, ils sont redoutables encore, mais moins qu'aux deux extrémités du jour.

Le transport en hauteur des miasmes marécageux ne paraît pas dépasser quatre ou cinq cents mètres, circonstance d'ailleurs tout à fait variable et dépendant de l'activité du vent; par un temps calme, ils semblent ne point s'élever au-dessus de 15 à 20 mètres.

On a voulu apprécier la distance à laquelle peuvent être transportés les affluves des marais; mais ce transport est encore sous la dépendance des vents et ne saurait être soumis au calcul; une localité voisine peut en être à l'abri, tandis que de funestes effets peuvent en être ressentis à plusieurs lieues de distance.

Les préceptes hygiéniques s'appliquent, ici, sans aucune difficulté. Lorsqu'une contrée est reconnue insalubre, il faut fuir son voisinage; cependant, lorsque l'homme est forcé de construire son habitation dans une localité voisine d'eaux stagnantes, il doit choisir le point le plus élevé, puisque l'influence des miasmes diminue

avec l'altitude. On consultera la marche des vents
dominants, et les principales ouvertures de la
maison seront opposées à la direction du marais. On habitera de préférence les étages les
plus élevés.

Il faut, avec soin, profiter des abris naturels,
tels que les collines ou les bois. Il faut, au besoin, créer des abris artificiels tels que des
murs élevés et des clôtures végétales; les plantations de peupliers forment, en général, d'excel-
lents abris.

Mais il est une chose plus importante encore,
la seule qui puisse complètement préserver du
miasme des marais: c'est leur destruction.

Il ne peut entrer dans le plan d'un livre aussi
élémentaire d'indiquer en détail les divers procédés d'assainissement des marais, proposés ou
mis en usage; nous ne dirons donc que peu de
mots sur ce sujet, malgré son importance.

Pour assainir un marais ou, en d'autres termes, pour le détruire, il existe deux moyens
principaux : 1° l'inonder d'une manière permanente et le convertir en eaux vives; 2° le dessécher.

Lorsqu'un cours d'eau passe dans une direction voisine d'un marais, à un niveau supérieur, et que ce cours d'eau peut être détourné
en partie ou en totalité, le problème est facilement résolu, et l'assainissement par la conver-
sion en eaux vives peut se faire sans grands
obstacles. Cependant la nature a rarement ainsi
disposé les choses, et comme la direction des

cours d'eau n'est à la disposition de l'homme que dans d'étroites limites, nous sommes le plus souvent obligés de recourir à d'autres procédés pour arriver au desséchement du marais et à sa transformation en terrain sec et cultivable.

A l'exemple du plus grand nombre des hygiénistes modernes, nous emprunterons à M. de Prony [1] l'examen des conditions nécessaires à remplir pour dessécher un marais.

Un tel travail doit s'opérer sur les bases suivantes :

1° Empêcher l'introduction des eaux affluentes.

2° Evacuer celles qui séjournent.

3° Concentrer sur le plus petit espace possible celles dont on ne peut se débarrasser.

1° Il faut donc commencer par creuser un canal de ceinture ou un canal central, destiné à transporter les eaux affluentes soit à la partie inférieure du marais, soit dans le cours d'eau le plus voisin. La terre des déblais sert à élever les bords mêmes du fossé sous forme de digues.

2° On se débarrasse des eaux stagnantes par l'une des trois méthodes suivantes : A, écoulement des eaux; B, atterrissement; C, épuisement.

A. Il suffit parfois de percer un obstacle qui s'opposait au libre cours des eaux, ou de les diriger dans le canal de ceinture à l'aide d'un système de fossés et de rigoles capables de re-

---

[1] Projet de desséchement des marais Pontins.

cueillir toutes les eaux du bassin. Le résultat de cette opération est de leur faire gagner un niveau inférieur à leur niveau primitif; on l'obtient quelquefois par le simple curage de cours d'eau voisins, obstrués par des atterrissements. Les fossés, rigoles et canaux creusés dans le but de dessécher les marais devront être plantés d'arbres sur leurs bords.

Si le terrain n'est point assez incliné pour permettre l'écoulement des eaux, on a recours à des puisards, soit ouverts, soit voûtés, qui réussissent lorsque les eaux ne sont retenues que par une faible couche imperméable.

B. Ce procédé est emprunté à la nature : les fleuves, transportant jusqu'à leur embouchure les détritus des terrains qu'ils ont traversés, forment ainsi des atterrissements. Si donc on peut disposer d'un torrent ou d'un cours d'eau suffisamment bourbeux, on dirige son cours sur l'étendue du marais; puis, quand il a déposé une couche convenable de vase, on le détourne et on le rend à son cours primitif. On recommence ainsi jusqu'à ce que le sol du marais, s'élevant par atterrissements successifs, ait atteint un niveau qui le mette à l'abri de ses anciennes immersions.

C. L'épuisement s'opère à l'aide de machines hydrauliques destinées à épuiser les eaux. Les machines connues sous le nom de *norias* peuvent être employées avec succès. Du reste, le choix des moyens à mettre en usage rentre tout à fait dans l'art de l'ingénieur.

3° Parfois, enfin, la disposition du terrain et les frais considérables qu'entraîneraient les travaux d'épuisement ne permettent point de songer à évacuer les eaux. Il faut alors creuser une partie des marais, et, à l'aide des terres de déblais, en élever suffisamment l'autre partie; on obtient de la sorte un terrain sec qu'on s'empresse de planter d'arbres, et un étang constamment rempli d'eau dont on entretient la profondeur et l'encaissement au moyen de curages et de plantations sur les berges.

Mais tous ces travaux ne s'achèvent qu'à l'aide de grandes difficultés; la saison des hautes eaux, que recommanderait l'hygiéniste, ne saurait être adoptée par l'ingénieur, qui ne peut opérer que par les basses eaux; les ouvriers sont donc exposés à toute la violence des miasmes, et de nombreuses victimes en sont toujours la conséquence. Le printemps et le commencement de l'été sont les époques qui semblent les plus favorables; les eaux ont déjà baissé et la chaleur n'a point encore donné aux miasmes tout leur développement.

Mais l'hygiène, tout en cédant aux exigences de la position, devra toujours veiller sur la santé des travailleurs, et ses préceptes, sagement appliqués, éviteront encore bien des maux: On conseillera donc aux ouvriers de ne commencer leur travail qu'une heure après le lever du soleil, et de le terminer une heure avant son coucher; ils ne viendront point au travail à jeun, feront usage d'aliments de bonne nature, boi-

ront du vin à leurs repas ; de l'eau-de-vie même
leur sera accordée ; ils seront bien couverts et
se serviront de chaussures hautes et imperméables. Il sera convenable d'entretenir de grands
feux dans le voisinage : ils ont le double avantage de purifier l'air et de permettre de sécher
les vêtements mouillés.

Certaines industries donnent lieu à des émanations dangereuses qui vicient l'atmosphère environnante et ne peuvent, pour ce motif, s'é-
tablir au sein des villes ; la loi même, en les
autorisant à se fixer dans les campagnes, or-
donne qu'un rayon d'une étendue déterminée
les éloigne des villages ou des habitations privées. On comprend donc combien il peut im-
porter de se tenir loin d'un tel voisinage ; cependant, si la nécessité l'emportait sur la prudence, il faudrait répéter ici les conseils que
nous avons indiqués contre les effluves marécageux. Nous n'avons rien à y ajouter.

Les cimetières dégagent souvent, surtout pendant la saison des grandes chaleurs, des vapeurs
méphytiques qui sont loin d'être sans danger.
On devra donc toujours éviter de placer son
habitation dans un tel voisinage, et surtout sous
la direction des vents dominants. Des clôtures
et des plantations seront des abris indispensables si l'on ne pouvait choisir son lieu de séjour.

Construction d'une maison particulière.

L'emplacement doit être, autant que possible, choisi sur un terrain sec, et alors les *fondations* de la maison s'élèvent sans que l'hygiène ait à intervenir. Mais si elle doit être construite sur un sol humide, quelques dispositions sont indispensables.

Les *pilotis* sont des poutres enfoncées profondément en terre et sur lesquelles s'élèvent les constructions qui ont pour base un sol humide et immergé; tels peuvent être, par exemple, les moulins. C'est sur ces pilotis que sont posées les fondations qu'on isole ainsi, autant que possible, de l'humidité, et auxquelles on peut donner toute la solidité nécessaire. Des villes entières, Venise par exemple, sont bâties sur pilotis, ainsi que les quartiers bas de plusieurs villes placées au bord de la mer ou de grands cours d'eau. Il est nécessaire de carboniser les parties extérieures de ces poutres, ou de faire usage, ce qui est mieux, de bois imprégnés d'oxydes métalliques par les procédés de M. Boucherie. On préserve ainsi les fondations de l'action de l'humidité qui les pénètre par suite de la capillarité du bois.

Les fondations elles-mêmes seront enduites de ciment hydraulique, dont les Romains revêtaient les piscines de leurs thermes, et seront mises à l'abri de l'imbibition qui se communique toujours aux murs situés au-dessus du sol. Ces pré-

cautions sont de toute nécessité et ne sauraient
être trop recommandées aux constructeurs.

Les *caves*, dont sont creusées la plupart des
habitations privées des villes, sont extrêmement
importantes dans nos contrées humides; elles
isolent, en quelque sorte, l'habitation du sol sur
lequel elle repose, et permettent la circulation,
entre l'une et l'autre, d'un air sec et à température à peu près constante.

L'usage des *cuisines* souterraines s'est introduit dans plusieurs maisons des grandes villes;
cet usage est fâcheux, puisqu'il force les gens
de service à vivre confinés dans un air moins
pur, plus difficilement renouvelable, et dans un
milieu qu'éclaire à peine la lumière naturelle.
Cependant la chaleur artificielle qu'on y entretient diminue en grande partie ces inconvénients;
mais, en aucun cas, on ne doit y coucher.

Les *rez-de-chaussée* sont généralement peu
salubres, engendrent fréquemment des rhumatismes, et développent le tempérament lymphatique. Cette partie de la maison n'est convenablement habitable que lorsqu'elle s'élève au
moins à un mètre au-dessus du sol, et qu'elle repose sur des caves voûtées. Les rez-de-chaussée
sont toujours moins recherchés que les étages
supérieurs.

Dans nos campagnes, ils se présentent avec
tous leurs inconvénients. Le plus grand nombre
des maisons de village se composent d'un rez-
de-chaussée surmonté d'un grenier, sans étages
intermédiaires et sans caves. Le sol, le plus

souvent en terre battue, quelquefois revêtu de larges dalles, reçoit et conserve toute l'humidité intérieure et celle qui est apportée du dehors. C'est à ces fâcheuses conditions d'habitation que sont en partie dues les infirmités qui atteignent bien des gens de la campagne.

Les *arrière-boutiques*, les loges de portiers, sont de mauvais lieux d'habitation, et contribuent beaucoup à la mortalité des enfants. Il faut y séjourner le moins possible.

Les *entresols* sont rares dans nos contrées, et l'on n'en rencontre guère que dans les grandes villes; ils sont, en général, insalubres; l'air y est trop confiné, et se renouvelle difficilement; la chaleur naturelle et la lumière solaire y pénètrent rarement.

Les *étages* sont d'autant plus sains qu'on s'élève davantage, mais ils ont alors des inconvénients qui compensent leur salubrité. Dans les étages les plus élevés, l'air est trop vif, le vent souffle sans abri, et les poitrines irritables s'en trouvent mal; ils exigent, pour y arriver, un exercice musculaire fatigant que supportent mal l'enfant et le vieillard. Le premier et le second étages sont les plus recherchés; ce sont ceux que l'hygiène recommande.

Il faut éviter les *mansardes* : elles sont basses et ne contiennent point une suffisante quantité d'air; en outre, placées sous le toit, elles reçoivent l'influence directe des variations atmosphériques, sont trop froides en hiver, trop chaudes en été. Mais les mansardes sont rares et presque toutes les maisons du nord-est de la France sont pourvues d'un grenier qui sépare l'étage supérieur du toit.

Lorsqu'on peut distribuer son appartement entre plusieurs étages, il faut surtout se préoccuper des chambres à coucher; elles doivent être placées au premier ou au deuxième, jamais au rez-de-chaussée. — On doit éviter d'y creuser des alcôves, qui s'opposent à la circulation et au renouvellement de l'air, et concentrent dans un espace étroit les produits viciés de la respiration et de la transpiration; les rideaux qui entourent le lit doivent être légers, et n'avoir d'autre mission que de s'opposer aux courants d'air froid, sans être assez clos pour faire obstacle au renouvellement incessant de l'air respirable. Ces préceptes sont surtout applicables aux malades.

On évitera toujours de coucher dans des cabinets obscurs, des soupentes, qui sont trop souvent réservés comme chambre à coucher aux enfants et aux domestiques.

Les cuisines, pour la facilité du service, sont laissées, de préférence, au rez-de-chaussée; mais leur construction exige des précautions particulières. La combustion, dans les cuisines, du bois ou du charbon, et le dégagement d'acide carbonique qui en est la conséquence, peut déterminer des maux de tête et même l'asphyxie; c'est à une bonne construction à prévenir ces accidents. On recommande donc de donner aux cuisines la plus grande étendue possible, de les daller en pierres plutôt que d'y faire des planchers, d'établir une ventilation facile à l'aide de grandes croisées, et surtout à l'aide d'impostes ménagés à la partie supérieure des fenêtres; enfin, de prolonger le manteau de la cheminée jusque sur les fourneaux, pour fournir à l'acide carbonique une voie de dégagement au dehors. Les pierres à évier doivent être entretenues dans un grand état de propreté. Il convient de tenir les cuisines le plus possible éloignées des appartements.

Les maisons, dans nos contrées, sont construites en pierres de taille ou en moellons, ou bien en pierres de taille et en moellons dans certaines proportions. Les matériaux, qui conviennent parfaitement sous le rapport hygiénique, empruntés aux éléments géologiques du pays, sont le plus souvent de calcaire ou de grès. — Les murs épais donnent de la solidité à la construction, mais s'impreignent facilement d'humidité qu'ils conservent longtemps. Une épaisseur de 50 à 60 centimètres pour les murs inférieurs, paraît réunir toutes les conditions de solidité et de salubrité; cette épaisseur est, d'ailleurs, nécessairement variable en raison de la hauteur qu'on doit donner à la maison. La brique n'est guère employée, dans nos pays, que pour les murs de refend et les cloisons.

On voit souvent encore, dans les campagnes, des maisons construites à l'aide de char-

qpentes dont les interstices sont remplis de
moellons; ces dernières se sèchent facilement,
mais sont peu solides et exposent aux incendies.

L'aisance est trop répandue dans nos départements pour qu'on y trouve encore, comme
dans certains points de la France, des maisons
en torchis.

Si l'on a des raisons de craindre qu'une maison soit humide, il faut éviter d'y faire entrer
le plâtre, qui subit facilement une transformation chimique, et se couvre de salpêtre, source
constante d'humidité.

Les matériaux employés dans la construction
d'une maison, pierres de taille, moellons, char-
pentes, doivent être secs avant d'être mis en
œuvre, car une fois en place et couverts d'un
enduit de chaux, ils conserveraient leur humidité et resteraient longtemps insalubres. On ob-
vie en partie à l'humidité des murs, en isolant
les assises de pierres par des lames de plomb,
des couches de bitume ou de ciment hydraulique; on les enduit, enfin, de certaines substances dites hydrofuges, aujourd'hui répandues dans
le commerce.

Dans une grande partie de la France, le sol
des appartements est en carreaux de briques;
mais dans tout le nord-est, les planchers en bois
sont en usage. Les sols planchéiés sont les meilleurs, et préservent mieux du froid et de l'humidité. Il faut donner la préférence aux bois durs,
tels que le chêne ciré, sur les bois tendres et
poreux, tels que le sapin, qui s'imprègnent facile-

8*

ment de miasmes et peuvent être une cause d'insalubrité. J'ai déjà parlé des sols en terre argileuse ou en pierres, encore usités dans la plupart des villages; il serait à désirer que l'aisance se répandît assez pour que des planchers pussent les remplacer partout, excepté, toutefois, dans les cuisines, à cause de leur destination spéciale. Ajoutons cependant, par anticipation, que les planchers exigent une grande propreté qu'il n'est pas toujours facile d'obtenir de gens dont les instants sont comptés pour le travail.

On est dans l'usage de recouvrir les murs de papiers peints; ces *tentures*, quoi qu'on en ait dit, sont inoffensives, et les matières colorantes qui entrent dans leur composition ne sauraient donner lieu à des émanations malfaisantes. Leur couleur doit être appropriée au plus ou moins d'intensité de la lumière que reçoivent habituellement les appartements.

Les *portes* et les *croisées* doivent être suffisamment larges pour renouveler rapidement l'air de la chambre toutes les fois que c'est jugé nécessaire. Les doubles portes employées par la classe aisée dans l'intérieur des appartements offrent des avantages et des inconvénients : elles mettent obstacle à l'introduction de l'air froid venant du dehors, mais aussi elles s'opposent au renouvellement de l'air de la chambre auquel les cheminées concourent si efficacement lorsqu'elles ont un tirant d'air suffisant. Les portes doivent être, autant que possible, placées en regard des fenêtres ou de la cheminée.

Les fenêtres doivent fermer hermétiquement
et ne point livrer passage à des *vents coulis*,
dont l'inflence est souvent funeste. Elles doivent partir de 1 ou 2 pieds du sol, et s'élever
jusqu'au voisinage du plafond; cette dernière
condition est importante pour faciliter l'expul-
sion des miasmes et de l'air expiré qui s'accumulent avec l'air chaud à la partie supérieure
de l'appartement.

Dans les maisons nouvellement construites,
on a supprimé l'usage des impostes, parties hautes
séparées des parties basses de la croisée par
une traverse et pouvant s'ouvrir isolément. Cette
innovation est regrettable et contraire à une
bonne disposition hygiénique.

Les *dimensions* à donner aux appartements
sont aussi variables que leur destination, et doivent être en rapport avec le nombre de personnes qu'ils peuvent contenir. L'hygiène n'a
guère à s'occuper, pour les habitations privées,
que des dimensions des chambres à coucher,
mais c'est là un de ses points importants.

L'étendue d'une chambre à coucher ne saurait être déterminée d'une manière absolue, car
elle est subordonnée au nombre de têtes qui
doivent l'habiter, et à la facilité de son aération.

Les calculs faits pour arriver à la détermination de la quantité d'air respirable nécessaire
à un homme, par heure, ont amené à des résultats différents; cependant ces diverses appré-
ciations paraissent indiquer comme moyenne le
besoin d'une quantité de 10^m cubes d'air res-

pirable, par heure et par personne. Si donc on suppose huit heures de séjour pendant la nuit dans une chambre à coucher, il faudra donner à cette pièce une dimension de 80^m cubes environ, sans y comprendre l'espace occupé par les meubles. Il est évident que cette capacité devrait être doublée si la chambre était occupée par deux personnes. Toutefois, ces dimensions pourront être aisément réduites si l'air est facilement renouvelable. En général, 3 mètres à 3 mètres 50 centimètres d'élévation sur 4 mètres de longueur et de largeur, constituent des dimensions convenables pour une chambre à coucher.

L'enfance, malgré l'activité de l'hématose, a besoin de moins d'air respirable que l'âge adulte, la femme que l'homme; le tempérament sanguin est celui qui en exige le plus; mais on consultera encore à ce sujet la constitution et l'état de santé ou de maladie.

M. Piorry a établi comme cause presque unique de la fièvre typhoïde, la viciation de l'air résultant de l'habitation dans des chambres trop étroites; M. Baudelocque y voit aussi l'origine la plus fréquente des affections scrophuleuses.

Enfin, l'habitation de chambres étroites favorise le développement des maladies épidémiques et les entretient lorsqu'elles ont commencé à sévir.

Dans nos pays où les pluies sont abondantes et fréquentes, où les neiges de l'hiver font quelquefois un assez long séjour sur les *toits* des maisons, on leur donne une disposition inclinée qui facilite un prompt écoulement des eaux. — Les toits en terrasse, qu'on voit sur quelques maisons, conviennent dans le midi, mais doivent être rejetés ici.

Les ardoises et les tuiles sont les substances le plus communément employées à la confection des toits; les plaques de zinc qu'on leur substitue quelquefois ont l'inconvénient de s'échauffer beaucoup. Le chaume, grâce aux progrès de l'aisance publique, tend à disparaître de nos villages; on ne le trouve plus que loin des grands centres de population. Il expose aux incendies, sert d'abri à de nombreux animaux nuisibles, et la décomposition de la paille qui y entre peut aider au développement de fièvres intermittentes.

L'*escalier* doit s'élever dans une large cage bien aérée, permettant, dans toute la maison, une libre circulation de l'air; c'est une partie de l'habitation à laquelle on attache, en général, trop peu d'importance. — Les *allées* qui conduisent aux escaliers doivent être spacieuses, dallées ou bituminées; le pavé n'y convient point.

L'emplacement et la disposition des *latrines* est un point sérieux dans la construction d'une maison. Trop rapprochées des appartements, elles peuvent devenir un foyer d'infection dont l'intensité s'accroît avec l'élévation de la température; trop éloignées, elles exposent à des refroidissements et aux maladies qui en sont la suite, ceux qui sortent d'un lieu chaud pour s'y rendre.

Dans nos campagnes, on n'a souvent encore pour latrines qu'un trou creusé en terre, qui laisse échapper ses exhalaisons, et les répand dans le voisinage; c'est une funeste négligence qu'il appartient à l'autorité administrative de réprimer. Cependant à la campagne les lieux d'aisances peuvent être bien placés dans un jardin ou une cour abritée et masquée par des arbres, mais toujours à proximité des chambres habitées.

Dans les villes, chaque appartement, ou au moins chaque étage doit avoir ses latrines particulières. Elles doivent être, autant que possible, placées dans un cabinet isolé, sans communication directe avec le centre des appartements; il est important que ce cabinet prenne jour à l'extérieur. Si, comme cela se présente souvent, le seul jour est pris sur l'escalier, il est bien difficile de s'opposer à l'effusion des miasmes dans l'intérieur de la maison.

Chacun, aujourd'hui, devrait adopter le système des latrines dites à l'anglaise, qui consiste dans une soupape à bascule susceptible de fermer immédiatement, et d'elle-même, l'ouverture supérieure du tuyau de conduite; un réservoir supérieur vient souvent y verser ses eaux et y entretenir la propreté, si désirable en pareil lieu; on ne saurait trop recommander cette combinaison.

Les tuyaux de conduite doivent être de préférence en fonte; il importe qu'ils soient soudés de manière à ne laisser aucune fissure entre eux.

La fosse est mobile ou permanente; celle-ci doit être, autant que possible, voûtée et munie d'un tuyau de vent qui puisse incessamment y renouveller l'air. Les fosses mobiles, dont l'usage est plus récent, présentent de grands avantages que M. Piorry résume ainsi : elles ne dégagent aucune odeur, évitent les frais de construction, d'entretien et de curage de la fosse; les frais auxquels elles entraînent sont beaucoup moins élevés que ceux de ces trois opérations.

Lorsque la disposition des lieux d'aisances est telle qu'on ne puisse s'opposer à leurs exhalaisons méphytiques, il faut recourir à l'emploi des chlorures [1].

L'influence des émanations des fosses d'aisances sur l'homme a été vivement contestée; il est certain que la profession de vidangeur

---

[1] C'est à Guyton de Morveau qu'on doit la découverte de la propriété importante qu'a le chlore de détruire entièrement les miasmes, tandis que les fumigations aromatiques qu'on employait jusqu'alors ne faisaient que les masquer et augmentaient l'impureté de l'air.

Voici la formule de la fumigation guytonienne :

Sel marin en poudre......	3 parties.
Bioxyde de manganèse....	1 —
Acide sulfurique à 66°....	2 —
Eau...................	2 —

Ajoutez l'acide sulfurique en dernier lieu.

Il suffit encore, pour désinfecter les fosses d'aisances ou autres lieux impurs, d'exposer une dissolution d'hypochlorite de chaux (liqueur de Labarraque) au milieu de l'atmosphère qu'on veut purifier.

n'expose à aucune maladie spéciale, si l'on excepte l'asphyxie qui surprend souvent les ouvriers dans leur travail, et des ophthalmies spéciales dont ils sont fréquemment atteints. — Cependant M. d'Arcet cite trois cas de mort survenus successivement chez des personnes qui avaient couché dans une chambre qui recevait les émanations provenant d'une fuite dans un tuyau de latrines, qui traversait le mur de cette pièce.

Les nouveaux procédés de vidange employés dans les villes et ordonnés par l'administration, mettent d'ailleurs à peu près les ouvriers à l'abri des accidents que nous venons d'indiquer. Il est prescrit aux entrepreneurs de désinfecter les matières avant d'en commencer la vidange; cette désinfection s'opère facilement et à peu de frais, soit à l'aide du charbon, soit au moyen du péroxyde de fer; ce dernier agent surtout, en raison de son bas prix, tend à se généraliser.

Les *cours* attenant aux maisons ont plus d'un genre d'utilité : elles servent à l'hygiène en offrant un dégagement à l'air, et facilitant son renouvellement. Mais pour arriver à ces bons résultats, la cour a besoin d'être spacieuse et entretenue dans un état de propreté constante. Il serait important que la cour intérieure n'eût jamais un développement moindre que la hauteur des bâtiments qui l'entourent, afin de permettre aux rayons solaires de pénétrer jusqu'au rez-de-chaussée. Mais que cette condition existe rarement dans les villes, où le terrain est si parcimonieusement économisé !

Les animaux ont, comme l'homme, besoin d'un air respirable incessamment renouvelé. Que les écuries soient donc larges et spacieuses, et surtout qu'on n'y entasse pas un nombre d'animaux trop considérable. Dans nos départements, les écuries sont en général trop basses et mal pavées; elles deviennent fangeuses et sont rarement entretenues dans un état convenable de propreté. Les ouvertures par où s'échappe l'air expiré doivent être en dehors de la maison et n'avoir aucune communication avec les appartements; cette recommandation, bien importante cependant, est souvent enfreinte dans les campagnes et quelquefois même dans les villes.

C'est une fâcheuse habitude, dans la plupart des fermes et des villages, de faire coucher dans les étables un ou plusieurs garçons d'écurie: l'air vicié par tant d'êtres respirants peut entraîner des accidents graves.

Enfin les eaux ménagères qui ont servi à tous les usages de la famille doivent encore provoquer l'attention de l'hygiéniste. Leur odeur incommode et peut déterminer des accidents; il faut donc s'occuper des moyens les plus faciles de les expulser de l'habitation. Chaque appartement est ordinairement, à cet effet, muni de tuyaux de conduite; l'orifice de ces tuyaux doit être tenu couvert et soumis à de fréquents lavages, pour lesquels les eaux pluviales sont souvent utilisées.

Ces eaux ménagères sont dirigées dans les ruisseaux, lorsqu'il en passe à proximité, ou dans des puisards, qui ont l'inconvénient de s'engorger fréquemment et d'infecter le sol et les puits voisins. Les grandes villes sont creusées d'égoûts; c'est le mode d'enlèvement des eaux qui offre le plus d'avantages.

On doit éviter avec soin d'habiter une maison nouvellement bâtie; la sueur des murs est une cause palpable d'insalubrité, à laquelle viennent se joindre les émanations de la chaux, du plâtre et de diverses matières colorantes. Quelle que soit l'époque à laquelle la construction a été achevée, il est toujours indispensable de passer toute une saison de chaleur avant de l'habiter. Dans les grandes villes, les propriétaires connaissent cet inconvénient des maisons neuves, et louent ordinairement, à prix réduits, leurs appartements à des malheureux qui viennent, comme on dit, *ressuyer les murs*, au grand détriment de leur santé.

Villages.

Les villages, surtout en dehors des grandes voies de communication, sont généralement mal bâtis; les rues en sont étroites, ne laissent point à l'air une liberté suffisante de circulation, et ne permettent pas au soleil d'éclairer et d'échauffer les rez-de-chaussée; les maisons s'ouvrent souvent en contre-bas du sol; le pavage est nul ou mal entretenu; des fumiers sont amoncelés devant les habitations; les fosses où s'opère le rouissage du chanvre n'en sont point assez éloignées. Tous ces défauts sont essentiels et l'on doit, autant que possible, y porter remède.

Les rues doivent être soumises à un alignement qui leur assure une largeur convenable, et
cet alignement, irrégulier pour les maisons construites, doit être rigoureusement observé pour les
maisons à rebâtir. Cette mesure essentielle est
depuis quelques années adoptée dans les grandes villes; elle doit s'étendre à tous les centres
de population, quelle que soit leur importance;
elle a le double avantage d'élargir les voies de
circulation, et d'éviter, dans les rues, les angles
que font entre elles les maisons, et qui sont toujours des foyers d'infection.

Le niveau des rues doit être, autant que possible, définitivement établi de telle sorte que
toutes les nouvelles constructions puissent élever
leur rez-de-chaussée d'au moins 30 centimètres
au-dessus du sol.

Beaucoup de villages ne sont point encore
pavés, la boue et les immondices s'accumulent
au milieu des rues et baignent les pieds des habitations. Il est important de détruire cette cause
d'insalubrité. Dans le pavage, des caniveaux seront ménagés pour servir d'écoulement aux eaux
pluviales et aux eaux ménagères: un de chaque
côté du pavé pour les rues larges, un central
pour les rues étroites.

La disposition des fumiers devant l'habitation, usage si répandu dans nos contrées, n'est
pas moins nuisible à la salubrité qu'aux intérêts
de l'agriculteur. Les pluies dissolvent leurs principes actifs, les entraînent sur la voie publique et
déterminent ainsi des mares infectes, dont les

miasmes compromettent la santé des habitants [1].

Le rouissage du chanvre est encore une cause d'infection pour bien des villages. Les matières végétales qui se séparent de la filasse se décomposent et exhalent des vapeurs infectes qui peuvent être, pour les personnes qui s'exposent à leur action, une source de maladies graves. L'autorité municipale doit donc exiger que cette opération se fasse en dehors des villages et à quelque distance des maisons habitées. Le rouissage fait dans une eau courante n'offre plus aucun inconvénient.

Villes.

Les grandes agglomérations d'hommes recèlent toujours en elles-mêmes de nombreuses sources d'insalubrité, et c'est là, surtout, que l'hygiène est appelée à jouer un rôle important.

Les villes, et particulièrement les cités populeuses, doivent éviter l'encombrement qui résulte de l'accumulation d'un grand nombre d'individus sur une surface peu étendue. Les rues seront donc largement percées, des places ou des carrefours termineront les plus importantes ; les alignements seront rigoureusement observés, et l'on évitera les angles saillants et rentrants que les maisons font trop souvent entre elles. La

---

[1] Nous recommandons à ce sujet de suivre les conseils longuement formulés par le Comité d'hygiène du département de la Moselle, et insérés dans le compte-rendu de ses travaux ; 1851, p. 82.

ville de Nancy offre, sous ce rapport, un parfait modèle; toutes les autres villes du nord-est
sont d'une construction irrégulière qui attire
depuis quelques années l'attention de l'édilité.
N'omettons point de faire remarquer les progrès
constants de la santé publique depuis que nos
villes se nivellent et s'alignent.

La hauteur des maisons ne doit pas dépasser
la largeur de la rue, pour permettre l'accès du
soleil jusqu'aux rez-de-chaussée.

Le pavage des grandes villes est bien entretenu; celui de nos petites villes se rapproche
trop souvent du pavage des campagnes, et laisse
beaucoup à désirer. Le bitume dont on enduit
les trottoirs est une heureuse innovation qui
évite aux personnes à pied l'humidité des extrémités inférieures.

On considère généralement les plantations
d'arbres dans l'intérieur des villes comme un
moyen de salubrité et d'embellissement. Cette
proposition semblait admise sans contestation,
lorsque M. Jeannel, à la suite d'un remarquable
travail inséré dans les *Annales d'hygiène publique* (t. 43), a posé les conclusions suivantes :
« La plantation des arbres dans l'intérieur des
villes ne produit aucun assainissement appréciable; les arbres plantés trop près des maisons
sont une cause très-puissante d'insalubrité; ils
doivent être considérés comme nuisibles lorsque leur éloignement des maisons n'égale pas au
moins leur hauteur; les arbres plantés dans les
voies principales, d'après le système adopté, pro-

duisent un embellissement contestable, parce qu'ils sont dans de mauvaises conditions pour végéter vigoureusement; enfin, les rues de 25 à 30 mètres de largeur devraient seules être plantées d'arbres. »

Dans les villes situées sur un plan incliné, la partie haute est, généralement, plus salubre que la partie basse; il convient mieux aussi d'habiter un quartier isolé qu'une partie de la ville où les besoins du commerce et de l'industrie agglomèrent une nombreuse population. La situation sur une place ou dans une rue large est toujours préférable à l'habitation d'une rue étroite, surtout si les maisons ont une grande élévation. — Pendant le choléra, la mortalité a surtout frappé la population des rues hautes et étroites.

Chacun peut appliquer à ces considérations ce que nous savons des âges, des tempéraments, des constitutions, de l'état habituel de santé, etc.

Il semblerait évident que le séjour de la campagne dût être beaucoup plus salubre que le séjour des villes, et jusqu'à présent chacun l'avait admis ainsi. Cependant, les recherches nombreuses de M. Quételet ont établi que le chiffre de la mortalité, relativement à la population, varie peu de la ville à la campagne, et que les différences sont toutes individuelles.

La quantité des eaux ménagères et leur distribution dans les villes est un point de salubrité important à considérer. La plupart des localités n'en livrent pas une quantité suffisante aux besoins de la population, puisqu'une ville bien aménagée devrait mettre journellement au moins 60 litres d'eau à la disposition de chaque habitant, et que la moyenne est de beaucoup inférieure à ce chiffre. Ainsi, la ville de Nancy donne chaque jour mille mètres cubes d'eau, et la ville de Metz ne peut disposer que de trois cents, ce qui établit pour la première de ces deux villes une proportion de 25 litres environ par individu, et de 6 litres seulement pour la dernière. D'après le projet de distribution d'eau pour la ville de Metz, les sources réunies de Gorze, de Mance et de Vaux pourront apporter à cette ville vingt mille mètres cubes d'eau par jour.

Les eaux sont amenées de points plus ou moins éloignés dans des conduits de diverses substances : ceux de plomb, encore usités dans beaucoup de localités, sont dangereux, et doivent être rejetés ; ceux de bois, surtout en usage dans les campagnes, sont peu favorables à cause des principes ligneux que les eaux détachent et entraînent avec elles ; les conduits en pierre sont bons, mais peu usités. On accorde aujourd'hui une préférence marquée aux conduits en fonte.

Dans les grandes villes, les égouts entraînent les résidus des eaux ménagères et pluviales ; dans les petites localités, ces eaux sont versées à la surface du sol, qu'elles pénètrent, et déterminent des inconvénients que nous avons déjà signalés.

La construction, l'entretien et le curage des égoûts sont des points d'une haute importance dans l'hygiène des villes. Ils doivent former un plan légèrement incliné, être clos et ne laisser échapper aucune émanation sur la voie publique. Lorsqu'un cours d'eau passe à proximité, il sert ordinairement de réceptacle aux égoûts; mais comme l'écoulement de matières demi-solides se fait toujours avec difficulté, cette voie est souvent insuffisante, et l'on est obligé de recourir à l'opération du curage, opération pénible et dangereuse pour laquelle l'hygiène a tracé des conseils dont il est important de ne pas s'écarter.

Voici les règles fixées par Parent Duchâtelet :
1° Etablir dans la portion de l'égoût qu'on veut curer un fourneau d'appel percé de trous; l'air qui le traverse laisse à la combustion une partie des matériaux impurs qu'il contient.

2° Barrer complétement l'égoût, au niveau de chacune des deux ouvertures les plus proches, à l'aide d'une grosse toile bien tendue imbibée d'eau chlorurée; l'air chargé de miasmes, appelé par le fourneau en combustion, traverse ces toiles et y laisse une partie des matières organiques qui le rendent impur.

3° Etablir des barrages de distance en distance, amener dans l'égoût des eaux étrangères, les brasser avec les matières qu'il contient, puis enlever les barrages et provoquer une débâcle qui débarrasse cette portion de l'égoût.

4° Opérer le curage dans une saison intermédiaire entre l'époque du froid et celle des chaleurs; — l'automne est la saison la plus avantageuse.

5° Veiller à la santé des ouvriers, alterner leurs travaux, porter secours au plus léger malaise qui se présenterait; les soutenir par du vin, quelques spiritueux, une bonne alimentation. — Les accidents qui menacent les videurs d'égoûts sont des vertiges, des syncopes, l'asphyxie même; ils sont sujets à l'ophthalmie des vidangeurs.

Dans les villes de guerre, les fossés sont ordinairement pleins d'une eau croupissante qui peut corrompre l'air du voisinage, et rend parfois insalubres les quartiers environnants. L'autorité se préoccupe souvent de la question importante du curage des fossés, opération qui n'est pas sans danger pour les ouvriers qu'on y emploie.

Etablissements publics.

Nous comprenons surtout sous le nom d'établissements publics les églises, les écoles, les prisons, les hôpitaux, les casernes, les théâtres. Ils intéressent l'hygiène, d'une part, en raison du grand nombre des personnes appelées à y séjourner et de la durée du séjour qu'elles y font; d'autre part, en raison de la nécessité d'y entretenir l'air respirable et la température artificielle à laquelle on doit recourir pendant les saisons froides. Il est impossible d'assigner à chacun de ces établissements les dimensions qu'il doit avoir pour satisfaire aux besoins de la res-

9*

piration ; elles seront, en général, propor-
tionnées à l'intensité de la viciation de l'air
résultant du nombre d'êtres qui doivent y
respirer ; cependant, telle salle, petite en apparence, restera sans inconvénients si elle est
facilement ventilée et si le renouvellement de
l'air y est incessant ; telle autre, au contraire,
sera insalubre, malgré ses vastes dimensions,
si, par la nature de sa construction, elle offre
constamment aux poumons le même air vicié
et devenu insuffisant.

Églises.

La hauteur considérable des églises, leur
étendue proportionnée au nombre des fidèles, le
peu de durée des heures d'offices, la fermeture
incomplète des différentes ouvertures ne sauraient, en général, faire craindre les effets d'un
air trop raréfié ; mais les églises ont souvent
un autre inconvénient hygiénique, c'est celui
d'être froides pendant l'hiver et humides en
toute saison. Dans plusieurs, les pieds posent
directement sur les dalles, les fenêtres sont mal
jointes et donnent lieu à des courants d'air ; —
sous de telles influences, on contracte souvent
des rhumes, des douleurs rhumatismales ou
d'autres maladies résultant de l'action du froid
humide. Nous approuvons donc complétement
l'usage des bancs reposant sur un plancher de
bois, qui permet à l'air de circuler entre ce plancher et les dalles ; ces bancs clos de toutes parts ne

laissent qu'une faible partie du corps exposée à l'action des vents. Les églises doivent être garnies de tambours à doubles portes et ne point s'ouvrir directement sur la voie publique. Enfin, il importe encore que ces constructions soient isolées des bâtiments voisins, de telle sorte que le soleil puisse y pénétrer et y apporter la lumière, la chaleur et la sécheresse.

Dans quelques églises modernes, on a introduit l'usage des calorifères; mais ce luxe bienfaisant n'a point encore pénétré dans nos contrées.

Ecoles, salles d'asile, etc.

Les dimensions à donner aux salles d'école, surtout dans les campagnes, où la propreté chez les enfants fait si souvent défaut, seront rigoureusement calculées sur la durée des heures de classe et la quantité de mètres cubes d'air nécessaire à la respiration pendant la durée de ce séjour. Indépendamment des moyens de ventilation que nous indiquerons plus loin, il est important, dans l'intervalle des heures de classe, d'ouvrir largement la salle, afin d'obtenir un renouvellement complet de la masse d'air qui y était confinée. Il faut, dans la saison froide, y entretenir une température constante de 15 à 16°.

Pensions, colléges, casernes.

L'hygiène des colléges exigerait tout un livre; nous ne considérons ici que les dortoirs, pour lesquels on ne saurait trop recommander la stricte observance des règles relatives à une bonne aération. — La question des casernes concerne surtout l'hygiène militaire; nous ne nous en occuperons point.

Prisons.

La mortalité fait de grands ravages dans les établissements pénitentiaires quoique, depuis quelques années, l'hygiène y ait apporté d'importantes améliorations. D'après M. Chassinat, la mortalité dans la vie ordinaire étant représentée par 1, l'est dans les prisons par 5,09 pour les hommes et 3,59 pour les femmes. — Les professions les plus actives et qui s'exercent au grand air sont celles qui exposent à la plus grande mortalité sous le régime pénitentiaire; ainsi s'explique la position favorable, sous ce rapport, des femmes, plus habituées que les hommes à une vie intérieure et sédentaire.

Trois systèmes pénitentiaires sont usités ou expérimentés aujourd'hui, et chacun d'eux exerce une grande influence sur les conditions hygiéniques du prisonnier :

1° Vie en commun; ce système, le seul en vigueur jusqu'à nos jours, démoralise les prisonniers, les rend à la vie civile plus pervertis qu'au moment de leur délit, et est la source de récidives graves et fréquentes.

2° Système d'Auburn; réclusion cellulaire pendant la nuit, travail en commun pendant le jour, mais en silence. Ce système tient moins qu'il ne promet ; les détenus suppléent à la parole par des signes, et trouvent, encore ainsi, mille moyens de perversion.

3° Système Pensylvanien ; système cellulaire absolu. C'est celui auquel on paraît s'être définitivement arrêté ; les prisons nouvellement construites se composent d'un nombre de cellules proportionné au chiffre des détenus ; les prisonniers ne reçoivent d'autres visites journalières que celles du directeur, de l'aumônier et du geôlier ; on leur accorde des livres choisis et ils s'occupent à des travaux isolés ; chacun à son tour est admis à jouir de la promenade dans une cour ou un préau. Les criminels redoutent ce mode de réclusion, bien propre à diminuer le nombre et la gravité des délits. Il prédispose, dit-on, à la phthysie pulmonaire, à la folie et augmente la mortalité.

C'est surtout dans les prisons que les règles relatives à la propreté et à l'aération des chambres et des cellules doivent être rigoureusement observées. Des plantations d'arbres seront, autant que possible, ménagées dans les maisons pénitentiaires ; l'eau doit y couler en abondance.

Hôpitaux et hospices.

Les hôpitaux sont des établissements destinés au traitement des diverses maladies qui affligent l'espèce humaine ; les hospices sont des asiles réservés à la vieillesse et aux infirmités.

Nous ne saurions entrer dans le détail des conditions que doit réunir un hôpital pour atteindre sa destination ; faisons seulement observer que, de tous les établissements publics, c'est celui qui renferme en lui-même le plus de causes d'insalubrité et de viciation de l'air atmosphérique. En effet, nous n'avons plus affaire seulement à la respiration et à la transpiration, mais encore aux miasmes dégagés des plaies, aux émanations de corps malades, à celles des médicaments, des eaux de lavage, etc., dont l'action corruptrice a une si grande énergie.

Les hôpitaux doivent être, autant que possible, en dehors, mais au voisinage des quartiers populeux, sur des points légèrement élevés, entourés d'arbres et d'eaux vives. Ils occuperont un espace étendu, afin de laisser de l'intervalle entre les divers bâtiments de malades et de service. Les hôpitaux militaires construits par Vauban ont généralement une forme quadrilatère ; on préfère aujourd'hui les bâtiments allongés, parallèles, séparés par des cours ou jardins, mais réunis par des galeries qui facilitent les communications et servent de promenoir pendant l'hiver.

Les grandes salles, autrefois si recherchées dans les hôpitaux, sont aujourd'hui abandonnées, et avec raison ; cependant de trop petites salles nuisent au service. Celles qui peuvent être occupées par 40 lits environ, offrent les dimensions les plus favorables ; dans les hôpitaux militaires, le réglement fixant le chiffre des infirmiers à 1

pour 12 malades, les salles de 36 lits paraissent les plus avantageuses. Elles doivent avoir
une hauteur de $4^m 50$ à 5^m, être largement coupées
de croisées sur les deux faces opposées, et munies
de moyens de ventilation. Les planchers en chêne
ciré sont les plus convenables.

Les lits seront, autant que possible, en fer,
espacés entre eux de 65 centimètres à 1 mètre ;
2 mètres sont nécessaires entre deux rangées
de lits.

Le cubage des salles doit être fait rigoureusement, en tenant compte exact de tous les objets
mobiliers et des corps des malades, qui en diminuent la capacité effective en s'emparant d'une partie de l'espace que l'air devrait occuper ; il faut tenir compte aussi de l'air consommé par l'éclairage. Le résultat de ce cubage doit être d'accorder à chaque malade une quantité d'air respirable que les expériences et recherches les plus
complètes ont fixée à 20^m cubes d'air par malade
et par heure. C'est donc une somme de 800^m
cubes d'air pour une salle contenant 40 malades, quantité qu'on obtient aisément à l'aide
de bons procédés de ventilation.

Pour la classe pauvre des villes, on ne saurait contester l'avantage des hôpitaux sur les
secours à domicile.

Dans les hôpitaux, toutes les conditions hygiéniques les plus favorables sont calculées et
largement appliquées. Les médecins n'arrivant
là qu'après de longues épreuves, offrent les plus
grandes chances de capacité et d'expérience ;

leurs prescriptions sont rigoureusement exécutées par des gens qui ont eux-mêmes une longue pratique des malades ; toutes les ressources thérapeutiques abondent, et le médecin n'est jamais arrêté par le prix de certains médicaments ; il suffit qu'ils soient utiles pour qu'il puisse les prescrire. Enfin, des soins de tous les instants parent aux accidents imprévus, et entourent le malade à chaque moment du jour et de la nuit. Il est bien nourri, et son régime est rigoureusement mesuré sur la marche de sa maladie. — A domicile, le malade pauvre est entouré de mauvaises conditions hygiéniques ; il respire un air malsain qu'il peut difficilement renouveler ; il est mal couché, mal couvert, mal nourri. Il reçoit des soins intermittents d'hommes capables et dévoués, sans doute, mais que le peu de ressources dont ils peuvent disposer réduit souvent à l'impuissance. Que dirai-je des voisins, dont l'intempestif commérage vient si souvent entraver l'action bienfaisante du médecin, jeter le trouble dans l'esprit du malade et de la famille, détruire le bien commencé, et provoquer une terminaison funeste ? Et, cependant, ce mot d'hôpital sonne encore mal à l'oreille du peuple, et bien des gens conservent de malheureuses préventions qui, grâce à Dieu, tendent chaque jour à s'effacer devant une plus saine appréciation.

Les *dépôts de mendicité*, qui commencent à s'établir dans quelques départements, sont de véritables hospices destinés aux malheureux que l'âge ou des infirmités empêchent de pourvoir à leur subsistance. — Celui de Gorze, dans le département de la Moselle, est un modèle qui laisse peu à désirer.

Théâtres.

Dans une salle de théâtre bien construite, l'air se renouvelle facilement au moyen d'un système de ventilation qui permet à un nombre considérable de spectateurs de rester impunément pendant plusieurs heures dans une atmosphère circonscrite. La chaleur y est maintenue, au moyen de bouches disséminées dans la salle, à une température uniforme. — Ce sont là les seuls points qui intéressent l'hygiène. Faisons observer, cependant, que les couloirs des salles de spectacle sont généralement trop étroits, et que l'encombrement qui en résulte pourrait, en cas d'incendie, entraîner les plus grands malheurs.

Etablissements insalubres.

Les établissements qui, par la nature des travaux qui s'y accomplissent, peuvent être pour le voisinage des sources d'incommodités ou de dangers n'ont point, ordinairement, accès dans les villes, et sont rejetés à l'extérieur. Ce sont surtout les établissements destinés à abattre les animaux qui doivent servir à l'alimentation ou qui sont devenus impropres à notre service, et ceux dans lesquels les détritus animaux, si abondants dans les grandes villes, subissent différentes transformations industrielles : j'ai nommé les abattoirs, voieries, boyauderies, fabriques de poudrette, etc.

Ils seront placés à proximité de la ville, autant que possible sur un terrain incliné, bien balayé par les vents, au voisinage de cours d'eau, et dans une direction, par rapport aux vents dominants, qui éloigne les émanations de la ville, au lieu de les y porter.

C'est surtout dans ces sortes d'établissements que la propreté la plus minutieuse doit être mise en pratique. Etendue suffisante des bâtiments, sol dallé, légèrement incliné et garni de rigoles qui se rendent à des auges situées à la partie la plus basse, murs en pierres de taille, lavages fréquemment répétés, tout cela est nécessaire pour diminuer les chances d'infection et l'odeur repoussante qui tend à s'y dégager. Faisons observer toutefois que, grâce à l'exécution rigoureuse de ces mesures importantes, les ouvriers attachés à la manipulation des détritus animaux n'en paraissent nullement incommodés, et jouissent d'une bonne santé. On a remarqué depuis longtemps que les émanations animales, s'exhalant au grand air, étaient réellement moins insalubres que les effluves des matières végétales en décomposition.

Cimetières.

Le décret du 23 prairial an XII, sur les sépultures, porte : Art. 2. « Il y aura, hors de chacune des villes et bourgs, à la distance de 140 mètres au moins de leur enceinte, des terrains spécialement consacrés à l'inhumation des morts. Les terrains les plus élevés et exposés au nord seront choisis de préférence; ils seront clos de murs de deux mètres au moins d'élévation. On y fera des plantations en prenant les précautions convenables pour ne point gêner la circulation de l'air. »

L'ordonnance du 6 décembre 1843 étend à toutes les communes les prescriptions du décret du 23 prairial an XII.

Cependant, si ces sages prescriptions ont été rigoureusement observées dans les villes, elles sont loin de l'être dans les campagnes; car dans la plupart de nos villages le cimetière s'étend encore autour de l'église, au grand détriment des habitations voisines, qui en absorbent les miasmes et dont les puits reçoivent les eaux qui s'en écoulent.

On sait depuis longtemps que les cimetières dégagent, pendant l'été surtout, des émanations méphitiques auxquelles on a dû souvent rapporter l'origine de certaines épidémies. On ne saurait donc trop recommander aux conseils municipaux de se préoccuper de cette grave question, et de concilier l'intérêt public avec le respect dû aux morts et le culte de la famille pour les restes précieux.

L'ordre et la propreté doivent régner dans ces asiles du repos; mais, dans la plupart des villages, ces conditions laissent beaucoup à désirer. « Les fosses sont creusées çà et là, selon le désir des familles, l'herbe et les ronces y croissent et ne sont pas coupées en temps opportun, les allées n'y sont pas dessinées, des pierres roulantes ou des ossements se rencontrent sur le sol; en un mot, il y manque cette régularité, cette propreté, ces soins que commandent les convenances et le respect dûs à la mémoire des morts. » (*Rapports sur les travaux des conseils d'hygiène du département de la Moselle*, page 42.)

Nous empruntons encore au décret du 23 prairial les conseils suivants qui ne laissent rien à désirer :

« Les cimetières seront éloignés de 40 mètres au moins des bourgs et villages. Ces terrains seront clos de murs de 2 mètres au moins d'élévation, et au moyen d'une grille fermant à clef et à loquet.

» Au pourtour des cimetières, il sera fait des plantations, essence de peupliers autant que possible, en prenant les précautions convenables pour ne point gêner la circulation de l'air.

» Des allées d'une largeur suffisante (2ᵐ environ) seront ménagées autour des carreaux dans lesquels se font les inhumations, et plantées d'arbustes disposés de manière à ne pas gêner la circulation de l'air ni l'accès dans les carreaux.

» Chaque inhumation sera faite dans une fosse séparée; chaque fosse qui sera ouverte aura au moins 1ᵐ 50 à 2ᵐ de profondeur, sur 0ᵐ 80 de largeur, et sera ensuite remplie de terre par couches successives de 0^m 20 à 0^m 30 d'épaisseur et bien foulées.

» Les fosses seront distantes les unes des autres de 0^m 30 à 0^m 40 sur les côtés et de 0^m 30 à 0^m 50 de la tête aux pieds, selon la nature plus ou moins compacte du terrain.

» Pour éviter le danger qu'entraîne le renouvellement trop rapproché des fosses, l'ouverture de celles-ci pour de nouvelles sépultures n'aura lieu que de cinq ans en cinq ans, à compter du jour de l'inhumation.

» Lorsqu'un corps exhalera quelqu'odeur ou que la personne sera morte d'une maladie épidémique et que la bière sera descendue dans la fosse, on répandra, après le comblement des vides latéraux, une couche de chaux de 2 à 3 centimèt. d'épaisseur, que l'on arrosera ensuite, puis on achèvera l'opération en ayant soin de briser les gazons et d'éviter les vides qui laissent échapper des miasmes.

» Défenses sont faites d'élever aucune habitation ni de creuser un puits à moins de 100^m des cimetières sans autorisation spéciale. » (Instruct. minist. du 30 décembre 1843.)

Dans le cas où l'on devrait procéder à l'inhumation d'un corps en voie de décomposition, on emploierait avec avantage les moyens de désinfection que nous avons indiqués plus haut.

Propreté.

Un des points importants de l'hygiène est la propreté dans les habitations, soit privées, soit publiques. — Aucune substance excré-mentielle ne doit séjourner dans les maisons, et de nombreux et abondants lavages doivent promptement détruire les impuretés qui pourraient, en s'accumulant, devenir insalubres. Dans les maisons du pauvre surtout et chez la plupart des habitants de la campagne, où les tapisseries et tentures sont remplacées par un simple badigeon blanc, on ne saurait trop recommander d'en renouveler la couche tous les ans; les miasmes qui adhèrent aux murs, et qui résultent souvent de l'encombrement dans des chambres peu spacieuses, ont une funeste influence qu'il est facile de prévenir.

Dans les villes et les villages, les immondices seront fréquemment enlevées, et l'on ne permettra jamais qu'elles s'amoncellent sur la voie publique. Pendant l'été, les rues et les places seront arrosées lorsque la chaleur l'exigera et que les circonstances le permettront.

Aération et chauffage.

Nous avons établi déjà que les dimensions des habitations particulières ou des édifices publics devaient être subordonnées à la facilité de l'aération. Donnons ici quelques indications sur les procédés de ventilation qui sont habituellement mis en usage.

M. M. Lévy résume ainsi les conditions d'une bonne ventilation : « 1° Appel d'air continu;

2° pureté de l'air appelé; 3° ventilation proportionnelle à la quantité d'air vicié qu'on élimine; 4° température convenable de l'air introduit afin qu'il ne détermine pas l'impression d'un courant froid; 5° simplicité et activité spontanée de l'appareil dont le résultat devient précaire dès qu'il exige, pour fonctionner, une surveillance et des soins fréquents. »

Le mode de ventilation le plus usité consiste, tout simplement, à ouvrir les fenêtres, ou même à établir un courant d'air entre deux fenêtres opposées ou entre la fenêtre et la porte. On comprend combien est vicieux un tel moyen d'aération, qui est impraticable pendant la saison froide et tandis que les appartements sont occupés : il expose aux maladies qui résultent de l'action subite, totale ou partielle du froid sur notre corps échauffé. On obtient encore le même résultat, avec plus d'avantage, à l'aide de vasistas placés à la partie supérieure des chambres d'habitation; enfin, dans les hôpitaux, casernes et autres établissements publics, on emploie avec un certain succès des ventouses placées sous les lits, presqu'au niveau du sol, qui communiquent directement avec l'air extérieur. — Tous ces procédés ont l'inconvénient de faire pénétrer dans la chambre un air froid et qui absorbe à l'air confiné une partie de sa température pour se mettre en équilibre avec lui.

Mais toutes les conditions exigées sont facilement remplies dans les habitations privées, pendant la saison froide, à l'aide des *poéles* et des *cheminées*.

Dans les grands établissements et les édifices publics, ces moyens seraient insuffisants ou inapplicables, et l'on a recours à des *fourneaux* ou *cheminées d'appel*, dans lesquels la ventilation et le chauffage sont combinés d'après des procédés simples dûs surtout à MM. d'Arcet et Péclet.

Le chauffage artificiel des habitations se fait à l'aide de procédés nombreux, dont deux seulement sont usités dans nos contrées : les cheminées et les poêles.

Cependant, un mode de chauffage moderne, qui l'emporte de beaucoup sur les précédents, commence à s'introduire chez nous : c'est le chauffage à l'aide de *calorifères*, réservé jusqu'à présent aux établissements publics, ou à quelques habitations particulières de gens riches. La construction de calorifères est coûteuse; ils n'arriveront donc jamais à la classe pauvre, ni peut-être même à la partie aisée de la population. Ce mode de chauffage offre le grand avantage d'établir une température uniforme dans toutes les parties de l'appartement, de chauffer même les escaliers et les corridors; il met donc à l'abri des changements de température qui peuvent être funestes en passant d'une pièce dans une autre; on lui reproche, toutefois, de déterminer souvent une température trop élevée qui peut être cause de maux de tête, de syncopes, de vertiges, etc.

Nous ne saurions entrer dans les détails de la confection des calorifères. Le système le plus remarquable est celui de M. Léon Duvoir, qu'il a appliqué en grand au palais du Luxembourg; il opère par une circulation d'eau chaude et peut, à volonté, déterminer le chauffage ou la réfrigération des pièces dans lesquelles il se distribue. La ventilation se fait en même temps et apporte de l'air chaud ou de l'air froid.

Les cheminées ont des avantages et des inconvénients. C'est un moyen de chauffage simple et facile, qui contribue à l'aération des appartements, mais dont l'action ne s'étend point sur une grande surface, de sorte que les parties exposées au feu peuvent être trop chaudes, et les parties opposées trop froides. Les cheminées fournissent, d'ailleurs, un chauffage agréable et commode; la vue du feu réjouit et tient souvent lieu de compagnie. Un des plus graves inconvénients des cheminées est la grande quantité de chaleur qu'elles laissent perdre, et qui reste sans emploi : une cheminée ouverte n'utilise guère que 6 pour cent de la chaleur totale produite par le bois, et 13 pour cent de celle que produit le coke ou la houille ; une bonne construction de cheminée peut remédier, en partie, à cet inconvénient.

Le moyen le plus usité pour diminuer, autant que possible, la perte de calorique, consiste dans l'établissement de bouches de chaleur. Dans le même but encore, on garnit l'intérieur des cheminées de substances réfléchissantes, telles que des faïences blanches et vernies, ou des plaques métalliques.

Les cheminées à manteau élevé, comme on en rencontre fréquemment encore dans nos campagnes, projettent beaucoup de chaleur, mais consomment de grandes quantités de combustible.

Un autre désavantage des cheminées est de répandre de la fumée dans les appartements, et souvent il est bien difficile d'y remédier. La fumée détermine des toux opiniâtres, des maux de tête, des ophthalmies graves et rebelles.

Les poêles constituent un bon moyen de chauffage lorsqu'ils ont un tirant d'air suffisant; dans le cas contraire, ils peuvent laisser dégager de l'acide carbonique et déterminer des syncopes ou même l'asphyxie. Ils ont encore l'inconvénient de trop dessécher l'air de la chambre qu'ils échauffent, mais on y remédie en y plaçant un vase contenant de l'eau. — Les poêles en terre s'échauffent et se refroidissent lentement; ceux en métal brûlent mieux le combustible, mais ils communiquent à l'air une odeur désagréable, due sans doute à la combustion, sur la surface métallique extérieure, des particules animales qui nagent dans l'air de l'appartement.

L'influence du procédé employé pour chauffer une chambre est telle, que la chaleur obtenue dans une cheminée ordinaire avec 100 kilog. de bois s'obtient, dans une cheminée perfectionnée et à plaque mobile, avec 5 kilog.; dans une cheminée à la Désarnod, dite cheminée à la prussienne, avec 5 kilog.; dans un poêle de Curandau en tôle, avec 2 kilog.; dans un poêle de Désarnod en fonte ou en faïence, avec 1 kilog. $\frac{1}{2}$.

Les *bois* durs et secs développent plus de chaleur que les bois tendres, poreux et humides. Le *charbon* possède un pouvoir rayonnant en rapport avec la nature du bois dont il est formé; le charbon de bois dur est donc celui qui chauffe le plus.

La *houille* donne beaucoup de chaleur, mais elle dégage une odeur empyreumatique désagréable, et sa fumée noire et grasse ternit les appartements. Le *coke* ou houille distillée est inodore, mais chauffe moins que la houille.

La *tourbe*, composée de débris végétaux putréfiés, est un combustible usité dans plusieurs contrées pauvres, où il est abondant et où manque le bois; à poids égal, elle chauffe un peu plus que le bois, mais elle dégage une odeur désagréable et malsaine.

D'après Rumford, on peut évaporer des quantités égales d'eau présentant des surfaces égales, et, par conséquent, produire des températures égales par 17 livr. de coke;

10 livr. de houille;

40 livr. de charbon;

33 livr. de bois de chêne.

Les *chaufferettes* constituent, dans notre pays, un mode de chauffage exclusivement réservé aux femmes. Elles offrent toutes des inconvénients; la braise allumée qui les alimente dégage du gaz acide carbonique qui peut causer du malaise, des migraines et même l'asphyxie. Les chaufferettes découvertes ont, en outre, l'inconvénient grave de déterminer, à la partie interne des jambes et des cuisses, des taches livides et marbrées qui prédisposent à l'ulcération de ces parties. Enfin, l'usage imprudent des chaufferettes est une cause fréquente d'incendie. Il faut accorder la préférence à celles qui sont couvertes et tamisent, en quelque sorte, la chaleur par un grand nombre de petites ouvertures; ce qui est mieux encore, ce sont les chaufferettes dans lesquelles la chaleur est développée à l'aide d'une lampe à esprit de vin.

Nous ne saurions trop recommander aux femmes de recourir le moins possible à ce mode de chauffage, et surtout de n'en point contracter l'habitude.

Eclairage.

L'éclairage artificiel, à l'aide duquel nous sommes obligés de suppléer à l'absence de lumière naturelle, s'opère aux dépens de l'air confiné dans nos appartements, modifie sa constitution en lui enlevant certains principes, en y en ajoutant quelques autres, élève, enfin, sa température. Cette question rentre donc complètement dans le domaine de l'hygiène, qui doit indiquer les dangers inhérents à chaque mode d'éclairage, et donner des conseils préservatifs.

Passons donc successivement en revue les modes principaux d'éclairage et les matières diverses qui y sont employées.

1° *Suif*. — Les chandelles, dont l'usage a été si répandu jusqu'à une époque toute voisine, sont composées de graisse de bœuf ou de moutou. Elles donnent une faible lumière, qui décroît encore à mesure que la mèche s'allonge et que la combustion se ralentit.

Les vacillations de la lumière de la chandelle fatiguent la vue; sa combustion incomplète donne lieu au dégagement de vapeurs dans lesquelles entrent plusieurs éléments dont l'action irritante se porte surtout aux yeux et cause du larmoiement, ou à la gorge et détermine des picotements incommodes et de la toux.

D'après Lavoisier et Laplace, la combustion d'un gramme de suif élève 83 gr. d'eau de 0° à 100°. — Une chandelle de 6 à la livre consomme, dans une heure, un tiers de l'oxygène contenu dans 0^m cube 322 d'air. Sa combustion complète forme dé l'eau et de l'acide carbonique.

Les torches ne sont point usitées dans les habitations ; elles dégagent encore plus de vapeurs irritantes.

2° *Cire et bougies.* — Les bougies sont faites avec la cire fournie par les abeilles, ou par un arbre appelé *myrica cetifera*, ou avec le suif privé de sa partie huileuse (acide stéarique), ou avec le blanc de baleine (cétine).

La combustion des différentes espèces de cire est, généralement, plus complète que celle du suif, dégage moins de vapeurs, et est, par conséquent, d'un usage plus avantageux.

D'après Lavoisier et Laplace, la combustion de 1 gr. de cire blanche peut élever de 0° à 10° 105 gr. d'eau. Les diverses espèces de cire consomment la même quantité d'oxygène que les chandelles.

10*

5° *Huiles grasses.* — Les huiles les plus fréquemment employées dans nos contrées sont l'huile de colza, l'huile d'œillette, l'huile de chènevis, l'huile de noix. — De ces huiles, la première est la plus belle; les autres sont âcres et visqueuses.

Ces huiles se brûlent à l'aide d'appareils extrêmement variés connus sous le nom de lampes. Les principaux systèmes sont : la lampe solaire, la lampe astrale, la lampe à modérateur, la lampe Carcel.

La lampe solaire échauffe beaucoup les appartements et éclaire bien.

La deuxième est peu usitée aujourd'hui, et donne une lumière modérée.

La troisième donne une lumière intense, mais offre quelques inconvénients de manipulation.

La lampe Carcel réunit tous les avantages. Elle donne beaucoup de lumière et de chaleur. — Cette lampe peut élever, dans une heure, de 0° à 100°, 45^m48 centim. cubes d'air.

L'intensité de lumière des différents modes d'éclairage peut s'indiquer ainsi :

Lampe Carcel.............. 100.
Chandelle (6 à la livre)..... 10.
Bougie de cire d'abeilles.... 13,61.
— d'acide stéarique.... 14,30.
— de cétine.......... 14,40.
Lampe astrale............. 30,40.

Il est avantageux de couvrir les lampes en ignition d'une sorte de chapiteaux dans lesquels viennent se condenser les vapeurs et la fumée, qui dès lors ne peut plus se répandre dans l'appartement et y exercer son action fâcheuse.

4° Gaz. — Les lampes dites à gaz liquide ont pour agent un mélange d'alcool et d'huile de térébenthine. Leur lumière n'est pas très-intense et leur emploi peut donner lieu à des détonations dangereuses.

Les lampes à huile essentielle de schiste sont encore peu usitées; elles donnent plus de lumière et offrent moins de danger que les précédentes. Il est à désirer que l'usage s'en répande.

Les lampes à gaz oxygène tendent à se vulgariser; leur lumière est extrêmement intense, puisque celle de Carcel étant représentée par 100, celle-ci l'est par 800.

Tels sont les divers modes d'éclairage employés dans les appartements. La combustion se fait toujours, excepté dans le dernier système, aux dépens de l'oxygène contenu dans la chambre, et si l'air n'y est point facilement renouvelé, elle peut aisément déterminer des vertiges, des maux de tête et même l'asphyxie. Mais le tirage d'une bonne cheminée conjure le plus souvent ces accidents.

5°. Eclairage au gaz proprement dit. — Ce mode d'éclairage, qui tend à se répandre aujourd'hui dans toutes les villes et les établissements publics, ne peut guère convenir aux habitations privées, en raison de la quantité considérable d'oxygène qu'il consomme. Un bec brûlant 158 litres de gaz par heure, peut élever de 0 à 100°, 154 mètres cubes d'air.

Le séjour prolongé dans une capacité close éclairée au gaz peut déterminer de la toux et différentes affections pulmonaires plus graves, un état de pâleur générale, l'asphyxie même.

Une fissure dans les tuyaux de conduite peut laisser échapper le gaz dans une partie de son trajet. De graves accidents peuvent en être la conséquence, lorsque la fuite a lieu dans un lieu fermé: l'asphyxie si l'on ne peut immédiatement donner accès à l'air extérieur, des détonations terribles si l'on vient à en approcher un corps en ignition.

Divers accidents menacent aussi les ouvriers attachés au service de l'éclairage au gaz: — des congestions cérébrales, et des brûlures par suite de la haute température qu'ils sont obligés de subir; l'asphyxie par suite de certaines émanations.

Résumé sur les habitations.

Depuis quelques années, on se préoccupe beaucoup de l'insalubrité des logements de la classe ouvrière, et cette question est l'une des plus importantes de toutes celles qui concernent l'hygiène. Les médecins ont reconnu partout que l'absence du renouvellement de l'air, le froid humide, le manque de lumière, le défaut absolu de propreté, dans la plupart des habitations des quartiers populeux des grandes villes, en font autant de foyers d'infection qui deviennent, pour les malheureux ouvriers, des centres de maladies et d'infirmités héréditaires. C'est là que frappent surtout les épidémies, que la mort vient faire ses plus abondantes moissons et abréger la durée moyenne de la vie humaine.

Les constructeurs, les propriétaires et les locataires doivent donc se soumettre à nos conseils; ils le doivent, car le sort du pays tout entier s'y trouve intéressé.

Aux constructeurs, l'hygiène indique la nature des matériaux à employer, l'épaisseur à donner aux murs, la disposition des ouvertures intérieures et extérieures de l'habitation et des accessoires nécessaires, les moyens d'éclairer, de chauffer, d'aérer et de s'opposer à l'humidité, l'espace indispensable aux cours, l'élévation qui convient aux maisons selon la largeur des rues, etc.

Aux propriétaires, elle impose l'obligation de faire, sans délai, toutes les réparations nécessaires pour ne point laisser pénétrer du dehors au dedans la pluie, l'humidité, le vent; d'entretenir les parties communes de la maison, couloirs, escaliers, cours, dans un état de propreté constant; de ne point permettre le dépôt d'immondices ni la stagnation des eaux ménagères, sources trop fréquentes d'émanations délétères; d'entretenir en état les pavés, dallages et planchers; de blanchir fréquemment les murs, tant intérieurs qu'extérieurs, pour détruire les miasmes qui viennent s'y accumuler.

Enfin, elle impose aux locataires l'obligation de ne choisir un logement que parmi ceux qui réunissent les conditions de salubrité que nous avons indiquées; elle ne permettra donc point de confiner toute une famille, hommes, femmes, enfants des deux sexes, dans une seule chambre, funeste entassement si commun et non moins fatal à la santé qu'à la moralité; l'hygiène impose encore, car il y va de la vie, l'obligation d'entretenir dans le logement du pauvre, non moins que dans celui du riche, la plus grande propreté par de fréquents lavages, d'y renouveler l'air plusieurs fois par jour jusque dans les coins les plus reculés, d'exposer souvent les objets de couchage au grand air pour les purifier des miasmes du corps qui y séjournent; à ces conditions seules l'ouvrier pourra conjurer, en partie du moins, le mal qui résulte d'habitations mal construites, insalubres par elles-mêmes, comme le sont toutes celles des quartiers pauvres des grandes villes et comme beaucoup se rencontrent dans les campagnes.

Notre pays est un de ceux dans lesquels la bienfaisance s'exerce le plus largement. Comment donc n'a-t-on point encore songé à créer des sociétés dont la mission serait de veiller à la salubrité des habitations du pauvre, et qui sauraient s'imposer quelques sacrifices pour réaliser elles-mêmes certaines améliorations qu'elles auraient à conseiller?

Invoquons encore l'assistance des magistrats : eux seuls peuvent suffire, sinon à détruire, du

moins à diminuer le mal, armés des pouvoirs
que la loi leur confère.

Enfin, émettons le vœu que dans nos grandes
cités il s'élève, comme en Angleterre, des maisons à prix réduits, garnies ou non garnies,
construites sur des modèles appropriés aux besoins de la classe ouvrière. — Le gouvernement
de l'Empereur est déjà entré dans cette voie;
espérons qu'après l'avoir tracée, il l'élargira,
et que d'heureux résultats ne tarderont point à
se faire sentir.

VÊTEMENTS.

Le besoin de se vêtir est aussi naturel à
l'homme que le besoin d'habitation. Le corps
des animaux est couvert d'un vêtement naturel
en rapport avec le milieu qu'ils habitent et le
rôle qu'ils sont destinés à remplir : poils, plumes, duvet, écailles ou coquilles; l'homme seul
a le corps nu, et serait en but à toutes les
intempéries de l'atmosphère si l'intelligence ne
venait suppléer à l'omission de la nature. Les
vêtements préservent donc l'homme des excès
du froid et du chaud, de l'action directe des
rayons solaires aussi bien que de la pluie
et des vents. Tous les peuples du monde se vê-
tent, et chez tous le vêtement constitue une
des grandes préoccupations de la vie; c'est au
vêtement surtout que sont attachées les marques
distinctives de la caste, du rang ou de la fortune.

C'est grâce aux vêtements que l'homme peut

être cosmopolite, qu'il peut, sans crainte, franchir l'intervalle du nord au sud, sans autre précaution, souvent, que de proportionner son vêtement à la nouvelle dose de calorique qu'il doit émettre ou recevoir.

« Le vêtement, dit M. Michel Lévy, est comme un tégument de plus que l'homme rend à volonté général ou partiel, imperméable ou poreux, épais ou mince, moelleux ou rude, de manière à régulariser le jeu des organes profonds par le degré de stimulation de la peau, et à lutter par la mobilité des moyens protecteurs avec la mobilité des états thermométrique, hygrométrique, électrique, etc., de l'atmosphère. »

Matière.

Nous empruntons au règne végétal et au règne animal la matière de nos vêtements; au premier appartiennent le lin, le chanvre, le coton et quelques substances accessoires; au second la soie, la laine, les poils, les pelleteries, les cuirs, les plumes.

Le *lin*, que l'antiquité réservait aux riches et à la pompe du culte religieux, est une plante annuelle cultivée dans le midi, mais surtout dans le nord de l'Europe. La reine Clothilde n'avait qu'une chemise de lin lorsqu'elle épousa Clovis, tant était rare et précieuse cette substance aujourd'hui si vulgaire.

Le *chanvre* est cultivé dans toute l'Europe; son usage se confond avec celui du lin, mais il est plus répandu. Ces deux substances, qui présentent entre elles tant d'analogie, sont constituées par les fibres ligneuses de la tige des plantes qui les fournissent; elles sont recouvertes d'une matière visqueuse que l'opération du rouissage en sépare. Le chanvre et le lin, réduits après cette opération à l'état de filasse, servent à la fabrication du fil, des cordes, des toiles, etc. Le lin offre moins de résistance que le chanvre, puisque celle-ci est représentée dans le premier par $11\,{}^{5}/_{4}$, et par $16\,{}^{1}/_{3}$ dans le second; la fibre du lin est plus fine et plus douce. C'est avec la toile usée que se confectionne la charpie, substance dont la chirurgie fait un si grand usage; par une transformation nouvelle, c'est elle, enfin, qui donne naissance au papier.

Le *coton*, dont l'emploi, grâce à son bas prix, est si universellement répandu, est un produit spécial composé de fibres isolées, tordues sur elles-mêmes, blanches, très-fines, qui enveloppent les semences d'un arbuste propre aux contrées méridionales, dont il contribue à faire la richesse.

D'autres substances végétales peuvent encore servir à quelques parties spéciales de notre vêtement: diverses *pailles*, dont on fait des coiffures; le *bois*, dans lequel plusieurs habitants des campagnes creusent des chaussures, etc.

Parmi les substances animales, la *laine* est, sans contredit, la plus importante. Elle se présente sous forme de poils cylindriques d'une nature analogue à celle de toutes les productions cornées des animaux, plus ou moins fins et longs, revêtus d'une couche de substance graisseuse, dont on les débarrasse aisément. Le poil de la laine est d'un calibre bien plus gros que celui du coton ou de la soie.

Les qualités de la laine sont subordonnées à la variété des races qui la fournissent, à la fertilité des pâturages, aux progrès de l'industrie qui la fait passer à l'état de tissus.

Dans les climats du nord et souvent dans la saison froide des climats tempérés, on ne se contente plus de se vêtir du poil des animaux, c'est la peau tout entière, dont la forme est appropriée à nos besoins et à nos usages, qui est mise en œuvre sous le nom de *fourrure.*

Les *peaux* des animaux, soumises à l'opération du tannage, forment le *cuir*, la matière la plus habituelle de nos chaussures.

Les *plumes* des oiseaux ne sont guère employées que sous forme de duvet, et sont destinées à couvrir nos lits plutôt qu'à nous vêtir. Certaines plumes constituent, toutefois, des objets de parure fort recherchés.

La *soie* consiste en fils d'une finesse et d'une souplesse admirables, sécrétés par une chenille originaire des pays chauds, mais qui peut vivre dans nos climats. La soie était à peine connue des anciens; elle constituait, il y a quelques années encore, un grand luxe réservé à l'opulence; c'est de nos jours, seulement, que cette précieuse substance a commencé à se vulgariser. La soie est la plus résistante de toutes les matières textiles. La bourre de soie qui entoure le cocon a quelques rapports avec le coton, tandis que la soie elle-même en a plus avec la laine.

Le pouvoir conducteur du calorique est faible dans la laine, dans la soie, moindre encore dans les fourrures et les plumes de duvet. Les substances végétales conduisent mieux que les substances animales; chez les unes et les autres, cependant, ce pouvoir est peu étendu puisque, en admettant avec M. Despretz le maximum de conductibilité représenté par 100, on trouverait 11 environ pour les matières textiles végétales. Le coton est un peu plus mauvais conducteur que le chanvre et le lin, aussi le linge de coton est-il plus chaud en hiver que la toile de lin, tandis que, pendant l'été, il expose moins aux refroidissements. — Nous pouvons, sous ce rapport, placer dans l'ordre suivant les diverses substances vestimentaires : 1° lin et chanvre; 2° coton; 3° soie; 4° laine. Les sub-stances animales possèdent la faculté de déve-lopper et de retenir le fluide électrique; les substances végétales sont dépourvues de cette propriété. Le frottement d'étoffes de laine ou de soie sur la peau peut donc développer de l'élec-tricité qui se manifeste par un sentiment d'hor-ripilation désagréable et une stimulation nerveuse continue; cependant cette faculté pourrait être recherchée dans certains états de maladie où l'électricité est applicable.

Ces substances ne sont point également *hy-*

grométriques, c'est-à-dire qu'elles jouissent à divers degrés de la faculté d'absorber l'eau et l'humidité. Les corps les plus hygrométriques sont aussi les meilleurs conducteurs du calorique, ils sont donc les moins chauds; les matières humides refroidissent le corps en lui enlevant du calorique pour subvenir à leur évaporation.

Les matières hygrométriques n'agissent point seulement en absorbant l'humidité extérieure, mais encore en s'imbibant des fluides transpirés par la peau, et c'est là leur cause la plus active de réfrigération; la transpiration varie, en effet, selon l'intensité du pouvoir émissif de l'humidité et du calorique.

Ces différentes substances vestimentaires passent à l'état de tissus par une série de transformations qui constituent une grande part des progrès de l'industrie moderne, mais dont l'examen ne saurait nous arrêter. Le degré de *texture* est important à considérer : les tissus peu serrés, fomenteux, lâchement tissés, qui conservent entre leurs mailles de grandes quantités d'air, sont reconnus pour être plus chauds que les tissus denses et serrés, à quantité de matière égale. Ce fait a été mis hors de doute par les expériences de Rumfort. La texture des tissus importe encore par son plus ou moins de rudesse et l'impression tactile qu'elle détermine sur la peau avec laquelle ils sont en contact. La laine et les poils des animaux, en général, forment des tissus rigides dont les aspérités font éprouver une sensation pénible de chaleur et de démangeaison ; aussi évite-t-on, en général, l'application des tissus de laine sur la peau ; on les isole au moyen de linge de toile ou de coton. Différentes maladies, des éruptions variées, des érysipèles, peuvent être le résultat de l'application immédiate de ces sortes de tissus, s'ils ne sont point assez souvent renouvelés pour être entretenus dans un état de propreté constant. Les vêtements de laine exercent donc sur la peau une stimulation mécanique et une action dues aux produits de la sécrétion cutanée qu'ils retiennent si on ne les en sépare fréquemment par le lavage : cette action mécanique est souvent recherchée en hygiène dans l'emploi des gilets de flanelle appliqués directement sur la peau.

La soie est douce sur la peau, mais les tissus de coton sont ceux dont le contact est le plus doux.

La texture des vêtements présente un intérêt d'un autre ordre. Les vêtements à tissu épais, spongieux, qui sont, en même temps, mauvais conducteurs du calorique, se refroidissant aisément par leur superficie, offrent une large surface de dépôt aux miasmes que l'air peut contenir ; ils s'en imprègnent aisément, et peuvent devenir des foyers d'infection. — Ils peuvent de même s'infecter des matières produites par le corps de l'homme sain ou malade, lorsqu'ils ont subi avec lui un contact trop prolongé sans être soumis aux purifications nécessaires. Il est hors de doute que la matière des vêtements sert à la transmission de nombreuses maladies, surtout lorsque le même linge, les mêmes couvertures d'un lit, par exemple, servent successivement à plusieurs personnes malades. La peste, la dyssenterie, le charbon ont souvent été transmis de la sorte. Le miasme des marais imprègne facilement les vêtements et peut agir à distance.

La *couleur* des vêtements jouit d'une certaine importance hygiénique, importance qui ressort de la différence des pouvoirs absorbants et émissifs du calorique, inhérente aux diverses couleurs.

La couleur noire réunit au maximum ces deux pouvoirs; ils sont au minimum dans le blanc. Le degré de perméabilité au calorique peut s'établir ainsi, d'après les expériences de Starck : le noir, le brun, le rouge, le jaune, le blanc. Le blanc se refroidit donc moins vite que le noir. Comme conséquence de ce principe, que de nombreuses expériences ont établi sans contestation, on reconnaît que les vêtements blancs sont préférables lorsqu'il s'agit de s'opposer à la déperdition du calorique fourni par nos organes, circonstance propre à l'hiver, ou lorsqu'il s'agit d'opposer une barrière à l'action d'une température extérieure trop élevée! Les vêtements noirs ne conviennent mieux, sous ce rapport, que chez les personnes faibles, valétudinaires, les vieillards, qui, n'ayant plus qu'une faible caloricité, ont besoin de toute la chaleur qui peut leur être fournie du dehors. C'est donc

par une erreur de la mode que la couleur noire
est généralement adoptée dans le costume des
hommes.

La nature elle-même se comporte suivant ce
principe à l'égard des animaux: presque tous ceux
du nord, la marte, l'hermine, l'écureuil, le
renard, l'ours deviennent blancs à l'époque des
plus grands froids ; l'été, leur pelage reprend ses
teintes naturelles, Remarquons même que ceux
de ces animaux dont la couleur est permanente
et ne change point avec les saisons, ont le ventre blanc, cette partie du corps tournée vers la
terre, et la plus exposée au froid humide qui s'en
échappe.

La couleur des vêtements n'a, toutefois, une
influence bien réelle sur la chaleur que lorsqu'ils
sont minces ; la matière dont ils sont formés,
leur épaisseur, leur mode de tissage, importent
davantage.

La puissance absorbante de l'humidité, soit
l'hygrométrie, des couleurs, est dans les mêmes
rapports que le pouvoir absorbant du calorique.
Ainsi, dans une expérience, trois masses de laine
de poids égaux, mais de couleurs différentes,
exposées à l'humidité, ont absorbé, dans un temps
égal, la noire 32 grains, la rouge 25 et la blanche 20. Comme c'est à la faveur de l'air humide
que les miasmes et les effluves se transportent,
les vêtements noirs pourraient offrir un danger
réel dans certaines circonstances où l'infection
peut être à redouter, dans le séjour des hôpitaux, au milieu de certaines épidémies, puisque

cette couleur est celle qui s'imprègne le plus d'humidité. Starck a poussé ses expériences jusque sur l'absorption et l'émission des odeurs, et a trouvé, là encore, la confirmation du même principe. Cette double puissance des couleurs sur les odeurs se gradue ainsi : noir, bleu, rouge, vert, jaune et blanc, qui est presqu'imperméable. C'est donc une application instinctive de l'hygiène qui nous porte à considérer le blanc comme le type de la propreté; et puisque cette couleur est celle qui offre le moins de prise aux agents miasmatiques, c'est celle dont il importe le plus de nous entourer.

La forme des vêtements, infiniment variable, est bien plutôt soumise aux caprices de la mode qu'aux lois de l'hygiène. Quoi qu'il en soit, la forme donnée aux vêtements doit toujours avoir en vue la décence, inhérente à nos mœurs et à nos instincts, et le besoin de maintenir une atmosphère chaude autour du corps.

Les vêtements amples, laissant librement circuler une grande masse d'air entre eux et le corps, conviennent dans les saisons ou les pays chauds; les vêtements modérément serrés, n'emprisonnant qu'une couche mince d'air difficilement renouvelable, conviennent mieux dans les contrées et les saisons froides. L'air est mauvais conducteur du calorique; il est donc essentiel de conserver le plus possible, au contact de notre corps, celui dont la température s'est déjà convenablement élevée. Les vêtements collants, à moins qu'ils ne soient surmontés eux-mêmes de vêtements larges, ne conviennent jamais: en hiver, ils laissent une couche d'air trop mince interposée entre eux et le corps, et facilitent le rayonnement; en été, cette couche mince ne saurait se renouveler, et elle conserve au corps la chaleur qu'elle a acquise.

Mais quelle que soit la forme des vêtements, ils ne sont fixés au corps qu'à l'aide de supports ou de liens qui déterminent toujours une constriction plus ou moins forte sur la partie qu'ils embrassent. L'effet de cette constriction est de gêner la circulation, et de déterminer un engorgement sanguin dans les parties voisines; souvent les tissus comprimés durcissent et s'épaississent; leur sensibilité s'émousse. Cette compression, poussée trop loin, cause des fourmillements incommodes, peut devenir douloureuse et insupportable; telle est celle, par exemple, qu'exerce une chaussure trop étroite. Une compression fort longtemps exercée peut encore avoir pour résultat de diminuer, d'atrophier la partie sur laquelle elle s'applique, en mettant obstacle à la circulation habituelle des fluides nutritifs. Enfin, comme dernier et triste effet de la compression exercée par certaines parties des vêtements, citons les congestions viscérales, les déplacements et les déformations des organes, qui peuvent altérer profondément la santé et menacer la vie même. En principe, les vêtements trop étroits, ou exerçant des compressions partielles, doivent être rigoureusement rejetés.

En résumé, toutes les conditions de texture,

de couleur, de forme que nous venons d'indiquer, ont toujours pour but la calorification du corps, soit par le maintien de la chaleur intrinsèque, soit par l'apport du calorique extérieur; elles s'opposent à ses brusques variations de température; plus rarement elles sont appelées à modérer l'action de la chaleur extérieure.

Les vêtements, par suite de l'habitude, diminuent la calorification, et cette influence exerce une action puissante sur les fonctions dans lesquelles résident les sources de chaleur de l'économie, surtout la respiration, la digestion et l'innervation.

Les brusques variations de température sont une cause de nombreuses maladies; si un organe est brusquement refroidi, comme la calorification ne vient point immédiatement réparer la perte de chaleur éprouvée, la partie reste en but à l'action réfrigérente si les vêtements ne viennent y porter obstacle, et diverses inflammations peuvent en être la conséquence. L'action d'un refroidissement local est d'autant plus énergique qu'il atteint un individu faible ou épuisé, déjà malade, convalescent, ou habitué à porter des vêtements chauds.

La présence habituelle des vêtements sur les diverses parties de notre corps détermine, par l'absence de lumière, un étiolement indiqué par la pâleur de la peau habituellement recouverte, comparée à la teinte plus brune des parties exposées au contact de l'air.

Le contact des vêtements augmente la sensibibilité de la peau qui, habituée à une enveloppe protectrice, ressent d'une manière bien plus vive l'action des influences étrangères, météoriques ou autres, lorsque cette enveloppe vient à lui manquer.

Nos habitudes sociales ont fractionné le vêtement de telle sorte que chacune des parties du corps a une portion de vêtement qui lui est affectée. Le vêtement de l'homme diffère complètement de celui de la femme.

Vêtement de l'homme.

Notre *chapeau*, vestige informe des anciennes armures, ne couvrant qu'une partie limitée de la tête, l'abrite peu contre le froid, mais la préserve, au moins, des chocs extérieurs. Cette coiffure est souvent trop étroite, comprime le front et cause un engourdissement douloureux du cuir chevelu. Les chapeaux en paille, faits de nattes peu serrées, sont favorables pour l'été, en permettant à l'air de les traverser librement.

Les chapeaux en feutre ou en soie, qui sont plus généralement adoptés, emprisonnant une couche d'air chaud, entretiennent sur la tête une chaleur quelquefois pénible et dangereuse; on supplée imparfaitement à ce défaut en les perçant de petites ouvertures qui font l'office de ventilateurs. Les casquettes en drap ou en étoffes légères, garnies de visières, sont de bonnes coiffures que les exigences de la mode font souvent rejeter. La perte des cheveux entraîne souvent après elle plusieurs incommodités qui résultent du refroidissement habituel de la tête; on y remédie facilement à l'aide des perruques et toupets, qui ne doivent être que des agents hygiéniques bien plutôt que des objets de coquetterie.

L'obligation de se couvrir la tête pendant la nuit est tout-à-fait soumise à l'habitude; les foulards ou serre-tête qu'on emploie habituellement ont l'inconvénient de ne tenir sur la tête qu'à l'aide d'une constriction assez forte. — Le mieux est de s'habituer, dès l'enfance, à coucher la tête nue. Nous osons à peine conseiller le bonnet de coton, à cause de l'injuste défaveur qui l'a frappé; c'est, assurément, la meilleure de toutes les coiffures de nuit.

La protection du cou s'opère à l'aide de la *cravate* ou du *col.* Les orientaux vivent avec le cou découvert, et trouvent, dans cette habitude, une immunité contre les maux de gorge, les enrouements et les rhumes dont nous sommes si aisément frappés lorsque cette partie est accidentellement exposée au froid. Cependant, au milieu des intempéries de notre climat, la cravate, lâchement nouée autour du cou, offre plus d'avantages que d'inconvénients; mais il n'en est point ainsi du col, sorte de carcan peu usité aujourd'hui dans la vie civile, mais si malheureusement imposé aux militaires. La compression du cou détermine la stagnation du sang dans les veines qui sont au-dessus; la face s'injecte, les yeux deviennent rouges et saillants; la céphalalgie survient, et l'apoplexie même peut en être la conséquence.

Le col doit donc être proscrit du costume bourgeois et devrait l'être de l'uniforme militaire. La cravate doit être souple, peu épaisse, peu chaude, laissant l'air circuler entre elle et le cou, et n'opposant que peu d'obstacle aux mouvements de la tête.

Les pièces de vêtement qui recouvrent le tronc et les membres sont les plus importantes. Les orientaux les portent larges et amples; chez nous, elles sont, en quelque sorte, moulées sur la surface du corps.

La *chemise* est une partie essentielle du vêtement; elle est un des agents les plus actifs de la propreté du corps. — Elle est de lin, de chanvre ou de coton; d'après ce que nous avons dit plus haut, la chemise de coton nous semble toujours préférable, quoique les premières soient plus fraîches en été; elle ne doit point être trop mince, car il faut qu'elle absorbe les produits de la transpiration cutanée, ni trop rude, car elle irriterait désagréablement la peau. — Dans nos campagnes, on donne généralement la préférence aux toiles de ménage, tissées avec un fil grossier; la robuste constitution des villageois s'en accommode parfaitement. La chemise doit fermer au col et aux poignets sans exercer de constriction. Il est important, dans toutes les conditions, de changer de chemise trois fois ou au moins deux fois par semaine; que la propreté soit le luxe du pauvre, et qu'il n'oublie pas que la propreté du linge est un des grands éléments de la santé. C'est une bonne habitude de changer de chemise pour la nuit; le linge enlevé le soir sèche, s'aère et se dépouille en partie des matériaux de la transpiration dont il était imprégné.

L'habitude de porter sous la chemise un *gilet* de laine est bonne pour les personnes faibles et valétudinaires, pour les personnes âgées et même pour les enfants, lorsqu'on a lieu de redouter le développement de quelque maladie grave. Ces gilets, mauvais conducteurs du calorique, ont l'avantage d'entretenir une chaleur constante à la surface du corps; ils s'imprègnent des matériaux de la transpiration qu'ils ne laissent point évaporer, et qui formeraient bientôt une couche imperméable; cette partie du vêtement a donc besoin d'être entretenue dans un grand état de propreté. La flanelle appliquée sur la peau stimule doucement ce tégument, augmente ses propriétés transpiratoires et diminue dans la même proportion le travail des poumons. L'application directe de la flanelle sur la peau est donc avantageuse chaque fois qu'il faut s'opposer à une action trop énergique de l'organe pulmonaire s'il est le siége de quelqu'affection organique, ou s'il y a, du moins, quelque fâcheuse prédisposition. Cependant, le gilet de flanelle une fois mis ne doit plus s'enlever qu'avec de grandes précautions; et, comme il est toujours fâcheux de contracter des habitudes, nous conseillons de n'user de ce moyen qu'avec réserve, et dans le cas, seulement, où il paraîtrait nécessaire.

Les mêmes considérations s'appliquent au *caleçon* de flanelle, qui accompagne ordinairement le gilet.

Cependant, le caleçon, quelle que soit sa matière, est plutôt employé comme vêtement de propreté; il sépare le corps, pendant l'hiver, du *pantalon* de drap qui ne saurait être lavé et conserve par suite toutes les impuretés qui lui viennent du dedans et du dehors; en été, du pantalon d'étoffe légère, dont le tissu livre facilement passage à la poussière et autres matières dégagées de l'atmosphère.

Le pantalon sera modérément large, et ne comprimera ni l'abdomen, ni les membres. Il doit être soutenu à l'aide de bretelles, mode de suspension bien préférable à celui qui consiste à maintenir cette partie du vêtement fixée autour des reins à l'aide d'une ceinture. Cette dernière méthode, autrefois universelle et qui tend à revivre, a l'inconvénient de comprimer la base de la poitrine, de s'opposer à son développement, de gêner la respiration, la digestion, et de provoquer le développement des hernies. Le pantalon ne doit pas monter au-dessus des dernières côtes.

Les pantalons en laine sont les meilleurs; ceux appelés pantalons d'été, confectionnés avec des étoffes légères, doivent être réservés pour les

fortes chaleurs; mais dans notre climat, les variations de température étant brusques et fréquentes, il serait plus convenable de l'abandonner tout-à-fait.

Le *gilet* est une pièce accessoire qui protége
le thorax. C'est surtout cette portion de vêtement qui ne doit pas comprimer les parties
qu'elle recouvre; les mouvements de la poitrine
doivent s'opérer sous le gilet comme s'il
n'existait point. L'étoffe du gilet est assez indifférente, puisqu'un autre vêtement le recouvre;
cependant, comme pour le pantalon, nous donnons la préférence aux étoffes de laine. Lorsqu'on
n'est point guidé par des considérations d'élégance, le gilet croisé ou boutonné jusqu'au
haut de la poitrine mérite la préférence sur
celui qui laisse toute la partie antérieure exposée
à l'action des causes réfrigérentes.

L'*habit* complète les fonctions remplies par le
gilet; de plus, il protége les lombes; la *redingote*
abrite, en sus, tout le tronc et les cuisses, et
est préférable sous bien des rapports. La forme
des habits, modifiée dans ses détails par la mode,
s'adapte généralement bien à nos besoins et,
qu'on me passe l'expression, vaut mieux que sa
réputation. Il est inutile de répéter que l'habit
ne doit exercer aucune compression, ni au
corps, ni à la poitrine, ni aux manches. La *veste*
convient davantage à la population ouvrière,
parce qu'elle est mieux appropriée à l'exercice des
fonctions manuelles. La *blouse*, seule pendant
l'été, recouvrant une veste pendant l'hiver, est

ne vêtement journalier de l'ouvrier des villes et
des cultivateurs; ce vêtement est commode, permet une entière liberté de mouvements, laisse
pendant l'été circuler l'air entre lui et les vêtements immédiats, mais il n'est pas suffisamment
chaud l'hiver, et ne peut être considéré que
comme un vêtement accessoire. La *robe de
chambre* est un bon vêtement d'intérieur; mais
les hommes de cabinet lui reprochent, avec raison, de rendre celui qui en a l'habitude trop
sensible à l'impression du froid lorsqu'il la quitte
pour prendre un vêtement plus officiel.

Le *manteau*, le *paletot*, le *surtout*, sont
des vêtements supplémentaires à l'usage des saisons froides. Le manteau, mauvais conducteur
du calorique, doit être d'un tissu épais, résistant et non spongieux, pour qu'il ne s'imbibe pas
trop aisément de pluie et d'humidité. Il gêne la
marche, et parfois laisse circuler une trop grande
quantité d'air; le manteau à capuchon et à manches est préférable. Le paletot, qui a détrôné le
manteau, ne le remplace qu'imparfaitement; il
est moins chaud.

Les vêtements en étoffes dites imperméables,
concentrent trop de chaleur et provoquent d'a-
bondantes transpirations; ils exposent aux refroidissements quand on les quitte. Leur emploi, avantageux pendant les fortes pluies, demande donc beaucoup de prudence.

Le froid détermine aux mains des érosions,
des fissures, des engelures. — On les préserve
à l'aide des *gants*, plus souvent employés dans

un but d'élégance que dans une vue hygiénique.
Les gants de substances végétales sont préférables l'été ; ils n'ont pour but que de protéger
la sensibilité tactile des mains ; en hiver, on préfère les gants de peau ; ils concourent encore
au même but et s'opposent à l'action du froid.

Les *bas* et *chaussettes*, qui ont pour usage
de maintenir une température convenable aux
extrémités inférieures, sont plutôt encore des
moyens de propreté, en se chargeant du produit des sécrétions cutanées si abondantes aux
pieds. Ils sont le plus souvent de coton ou de
fil, plus rarement de laine, et demandent à être
fréquemment renouvelés.

Les *chaussures* occupent une place importante en hygiène ; la plupart des déformations
des pieds, et les maladies nombreuses dont ils
sont le siége sont dues, presque toujours, à
des défauts de confection de la chaussure. Un
soulier trop étroit comprime douloureusement
le pied et donne naissance aux cors, durillons,
exostoses ; trop large, il ne fournit pas au
pied un point d'appui suffisant, fatigue dans la
marche et cause des frottements douloureux.
Les talons hauts font porter le poids du corps
sur les orteils, les déforment et favorisent la
formation de certaines luxations du pied. Les
souliers pointus ne permettent point aux orteils
un développement suffisant et les forcent à che-
vaucher l'un sur l'autre ; les souliers carrés sup-
posent au pied une forme qu'il n'a point, puisqu'il diminue de longueur de l'intérieur à l'ex-

rieur; dans ce cas, ou ils sont trop courts
et ils laissent une partie de leur capacité inoc-
cupée par le pied, qui modifie sa forme sur
celle de ce vide.

Le soulier est la chaussure d'été; la *botte*
est plus spécialement appropriée à l'hiver. Celle-
ci soutient la jambe, la protège contre les violences extérieures, contre l'humidité et contre
le froid; cependant, depuis quelques années,
son usage paraît diminuer pour être remplacé
par celui des *bottines*, qui en offrent tous les
avantages et n'ont pas les mêmes inconvénients.
Le cuir de l'empeigne doit être souple, celui de
la semelle sec et peu perméable; une semelle de
liège y est introduite avec avantage pendant
l'hiver. — Le caoutchouc, approprié à nos chaussures d'hiver, est une heureuse innovation; il
maintient les pieds dans un état de sécheresse
complet; il serait à désirer que son bas prix
pût le vulgariser davantage. — Les *sabots*, dont
l'usage diminue beaucoup dans nos campagnes,
sont mauvais conducteurs du calorique, et ne
laissent point pénétrer l'humidité; mais leur rigidité les rend difficiles à supporter, et les pieds
délicats de nos citadins ne sauraient s'en accommoder. Ils exposent à toutes les lésions qui
atteignent l'épiderme des pieds, épaississent la
peau et diminuent sa sensibilité. Les sabots, enfin,
exposent aux chutes et peuvent être cause d'accidents graves. — Les *pantoufles*, dont on se
chausse dans l'intérieur des maisons, sont d'un
usage avantageux. Les pantoufles fourrées doi-

vent être proscrites chez les personnes jeunes et bien constituées; elles doivent être réservées à la maladie et à la vieillesse.

Vêtement de la femme.

Le vêtement de la femme diffère complètement, chacun le sait, de celui de l'homme; cependant nous suivrons, dans l'appréciation des différentes parties qui le composent, l'ordre que nous avons déjà adopté pour l'habillement de l'homme.

Deux sortes de coiffures sont destinées à protéger la tête : les *chapeaux* et les *bonnets*. Rien n'est moins déterminé que la forme des bonnets, coiffure essentiellement subordonnée à l'âge, au degré de fortune, et surtout aux caprices de la mode. Les femmes du peuple portent encore, dans nos pays, une sorte de bonnet en étoffe doublée et piquée, connue vulgairement sous le nom de *cornette;* les progrès du luxe font chaque jour abandonner cette coiffure peu coquette, sans doute, mais que l'hygiène doit encore recommander. Sa texture met à l'abri des variations de température, en même temps que sa perméabilité permet un échange entre l'air extérieur et les fluides dégagés de la tête; les pattes qui terminent cette coiffure au niveau des oreilles préservent avantageusement ces organes contre les *coups d'air*, si communs sous notre ciel inconstant. Du reste, cette coiffure convient beaucoup moins pendant les chaleurs de l'été,

mais alors elle est remplacée par une simple
voile, mieux appropriée à la saison.

Le bonnet est, surtout, la coiffure des ouvrières des villes ; fait ordinairement d'une étoffe
légère et transparente, c'est à peine s'il peut
être considéré comme un agent protecteur ; il
n'a guère d'autre utilité que de maintenir les
cheveux, comme le fait la résille espagnole. Le
bonnet est, d'ailleurs, devenu si petit, qu'il ne
couvre guère, aujourd'hui, que le sommet de
la tête.

Le bonnet est encore la coiffure des femmes
du monde, chez elles ou dans certaines relations
de société ; il subit annuellement de telles transformations, qu'il n'est plus que l'ombre de lui-
même et échappe aux investigations de l'hygiène.
La coiffure en cheveux, à laquelle la dégradation
du bonnet amène insensiblement, est surtout
une coiffure d'intérieur et de soirée à l'usage
des jeunes femmes. Elle n'offre point d'inconvénient et peut-être même est-elle préférable à
toute autre lorsque la tête est abondamment
pourvue de cheveux et que la femme a soin de
se couvrir en passant d'un lieu chaud dans un
lieu froid, ainsi qu'il arrive journellement au
sortir du bal ou du spectacle.

Enfin, les chapeaux sont la coiffure essentielle
des femmes. On peut les diviser en deux catégo-
ries : le chapeau des femmes du monde, essentiellement soumis à la mode, et le chapeau des
femmes de Lorraine, ayant une forme réellement
nationale et transmissible.

Tout chapeau doit avoir une double missio⟨
à remplir : celle de protéger la tête contre l⟨
froid et les chocs extérieurs ; celle de préserv⟨
le visage de l'action des rayons solaires. Au⟨
jourd'hui, cette partie essentielle du vêtement d⟨
la femme semble avoir complètement changé d⟨
destination ; il n'est plus qu'un des puissan⟨
auxiliaires de la coquetterie ; mais il s'inquièt⟨
si peu de l'hygiène, que celle-ci n'a plus à s'e⟨
préoccuper ; il est si démesurément court, qu'i⟨
laisse la figure soumise à toutes les injures d⟨
l'air et du soleil ; il est si frêle et si léger, qu'i⟨
laisse librement circuler à travers les mailles d⟨
son tissu l'air froid du dehors et l'air chau⟨
du dedans, sans songer au résultat de toute⟨
ces alternatives de température.

Mais le chapeau de paille lorrain est plu⟨
recommandable aux yeux de l'hygiéniste : l⟨
face est largement protégée ; il forme un puis⟨
sant abri contre les rayons du soleil ; son tiss⟨
est assez fin pour ne point emprisonner l'ai⟨
qui environne la tête, assez dense pour ne poin⟨
le laisser circuler à grands flots. Il peut êtr⟨
porté seul pendant les chaleurs ; mais il e⟨
convenable qu'il surmonte un bonnet lorsqu'o⟨
peut craindre l'action du froid ou des intem⟨
péries.

L'usage du *voile* est avantageux ; il préserv⟨
la face de l'action directe du vent et s'oppose à un⟨
déperdition trop prompte du calorique. Il affai⟨
blit aussi l'intensité des rayons lumineux et fa⟨
vorise la conservation de la vue.

La femme a l'habitude de conserver le cou
nu ; l'usage d'une cravate nouée négligemment
autour du cou et sans exercer aucune compression ne saurait être qu'avantageux pendant
les saisons incertaines et dans les changements
de température. L'absence de cette partie du
vêtement a souvent causé des maladies de la
gorge ou de la poitrine.

Les vêtements du tronc et des membres comprennent la chemise, le corset, les jupons et la
robe.

La chemise est plus longue que celle de
l'homme, ce qui est exigé par la différence générale du costume ; elle exerce donc un rôle
protecteur plus étendu ; nous préférons, pour
la femme aussi, la chemise de coton à celle de
toile.

Les *jupons* sont proportionnés, pour le
nombre et la nature de l'étoffe, à la température
contre laquelle il faut réagir ; qu'ils entretiennent
un degré de chaleur convenable, c'est une recommandation si banale, que nous osons à peine la
formuler. Ils sont attachés par des liens au-dessus
des hanches, et la constriction qui en résulte
peut causer de fâcheux résultats ; cependant le
corset, sur lequel ils s'appliquent le plus souvent,
en atténue considérablement les effets.

La femme ne porte, d'habitude, aucune espèce
de vêtement appliqué aux jambes ni à la partie
inférieure de l'abdomen ; c'est un fâcheux usage
auquel il faut, sans doute, attribuer une partie
des maladies du bas-ventre qui viennent assaillir

la femme à différentes époques de son existence. L'usage du caleçon tend, cependant, à s'introduire et à se généraliser; que la mode vienne lui donner sa sanction et, cette fois du moins, elle sera en parfait accord avec l'hygiène. C'est donc une recommandation que nous ne saurions trop adresser aux jeunes femmes, de se soumettre à l'usage des caleçons, et de les porter aussi constamment que toute autre portion de leur costume.

La *robe* montante, en usage sur le pavé et dans les relations journalières de la vie, devrait être seule adoptée; elle seule remplit véritablement les fonctions protectrices qui appartiennent à cette partie du vêtement. La robe décolletée, au contraire, que nous ne voulons point envisager au point de vue moral, est, sans contredit, un des plus puissants ennemis de la femme, et on doit la ranger parmi les causes de ces affections graves de poitrine si fréquentes, et qui font tant de victimes dans nos contrées. On ne saurait assez le répéter : la femme doit couvrir ses épaules et sa poitrine, si elle ne veut porter bientôt le châtiment d'une funeste imprudence. Mais je sais aussi qu'un conseil, quelque bon qu'il soit, est sans valeur dès qu'il devient inapplicable. Les exigences sociales réclament si souvent l'usage de la robe décolletée, qu'il nous est impossible de la proscrire d'une manière absolue. Mais que, du moins, un vêtement supplémentaire vienne compléter le défaut du corsage dès que la femme est dans un milieu froid, et qu'avant de sortir d'un lieu de réunion, elle se couvre le cou, la poitrine et les épaules de châles ou de manteaux qui viennent s'opposer au rayonnement de la température intérieure.

J'aborde enfin cette question si grave et si contreversée du *corset*, qui constitue, en quelque sorte, la base de la toilette de la femme. Je suis loin de proscrire le corset d'une manière absolue, mais il importe de prémunir contre l'abus qu'on en fait, et d'indiquer la seule époque à laquelle il soit convenable d'en commencer l'usage.

Le corset, envisagé en général, forme une sorte de cage dans laquelle sont emprisonnées les parties qu'il doit soutenir, et au développement desquelles il s'oppose.

L'organisation physique de la femme est telle, qu'arrivée à une certaine période de la vie, ses organes ont besoin d'un soutien artificiel que la différence de conformation rend inutile chez l'homme. Mais alors le corset, dont nous recommandons l'usage, ne doit exercer qu'une constriction modérée, et ne sera jamais serré au point d'entraver la circulation ni d'être un obstacle aux mouvements variés que la femme doit exécuter. Chez la jeune fille, dont l'évolution n'est point encore accomplie, dont les organes extérieurs et intérieurs de la poitrine ont besoin de trouver l'espace nécessaire à leur développement, l'usage du corset devient pernicieux, et entraine à sa suite les plus sérieuses conséquences, qui peuvent s'exprimer par des maladies graves, par un état général de langueur et de faiblesse, par de nombreuses infirmités qui font de la vie une triste et longue agonie. Ainsi, les poumons ne pouvant se dilater comme il convient à l'exercice de leurs fonctions, n'opèrent qu'une respiration incomplète, l'hématose reste imparfaite, le sang s'appauvrit, la nutrition s'opère mal et tout l'organisme languit. Les viscères logés dans le ventre sont refoulés en bas, prédisposent aux déplacements, aux hernies, aux engorgements, au gonflement des jambes et à de nombreuses affections organiques. La colonne vertébrale se dévie, et la jeune fille, de droite qu'elle était, devient bossue. Qu'une mère prudente n'autorise donc, chez sa fille, l'usage du corset que lorsque la croissance sera complète, mais surtout qu'elle veille avec sollicitude à ce qu'il ne soit que modérément serré ; la jeunesse a assez de force pour n'avoir pas besoin de support.

Le corset doit être fait d'une étoffe à la fois souple et résistante ; on ne doit y faire entrer que de faibles baleines ; les ressorts métalliques doivent être formellement interdits.

La femme fait encore usage, pour se couvrir, de vêtements accessoires dont la forme et l'étoffe sont subordonnées à la saison et surtout à l'inexorable mode : ce sont les châles, manteaux, mantilles, etc. L'hygiène n'a d'autres recommandations à faire que de les approprier aux exigences de la température.

Les bas sont rarement de soie, mais presque toujours de coton ; ces derniers nous semblent, en effet, préférables. Ils sont maintenus à l'aide de jarretières placées indifféremment au-dessus ou au-dessous du genou ; le premier lieu nous paraît de beaucoup plus convenable : les nerfs et les vaisseaux sont situés plus profondément à la cuisse qu'à la partie supérieure de la jambe ; on a donc moins à craindre de les comprimer et de déterminer des engourdissements et la stase du sang, l'engorgement même du membre inférieur qui peut être la suite de cet état, lorsqu'il est permanent.

Le soulier est, aujourd'hui, presqu'entièrement banni du costume des femmes ; il est remplacé par la bottine, modification heureuse, et que nous supplions la mode de vouloir bien conserver. La bottine protège mieux contre le froid et les violences extérieures, et soutient avantageusement le pied dans la marche.

En général, la caloricité est plus faible chez la femme que chez l'homme, et sa moindre force de résistance au froid l'oblige à se couvrir de plus de vêtements. Cette différence entre les deux sexes existe déjà dans l'enfance, et la petite fille a besoin d'être plus chaudement vêtue que le petit garçon.

Influences, modifications des vêtements.

La question du *maillot* renferme tout entière l'étude hygiénique du vêtement dans le premier âge. Doit-on, avec beaucoup d'hygiénistes, supprimer complètement l'usage de l'emmaillotement, doit-on le modifier, doit-on le conserver tel qu'il est usité dans notre pays? Dans le premier cas, on laisse à l'enfant toute la liberté d'action de ses membres, qui se développent à l'aise: point de constriction, point de liens qui forment des obstacles à la circulation, et qui puissent faire dévier l'évolution organique. Sous ce rapport, sans doute, les avantages sont immenses; mais, à côté de cela, que d'inconvénients! Le rôle de la mère entraîne à des fatigues telles, qu'après de longues insommies elle doit souvent céder au sommeil de la nuit, quelle que soit sa tendresse pour l'enfant qu'elle allaite. Celui-ci, usant de l'activité de ses membres, se découvre, dissémine les excrétions alvines et urinaires, les répand sur son corps, et le refroidissement qui en est la conséquence peut être une cause de maladies graves et nombreuses. — L'enfant se gâte et se refroidit, voilà donc la suite du non emmaillotement, si la mère n'ouvre constamment sur son enfant un œil tendre et vigilant.

Le maillot, tel qu'il est pratiqué dans nos contrées, surtout par les femmes de la campagne, consiste en un appareil composé de plusieurs langes et d'une pièce de flanelle carrée dans lesquels les membres débiles de l'enfant sont réunis et serrés à l'aide d'une large bande, depuis les pieds jusqu'aux épaules, en exerçant une compression assez forte pour que les mouvements des bras ne puissent débarrasser la faible créature de ses entraves. C'est alors une véritable momie vivante. Les cris de l'enfant

expriment sa douleur ; mais l'habitude de l'entendre ferme l'oreille, et l'on cherche à l'endormir ou à lui donner le sein pour tarir la source de ses larmes. Mais bientôt le sentiment de la gène et du mal-être l'emporte sur le besoin de boire ou de dormir, et ses cris recommencent jusqu'à ce qu'il soit enfin débarrassé de ses liens. Sous le maillot, sa poitrine est comprimée, se dilate avec peine, gêne les mouvements des poumons et du cœur, et c'est ainsi que se préparent des désordres qui précipiteront le terme fatal de la vie. Reportons-nous à ce que nous avons dit de l'usage du corset chez la jeune fille avant son entier développement, et des accidents que nous avons attribués à cet usage anticipé ; tout cela pourra s'appliquer à la funeste habitude de l'emmaillotement.

Nous lisons dans l'*Encyclopédie* (mot emmaillotement) : « Des embarras dans les viscères, des obstructions dans les glandes, des engorgements dans les vaisseaux, sont souvent les tristes suites de cette compression qui a détourné les sucs nourriciers destinés à l'accroissement de certaines parties pour les faire refluer sur d'autres qui en ont été trop abreuvées. » On ajoute avec raison : « Combien de poitrines faibles et d'estomacs débiles, parce que les vaisseaux qui distribuent les liqueurs dans les viscères sont privés de leur ressort pour avoir été trop longtemps comprimés ! »

Encore avons-nous supposé le maillot bien fait ; mais combien plus souvent cette petite opération se fait sans soin lorsqu'elle est confiée à des mains mercenaires! Si les membres sont comprimés sans être dans la direction qui leur est naturelle, il peut s'ensuivre des difformités qu'on aurait sûrement évitées en laissant à la nature la liberté de conduire et de diriger elle-même son œuvre, sans peine et sans contrainte.

C'est donc à un système mixte que nous accordons la préférence. Dans nos climats, où nous devons redouter le froid et l'humidité, il ne faut pas exposer ce frêle organisme à leurs atteintes; il est donc essentiel que le vêtement de l'enfant ne lui permette point de se découvrir, pendant la nuit surtout, s'il échappe un instant à l'œil vigilant de sa mère; d'un autre côté, dans tous les climats, les organes doivent tendre à se développer avec aisance et régularité; il faut donc choisir un mode d'emmaillotement qui satisfasse également à ces deux conditions. Il suffit pour cela de laisser les bras libres et de couvrir la partie inférieure du corps de langes maintenus par une large bande de laine modérément serrée, et sous lesquels les jambes puissent agir, sans avoir cependant assez de liberté pour se dégager de leurs liens; un peu d'habitude détermine le degré de constriction qu'il convient de donner au maillot. La chemise, une petite camisole de laine ou de coton, suivant la saison, complètent le vêtement du corps.

En résumé, nous n'osons, dans nos climats, entièrement proscrire l'usage du maillot, proscription qui augmenterait, sans grand bénéfice,

les fatigues, si grandes déjà, de la mère, ou laisserait l'enfant exposé au froid et à l'humidité par suite de l'incurie de sa nourrice. Mais il doit être incomplet, et exige, dans son application, des précautions qui ne peuvent permettre de le confier à des mains inhabiles ou indifférentes. On ne l'appliquera que la nuit; on ne saurait autoriser l'emmaillotement du jour que dans la saison froide, lorsque les occupations de la mère la forcent à s'éloigner de son nourrisson pendant une partie de la journée. Enfin le maillot, lorsqu'on a cru indispensable de l'adopter, doit être ouvert, et l'enfant nettoyé chaque fois qu'on soupçonne qu'il s'est gâté; cependant il y a moins d'inconvénient à le laisser quelque temps en cet état, s'il est emmailloté, que s'il était découvert et avait l'entière liberté de ses mouvements. Il faut couvrir très-légèrement la tête des enfants, et la laisser même entièrement découverte, lorsque l'état de la température ne donne pas lieu de craindre un refroidissement.

La calorification est faible chez l'enfant, il a donc plus besoin encore que l'adulte d'être couvert pour échapper à l'action des intempéries. Toute la vie de l'enfant se résume, en quelque sorte, en son vêtement et sa nourriture; le plus léger abaissement de température, la plus légère différence dans la chaleur du milieu qu'il habite, peut lui être funeste et entraîner immédiatement sa mort. C'est seulement à l'aide du vêtement qu'on peut conserver autour de lui cette égalité de température qui lui est si nécessaire.

Lorsque l'enfant n'est point emmailloté, il doit

être mis simplement dans des linges doux et secs, puis enveloppé dans une petite couverture de laine, disposée de telle sorte qu'elle ne vienne point toucher ni irriter son visage. Les langes doivent toujours être tenus chauds et fréquemment renouvelés.

Le vêtement qui succède au maillot, le même pour les deux sexes, consiste en une robe, dont la mode varie la forme et les dimensions, mais qui se rapporte toujours à l'une des deux formes suivantes : corsage étroit, fermant derrière à l'aide d'agrafes ou d'un lacet; robe sans corsage, à coulisse, froncée autour du cou. Cette seconde forme de vêtement est incomparablement plus avantageuse que la première; mais elle est moins élégante, partant moins généralement adoptée. Mais quelle que soit la forme des robes de l'enfant, il est important qu'elles abritent contre le froid le cou, la poitrine, les épaules et les bras. L'absence de cette précaution est une cause fréquente de rhume, de coqueluche ou de croup.

Les jambes doivent être préservées par de longs bas de coton ou de laine, selon la saison; mais on évitera de les soutenir à l'aide de jarretières. Les chaussures d'étoffes épaisses et moelleuses sont préférables au cuir, peu usité d'ailleurs à cet âge.

C'est vers la quatrième année que s'établit la différence du costume des enfants. Chacun alors prend les attributs de son sexe, et les modifications du vêtement rentrent entièrement

dans la question que nous avons déjà traitée. Répétons seulement que l'enfant a toujours besoin de vêtements plus chauds que l'adulte, et ajoutons qu'il important plus encore que chez celui-ci qu'aucune portion de son vêtement n'exerce de constriction sur les parties qu'il recouvre, et devienne ainsi cause de difformités ou de quelqu'arrêt de développement.

Les jeunes gens éviteront de prendre l'habitude de se couvrir la tête; ils ne doivent le faire que pour échapper aux grands froids, à l'ardeur du soleil et pour obéir aux exigences sociales. Qu'ils soient, en toute saison, modérément couverts, car c'est dans la jeunesse qu'il importe de contracter la faculté de vivre sous toutes les latitudes, au milieu de toutes les intempéries et de résister autant au froid qu'à la chaleur. L'habitude des vêtements trop chauds dans la jeunesse hâte l'époque de la puberté, rend homme avant le temps, et contribue à hâter ainsi le terme de la vie.

Avec la vieillesse, la caloricité diminue, et les variations de température ont une grande action sur l'homme. Les vêtements chauds et capables d'entretenir autour du corps une température uniforme doivent être exclusivement employés dans la période descendante de la vie.

Le climat exerce une grande influence sur la forme et la nature des vêtements. Les saisons qui sont, en quelque sorte, des climats momentanés et périodiques, doivent y apporter aussi leur somme d'influence.

Les différences dans le vêtement, suivant les saisons, sont basées sur la différence de température qui les caractérise. Aux saisons froides, des vêtements chauds; aux saisons chaudes, des vêtements légers et bons conducteurs du calorique. Tout cela est vrai en théorie et serait pratiquement vrai dans un climat dont les saisons seraient parfaitement réglées; mais sous un ciel aussi éminemment variable que le nôtre, les saisons doivent peu modifier le vêtement, qui doit toujours peu s'éloigner de celui qu'on a adopté pour l'hiver. Sur quoi se baser pour se vêtir dans un pays où l'on observe souvent, dans une même journée, 12 et même jusqu'à 17° de différence dans la température? Il faut ou conserver le même vêtement, ou être prêt à en changer à chaque instant. La première supposition est dangereuse si l'on n'est vêtu contre le froid; la seconde est souvent impraticable. On ne doit donc adopter les vêtements d'été que pendant une courte saison, et alors seulement qu'une température élevée s'est bien décidément établie. Dans l'armée, même en Algérie, on a renoncé, depuis plusieurs années, aux pantalons d'été, et l'on n'a guère qu'à se féliciter de l'adoption de cette sage mesure. La classe civile ne trouverait pas de moindres avantages à s'y soumettre, à l'exception des enfants, qui ont besoin de vêtements légers en été, et des femmes, qui ne sauraient, en cette saison, porter ouates et fourrures.

Certaines professions exigent des modifications

aux règles générales posées pour les vêtements. En effet, le forgeron, sans cesse exposé aux ardeurs d'un feu dévorant, ne peut se vêtir comme le tisserand, dont la vie se passe dans une chambre basse et humide. Il est inutile d'insister sur ce point : chacun comprend que le premier éprouve le besoin de se débarrasser de la plus grande partie de ses vêtements, mais qu'il doit les reprendre avec plus de soin dès qu'il s'éloigne de ses travaux, car il doit être plus impressionnable au froid qu'un autre homme ; que le second, au contraire, doit se couvrir de vêtements de laine peu hygrométriques et ne laissant point pénétrer jusqu'à son corps l'humidité qui l'environne. Le cultivateur, alternativement exposé au froid et au chaud, au sec et à l'humide, rejette ses vêtements ou s'en couvre, selon la circonstance ; mais souvent il est à regretter qu'il ne le fasse pas avec plus de méthode, et qu'il semble attacher peu d'importance à une condition hygiénique qui est pour lui une source fréquente de maladies.

Enfin, certaines prédispositions organiques peuvent être avantageusement modifiées par l'emploi convenable de certains vêtements. Ainsi, les enfants nés de parents âgés, faibles, atteints de maladies qui peuvent se transmettre par hérédité, sont souvent débiles, languissants, et portent en eux les germes d'affections qu'on soupçonne déjà, mais qui se développeront plus tard. Des vêtements chauds et secs, entretenant à la surface de la peau une température douce et convenable, détermineront, sur cet organe, une stimulation qui tournera au profit de l'économie toute entière. Cette simple précaution suffit souvent, chez des individus lymphatiques ou scrophuleux, pour modifier en quelques années leur tempérament ou leur constitution.

L'extrême dureté du linge de corps peut déterminer une irritation lente de la peau ou causer des affections chroniques de ce tissu. Heureusement que, dans ce cas, l'habitude et de grands travaux du corps viennent ordinairement tempérer cette action et s'opposer à ses mauvais effets.

L'usage du linge, directement appliqué sur le corps, a considérablement diminué le nombre des affections cutanées qui étaient autrefois si graves et si fréquentes. Cet usage, heureusement universel aujourd'hui, a permis d'entretenir à la surface du corps un état de propreté qu'il était difficile d'obtenir, surtout dans la classe pauvre, qui ne pouvait user assez largement des bains.

Les vêtements chauds sont indispensables chez les individus épuisés par de longues maladies, surtout par celles des voies de la respiration. La partie malade ou convalescente doit être plus spécialement recouverte ; les pièces de vêtement en flanelle remplissent parfaitement cette indication.

En résumé, la principale influence des vêtements s'opère sur la caloricité, mais ils exercent encore une action marquée sur la sensibilité de la peau, modifient ses sécrétions et sa faculté absorbante. Toutes ces influences peuvent être avantageuses ou défavorables à l'individu, selon les circonstances et les applications qu'on en fait.

Il peut être convenable d'activer la sécrétion de la peau; il peut l'être, aussi, de la modérer; il peut, enfin, convenir d'augmenter sa puissance d'absorption, comme on peut aussi désirer la diminuer. C'est dans ces diverses circonstances que les règles relatives à l'hygiène des vêtements trouvent leur application.

Lits.

Pendant la nuit et dans l'état de maladie, le *lit* tient lieu de vêtement : il est donc important d'indiquer les qualités hygiéniques qu'il doit offrir.

Dans les campagnes de la Lorraine, les lits ont conservé un caractère qui s'est perdu dans presque tout le reste de la France, et qu'on ne retrouve plus, surtout dans les villes. Ce sont des lits élevés, auxquels on n'arrive que par une sorte d'escalade, et sur lesquels sont entassés paillasse, matelas, lits de plume, couvertures, ample duvet, oreillers, couvre-pieds. Le poids du corps fait son trou dans ces lits si doux et si moelleux, et la mollesse s'en accommode volontiers; mais l'hygiène ne saurait les recommander : ils développent une chaleur qui n'est pas sans inconvénients, et déterminent d'abondantes sueurs dont la répétition serait une cause active d'affaiblissement. Un lit convenablement installé doit se composer d'une *paillasse*, pour laquelle nous préférons la paille de maïs, (les paillasses élastiques nous semblent encore supérieures); d'un ou de deux *matelas* de laine, mais surtout de crin (on emploie fréquemment, avec avantage, un mélange de ces deux substances); d'un *lit de plumes* entre deux matelas, ou sous le matelas unique, mais jamais dessus; de *draps* assez grands pour déborder le lit, et se reployer en haut sur les couvertures. Les draps sont ordinairement de toile, quelquefois de coton; nous avons établi, pour les vêtements, les avantages comparatifs de ces deux substances. Une *couverture*, soit en laine, soit en coton, suffit en été; la température est rarement assez élevée, dans notre pays, pour qu'il soit prudent de s'en débarrasser; en hiver, il en faut deux. Les propriétés de *l'édredon* ont été le sujet de controverses: nous croyons, nous, que l'hygiène ne saurait s'opposer à son emploi; il détermine une chaleur douce et uniforme, et est assez léger pour ne causer aucune fatigue. Il n'en est pas de même de ces énormes *duvets*, sous lesquels on s'enterre souvent encore à la campagne; ils causent une chaleur étouffante et écrasent sous leur poids. Les *oreillers* sont garnis, le plus souvent, de plumes; le crin conviendrait mieux à cet usage: il s'échauffe moins et se laisse plus difficilement déprimer par le poids de la tête. L'emploi du *couvre-pieds* nous semble avantageux; la partie inférieure du corps est, en effet, celle qu'il importe le plus de tenir chaude, et cette simple précaution peut préserver de bien des maladies. Cependant, l'excès en tout est un défaut, et nous ne voulons pas que ces parties, plus que le reste du corps, soient soumises à une température élevée qui pourrait provoquer des transpirations abondantes, amollirait la peau des pieds, et augmenterait leur sensibilité au froid et aux chocs extérieurs.

Le lit doit être plutôt un peu dur que trop mou ; il est bon que le corps y éprouve une certaine résistance, car la mollesse du lit se communique aisément à celui qui y couche. Ce précepte est important, surtout pour les enfants, chez lesquels il faut chercher à développer la force et la souplesse des membres. Chez les vieillards, au contraire, qui supportent, parfois, avec peine le propre poids de leur corps, on doit admettre et même recommander un lit doux et mollet. La femme exige un lit moins dur que l'homme. Enfin, dans l'état de maladie, il faut être couché plus mollement que dans l'état de santé ; cependant, il est quelques affections qui demandent l'usage d'un lit dur.

De toutes les parties constituantes d'un lit, les draps seuls et l'enveloppe des oreillers sont fréquemment changés ; cependant, les matelas et les couvertures s'imprègnent avec facilité des produits de la perspiration cutanée qui finirait bientôt par les rendre fétides et malsains si l'on ne prenait les soins de propreté convenables. Il est donc essentiel d'exposer souvent ces parties à une aération active ; il est avantageux en outre, pour les couvertures, de les secouer et de les battre ; les lits dans lesquels on couche journellement, surtout s'ils sont à l'usage de deux personnes, exigent que les matelas soient rebattus au moins une fois par année. Ces précautions si simples, qu'on néglige à tort dans beaucoup de maisons particulières, sont d'une absolue nécessité dans les hôtels et auberges, où couchent, chaque jour, des personnes différentes, et où chacun est exposé à absorber les miasmes exhalés par les voyageurs qui l'ont précédé.

TOILETTE.

La toilette, envisagée au point de vue de l'hygiène, comprend surtout l'emploi des cosmétiques, des ablutions et des bains.

Cosmétique.

L'usage des cosmétiques, propre à l'habitant des villes et surtout aux femmes, est à peu près inconnu dans les campagnes, et nous en félicitons l'habitant des champs; car l'abus qu'on en fait les rend plus souvent nuisibles qu'utiles. Cependant l'emploi bien dirigé, et surtout modéré, de certains cosmétiques peut offrir quelques avantages; nous n'osons donc les proscrire d'une manière absolue et nous tracerons quelques règles pour diriger dans leur application.

Les cosmétiques ont plutôt pour but la conservation de la beauté que celle de la santé; mais de l'une à l'autre il y a bien près, car si la santé consiste dans la régularité des fonctions de l'organisme, la beauté consiste dans la régularité de ses apparences extérieures, et nous ne saurions comprendre une véritable beauté sans les attributs de la santé. Les cosmétiques sont surtout employés pour l'entretien du système pileux et de ses dépendances, cheveux, barbe, ongles; pour celui de la peau du visage et des mains; enfin, pour celui de la bouche.

L'eau est le véhicule obligé d'un grand nombre de cosmétiques; ainsi on l'emploie additionnée de quelques gouttes de substances stimulantes, telles que des acides végétaux, des huiles essentielles, diverses substances astringentes. Ces agents, employés à faible dose, exercent une action favorable sur la peau, qu'ils stimulent légèrement, dont ils entretiennent la fermeté et dont ils éloignent les maladies qui peuvent tenir à l'atonie de ce tissu. Mais si l'on dépasse certaines limites, la peau s'irrite, se couvre de boutons, l'épiderme se fendille et se détache. Tel était, en particulier, l'effet des *fards* que les femmes ont, heureusement, presque partout banni de leur toilette, et qui s'employaient, surtout, sous forme de pommades ou de pâtes.

Les préparations contenant des substances minérales actives et qui peuvent être absorbées, offrent toujours un danger réel; il faut donc répudier, d'une manière absolue, les *pâtes* ou les *poudres* dans lesquelles entrent le bismuth, le plomb, le mercure ou l'arsenic. Elles ont pour effet immédiat d'altérer la beauté et la finesse de la peau du visage, de lui donner un aspect blafard, d'y creuser des rides et de lui enlever son éclat et sa coloration naturelle;

mais elles peuvent encore, par une action continue, déterminer de véritables empoisonnements dont les ravages, certains quoique lents, ne laissent parfois pas même soupçonner leur origine.

L'onguent mercuriel, connu sous le nom d'onguent gris, est fréquemment employé par la classe ouvrière pour détruire certains insectes parasites; mais l'emploi de cette substance peut déterminer une salivation abondante et l'ébranlement des dents. On cite l'exemple d'une femme de chambre morte empoisonnée après avoir fait usage d'une pommade contenant du précipité rouge (deutoxide de mercure). — L'arsenic fait partie de quelques poudres épilatoires; mais il doit être proscrit sous toute espèce de forme.

Les *savons*, infiniment variés dans leur composition et leur préparation, sont des combinaisons d'acides gras et de bases alcalines. Ils forment la classe des cosmétiques la plus répandue et la plus vulgaire; leur usage appartient au pauvre comme au riche. Le savon commun, le seul dont se serve le peuple, n'est pas sans inconvénients; les peaux fines et irritables ne sauraient en faire usage, mais son action est sans danger sur les mains rudes et calleuses des ouvriers, que l'eau seule ne parviendrait point à décrasser. Les divers savons de toilette, qui prennent le nom de *crêmes* lorsqu'ils ont un certain degré de mollesse, contiennent un alcali combiné, soit avec la graisse de porc ou de bœuf purifiée, soit avec l'huile d'amandes douces ou l'huile d'olives, et aromatisé avec des essences de diverses plantes odorantes. — On ne saurait que conseiller l'emploi de ces savons, toujours utiles pour nettoyer la peau, ramollir les poils de la barbe et préparer l'action du rasoir, sans causer aucune irritation au visage. La pâte d'amandes contient de l'albumine qui se combine avec les matières grasses qui recouvrent la peau, et la nettoie sans l'irriter.

Les poudres d'amidon, de son, de riz, employées comme absorbantes dans les parties où la sécrétion de la peau est trop active, offrent, évidemment, plus d'avantages que d'inconvénients. La mode y a renoncé depuis longtemps dans la toilette de la tête; cependant, elle tend à les reprendre, et, au point de vue de l'hygiène, nous ne saurions y trouver à redire. On emploie fréquemment la poudre d'Iris chez les jeunes enfants pour saupoudrer les parties entre lesquelles s'exerce un frottement; nous préférons, pour cet usage, les poudres précédentes, dont l'action est beaucoup plus douce.

La chevelure de l'homme est sa coiffure la plus naturelle; bien entretenue et suffisamment développée, elle forme également un abri contre les rayons du soleil, contre la pluie et contre les froids de l'hiver. Le cuir chevelu sécrète une matière grasse qui, trop abondante chez les uns, manque presqu'entièrement chez les autres; ceux-là se remarquent par une chevelure onctueuse, ceux-ci par des cheveux secs, qui se brisent et tombent aisément. L'emploi de certaines poudres remédiait au premier défaut, alors que la mode en autorisait l'emploi; on s'oppose au second, qui est plus commun, par l'usage *d'huiles* ou de *pommades* qui communiquent aux cheveux la matière grasse que la nature leur a refusée.

L'emploi des pommades, dans ces conditions, est donc avantageux et contribue à la conservation de la chevelure, qui sert autant à la santé qu'à l'ornement du corps. Mais, encore ici, il faut éviter l'abus ; les corps gras trop prodigués se rancissent, irritent ainsi le cuir chevelu et favorisent la chute des cheveux qu'ils devaient protéger.

L'usage de couper fréquemment les cheveux et même de les raser quelquefois pendant la saison chaude est avantageux, et développe le bulbe qui les produit. La perte des cheveux est souvent suivie de rhumatismes du cuir chevelu, de catarrhe du nez, des yeux ou des oreilles, d'ophthalmies et de maux de dents. Ces dernières douleurs surviennent souvent après la suppression d'une barbe qu'on a longtemps portée longue, de même que la perte des sourcils amène fréquemment des ophthalmies opiniâtres.

Les *perruques* et *toupets*, destinés à suppléer à la perte des cheveux, sont chose utile autant pour la santé que pour la beauté ; il est indispensable, surtout, d'en porter pendant les saisons froides.

La couleur du système pileux est ordinairement en rapport avec le climat ; les peuples méridionaux sont bruns ; ceux du nord ont la barbe et les cheveux blonds ; dans nos régions intermédiaires, le châtain est la couleur dominante. Il nous semble avantageux de ne point contrarier cet ordre établi par la nature, en changeant, à l'aide de certains cosmétiques, la coloration naturelle de nos cheveux. Il est vrai, cependant, que cette transformation de couleur n'est ordinairement opérée que dans un but de coquetterie, non point pour changer sa teinte originelle, mais bien pour la recouvrer *et réparer des ans l'irréparable outrage.* Le seul danger d'une telle opération consisterait surtout dans un mauvais choix des substances employées dans ce but, et dont nous avons parlé tout à l'heure.

La toilette de la tête, au seul point de vue de la propreté, est importante : la brosse et le peigne doivent en faire les frais principaux ; ils détachent de la tête les impuretés qui viennent de l'extérieur et d'innombrables petites écailles qui sont des débris de l'épiderme, et qui abondent principalement sur les têtes sèches et rugueuses.

Pour la toilette de la bouche et l'entretien des dents, on a recours, surtout, à différentes préparations liquides et stimulantes et aux poudres dentrifices. Les formules de ces poudres varient infiniment ; on peut employer avec avantage celles dans lesquelles entrent le quinquina et le charbon finement pulvérisés ; on abandonne avec raison celles qui sont formées de poudre de corail, dont la dureté use et détruit l'émail des dents.

L'usage des cosmétiques, à peu près inutile chez l'enfant, est plus nécessaire à la femme qu'à l'homme ; sa peau plus molle, sa fibre musculaire moins résistante, les liquides qui abreuvent plus abondamment ses tissus, réclament davantage l'emploi des eaux légèrement stimulantes, aiguisées par des traces d'huiles essentielles ou d'acides végétaux.

Ablutions.

Le corps de l'homme, en rapport avec les matières étrangères qui circulent avec l'air, forcé souvent à des contacts dont il conserve la trace, est le siége d'une exhalation dont le produit onctueux, formé par des sels et une matière animale, colle et agglutine, en quelque sorte, les impuretés qui viennent se déposer à sa surface; il a donc besoin, par de fréquents lavages ou ablutions, de rendre à sa peau la pureté qui est nécessaire au libre exercice des fonctions d'excrétion et d'absorption qu'elle doit incessamment opérer. La propreté du corps n'est donc pas seulement une affaire de luxe et de bienséance, mais c'est encore, et surtout, une affaire d'hygiène, aussi nécessaire à l'entretien de la santé qu'une foule d'actes organiques à l'exercice desquels nous n'oserions nous soustraire.

Une habitude, heureusement vulgaire, est de se laver journellement les mains et le visage en se levant, soit avec de l'eau ordinaire, soit avec de l'eau aromatisée avec quelque substance cosmétique. Cet usage est trop répandu pour que nous ayons besoin d'en faire ressortir la convenance; mais on n'est pas d'accord sur le degré de température qu'il importe de donner à l'eau qui doit servir aux ablutions journalières. Pendant l'été et les saisons tièdes, la température ordinaire de l'eau doit être préférée; mais pendant les froids rigoureux de l'hiver, nous pensons que le contact avec la peau d'un liquide extrêmement froid, peut entraîner certains accidents et provoquer les maladies qui sont le résultat ordinaire d'une basse température. Nous croyons donc, contrairement à l'autorité si affaiblie de J.-J. Rousseau, qu'il convient de n'employer que de l'eau attiédie, surtout pour les enfants, les femmes et les vieillards. L'habitude, d'ailleurs, joue, en cette matière, comme en tant d'autres, un grand rôle, et peut modifier toutes les règles générales qu'on serait tenté de poser. Le contact de l'eau froide doit être scrupuleusement évité chez les sujets dont la poitrine est irritable, chez les personnes à tempérament nerveux ou lymphatique, chez les convalescents, chez les individus atteints de fièvres intermittentes dont elle pourrait réveiller les accès, dans la plupart, enfin, des états maladifs.

Nous ne saurions trop recommander, outre cette ablution du matin, qui est de rigueur, d'entretenir ses mains dans un état constant de propreté et de ne se livrer à aucun acte qui puisse les souiller, sans les passer immédiatement à l'eau.

Le besoin des ablutions est tellement compris chez tous les peuples, que plusieurs législateurs religieux en ont fait un acte obligatoire, et que la loi de Mahomet impose un certain nombre d'ablutions journalières que le Musulman doit pratiquer à l'aide de sable fin s'il n'a point d'eau à sa disposition.

Il faut se laver les pieds au moins tous les huit jours, et, mieux encore, deux fois la semaine; il ne serait pas moins utile, lorsque la saison ou d'autres circonstances s'opposent à l'usage des bains, de lotionner tout le corps à l'aide d'une éponge fine et de l'essuyer avec une friction sèche qui exercerait sur la peau une douce stimulation.

La bouche doit être nettoyée chaque jour avec de l'eau fraîche, et les dents frottées à l'aide d'une brosse douce, ou mieux, d'une petite éponge fine. La propreté de la bouche est essentielle pour conserver les dents intactes et se préserver de cette haleine fétide qui est un supplice pour tous ceux qui approchent les individus qui en sont affectés.

Mais les ablutions, quelque fréquentes et complètes qu'elles soient, ne sauraient suffire, et l'application d'une bonne hygiène exige l'emploi fréquent de bains, objet important qui va nous occuper.

Bains.

Le *bain* consiste dans l'immersion totale ou partielle, dans l'eau, soit froide ou chauffée à des degrés variés de température, soit naturelle ou tenant en dissolution diverses substances minérales.

L'usage des bains était beaucoup plus répandu dans l'antiquité qu'il ne l'est aujourd'hui; c'est surtout à l'introduction, dans notre habillement, de l'usage du linge de corps, qu'on doit le demiabandon de cette importante coutume. C'est dans nos régions tempérées qu'ils sont le moins en faveur ; l'habitant du midi s'y rafraîchit des chaleurs accablantes du jour et y répare ses forces énervées ; l'habitant du nord, vivant sous le poids d'épais vêtements facilement salis et difficilement épurés, au milieu d'une chaleur artificielle dont la combustion laisse échapper une fumée âcre et irritante, joignant souvent à ces conditions l'habitude d'oindre son corps de substances grasses, l'habitant du nord, dis-je, fait usage de bains dont la forme et les accessoires variés sont en rapport avec sa nature et ses mœurs. Quant à nous, nous prenons des bains pour la satisfaction d'un besoin de propreté ou d'hygiène, mais ils ne jouent qu'un rôle très-secondaire dans notre existence si nous nous comparons, par exemple, aux Orientaux ou aux Russes.

L'étude hygiénique des bains est complexe, et les effets qu'on est en droit d'en attendre varient suivant une foule de conditions dont il importe d'examiner au moins les principales.

Température.

Le bain froid, pris à une température qui peut varier de 15 à 22° centigrades et presque toujours dans une eau courante, est le plus usité pendant l'été ; son action est éminemment tonique ; il excite la circulation et facilite, ainsi, la pénétration du sang à travers les organes. Sous son influence, toutes les fonctions s'activent, et cet heureux effet est marqué par un accroissement de l'appétit et un sentiment tout particulier de bien-être. La température de ce bain étant toujours inférieure à celle du corps, enlève à nos organes du calorique, que le sang ne remplace qu'en accélérant la rapidité de son cours. Sous l'influence de cet abaissement de température, la peau, d'abord colorée par la première impression de l'eau, se crispe, se décolore et bientôt un frisson indique que le sang s'est concentré vers les organes internes ; aussi un tel bain peut-il rarement être longtemps supporté. Lorsqu'on l'a quitté, la réaction s'opère promptement et une chaleur douce et agréable vient remplacer le froid qu'on a momentanément éprouvé.

La natation et des mouvements violents viennent ordinairement augmenter les bienfaits du bain froid et permettent de le prolonger davantage ; l'immobilité que l'on conserve dans une baignoire le rendrait même, le plus souvent, impossible. Du bain froid au bain frais et au bain tiède, il y a des limites insensibles. Le bain frais, qui dans nos climats est toujours un bain artificiel, diffère autant du bain froid par l'impossibilité de se livrer à de grands mouvements que par sa température plus élevée. Il est encore au-dessous de la chaleur du corps, lui soustrait, par conséquent, du calorique ; ses limites varient entre 22 et 28°. Il est plus calmant qu'excitant, est moins tonique que le précédent, équilibre mieux les fonctions et peut se supporter plus longtemps.

Le bain tiède, compris entre 28 et 34°, est à peu près en équilibre avec notre température propre ; il ne soustrait ni n'apporte à notre corps de calorique ; il peut calmer le système nerveux excité, mais il affaiblit si on le prolonge. Il est le mieux approprié à la fatigue musculaire ; c'est celui qu'on emploie de préférence après un voyage.

Cette action débilitante des bains s'accroît avec leur température ; peu de personnes les prennent à un degré supérieur à celui de nos organes ; on les élève donc rarement de 35 à 40°. Ils augmentent alors la température de notre corps, rougissent la peau, augmentent sa transpiration, accélèrent le pouls et la respiration, provoquent des congestions, soit à la tête, soit aux poumons et facilitent les hémorrhagies. Les bains chauds de courte durée peuvent déterminer une stimulation momentanée, favorable dans certains cas, mais toujours suivie d'un affaiblissement proportionné aux pertes nombreuses qu'ils ont causées à l'économie. On peut quelquefois recommander ces bains chauds aux individus épuisés par des excès ou de longues maladies ; ils leur rendent momentanément le calorique qui leur manque.

L'effet immédiat et physique du bain est d'augmenter, pour les parties plongées dans l'eau, la pression que la colonne atmosphérique opère incessamment sur nous. Ce fait détermine une sensation qui accompagne toujours l'immersion, mais dont l'intensité et même le siége sont variables suivant la force et l'état de santé individuels. Les gens dont les parois pectorales sont faibles et peu garnies de muscles ressentent une compression pénible de la poitrine, qui semble serrée dans un étau ; c'est au ventre que se porte surtout cette sensation chez les personnes atteintes d'affections abdominales.

Les bains qui permettent le séjour le plus prolongé sont ceux dont la température s'approche le plus de celle de notre corps , qui, par conséquent, ne peuvent nous soustraire de calorique ni nous en donner en excès. En général, les bains dont on veut obtenir un effet stimulant doivent être de courte durée; il faut, au contraire, les prolonger lorsqu'il s'agit de combattre une irritation , soit locale, soit générale, chronique ou aiguë ; d'ailleurs, lorsque le bain est employé contre un état de maladie, il cesse d'être un bain hygiénique ; le médecin seul peut en prescrire la forme, la température et la durée, et nous n'avons point à nous en occuper. La durée moyenne des bains varie, selon les circonstances individuelles, d'une demi-heure à une heure. Le bain froid ne peut guère dépasser dix minutes à un quart d'heure; cependant, les mouvements que l'on exécute dans l'eau courante permettent souvent de le prolonger davantage.

Le bain d'eau simple appartient seul à l'hygiène; les bains minéraux, dont l'usage est si répandu de nos jours dans la classe riche, sont toujours des bains médicamenteux, qu'on oppose à quelque maladie souvent réelle, mais parfois imaginaire, comme satisfaction à la mode et à

l'engouement; ils sont dú ressort de la médecine.
Le nord-est est fertile en eaux minérales, et nous
allons souvent chercher au loin ce qui nous présente, à notre porte, tous les avantages désirables. Après les Pyrénées, notre région est,
sous ce rapport, la plus riche de la France.

Les bains sont surtout recherchés pendant les
saisons chaudes; lorsqu'on succombe sous le
poids d'une chaleur accablante, un bain frais,
accompagné du mouvement de l'eau courante et
de l'exercice de la natation, est un des toniques
les plus sûrs qu'on puisse recommander; les
bains chauds, au contraire, énervent, mais ils
sont moins recherchés, et durant l'époque des
chaleurs on ne prend guère de bains de baignoires
qu'à défaut d'un cours d'eau dont la température
soit suffisamment attiédie. Dans cette saison le
bain frais soustrait au corps son calorique et
épargne à l'économie le travail pénible qu'exige
cette élimination; il rend à la peau la tonicité
qu'elle a perdue sous l'influence de transpirations
abondantes et prolongées. Dans nos pays, la
saison des bains de rivière est assez courte pour
qu'on ne doive point négliger leur usage aussi
tôt et aussi tard qu'il est possible. Dans l'hiver
et les saisons intermédiaires, les bains ne sont
guère employés que comme objet de propreté,
mais c'est surtout alors, qu'on n'y est plus entraîné
avec le même plaisir, que l'hygiène doit plus
fortement les recommander.

Les tempéraments faibles et lymphatiques exigent l'emploi de bains tièdes; les bains froids

les stimuleraient trop vivement s'ils étaient de peu de durée, les affaibliraient s'ils étaient prolongés; les bains chauds détermineraient, chez eux, une surexcitation momentanée qui serait bientôt suivie d'un affaiblissement proportionnel. Cependant, en quelques circonstances, que le médecin seul doit juger, cette stimulation momentanée peut être désirable et répondre à certaines indications. Nous n'établissons donc qu'un principe général susceptible d'être modifié.

Les tempéraments nerveux doivent également éviter tout excès dans la température des bains; ils s'accommodent très-bien de bains prolongés.

Au tempérament sanguin et aux constitutions athlétiques appartiennent surtout les bains froids; ils doivent scrupuleusement éviter les bains d'une température élevée.

La femme supporte mieux que l'homme les bains chauds et surtout les bains prolongés; elle doit cependant les craindre : l'excès de calorique qu'ils développent stimule encore l'état nerveux qui est habituel à beaucoup d'entre elles.

Aux enfants nouveau-nés, il faut des bains tièdes, de courte durée, mais souvent répétés; plus tard, les bains de rivière conviennent surtout; à l'adulte, des bains frais; au vieillard, des bains chauds, qui lui rendent, momentanément, le calorique qu'il a perdu.

Aux convalescents, nous recommandons encore les bains tièdes et peu prolongés; ils sont presque toujours nécessaires pour enlever au corps les produits de la transpiration qui se sont accumulés pendant la maladie. Aux malades, les bains sont indiqués par le médecin, et varient selon la nature de l'affection.

L'habitude et les dispositions individuelles apportent de grandes modifications dans l'usage des bains; pour telle personne, un bain sera chaud qui semblerait froid à une autre; celui-ci supporte deux heures d'immersion, un quart d'heure suffit à celui-là.

Dans le bain chaud, les exhalations pulmonaire et cutanée augmentent, et le poids du corps diminue; dans le bain froid, il y a absorption par la peau du liquide et des substances qu'il tient en dissolution, et le poids du corps est augmenté. On a porté à 5 ou 8 onces (de 152 à 244 grammes) par heure la perte du poids du corps dans un bain chaud; on a estimé, au contraire, que dans un bain froid l'augmentation moyenne pouvait s'élever à 1 once 30 grains (52 grammes) dans le même espace de temps. On a fixé à 34° centigrades la température des bains qui restent sans action sur le pouls, la respiration et la transpiration. Au-dessus, ces fonctions sont accélérées; au-dessous, elles sont diminuées.

Toutes les eaux naturelles contenant des sels et souvent de la matière organique, il est important de connaître la nature de l'eau qu'on emploie en bains. Ainsi, dit M. Lévy, les eaux séléniteuses [1] ne dissolvent point les principes

---

[1] Ces eaux ont pour caractère principal de durcir les légumes sans les cuire, et de ne pas dissoudre le savon.

gras des sécrétions cutanées ; les eaux stagnantes forment autour du corps une atmosphère toxique, etc.

On fait encore usage de certains bains spéciaux, tels que les bains orientaux ou les bains russes ; mais ils sont inusités dans notre pays, et nous n'avons point à nous en occuper ; ou bien les bains subissent de nombreuses modifications pour les approprier à certaines indications médicales ; nous n'en parlerons pas davantage, car ils n'appartiennent point à l'hygiéniste.

En 1841, j'ai publié, dans le journal l'*Instituteur* (pages 45-48, 56-58), deux articles d'hygiène sur la *propreté chez les enfants*. L'étendue de ce travail ne m'a point permis de le reproduire ici, mais je pense qu'il pourra être consulté avec fruit par MM. les instituteurs qui possèdent la collection de ce journal qui leur est exclusivement destiné.

ALIMENTS.

La vie, physiologiquement parlant, n'est qu'un mouvement continu de composition et de décomposition qui s'opère entre les molécules et l'être vivant. Il était donc nécessaire que les organes pussent réparer les pertes incessantes résultant de l'entretien de la vie. De là, les fonctions de nutrition, qu'on trouve dans toute la série des êtres doués de vie, depuis le dernier des cryptogames jusqu'à l'être le plus complet de l'échelle, l'homme.

On appelle *aliments* toutes les substances qui, introduites dans nos organes, peuvent subir l'action digestive, s'assimiler à nos parties et se convertir en notre propre substance. La condition alimentaire est donc tout à fait indépendante de l'état d'agrégation de la substance; ainsi, l'aliment peut être solide, mou, liquide ou même gazeux. Cependant les liquides, sous le nom de *boissons*, sont, le plus souvent, appelés à jouer dans l'alimentation un rôle spécial dont nous aurons à nous occuper; les gaz seuls ne sauraient constituer des aliments, mais ils peuvent favoriser l'action des solides ou des liquides auxquels ils sont unis.

Le règne végétal et le règne animal sont seuls en droit de fournir à l'alimentation de l'homme et des animaux; au règne minéral nous n'empruntons que des *condiments* et l'eau, boisson universelle et véhicule d'un grand nombre de préparations alimentaires. Beaucoup d'espèces se nourrissent exclusivement de végétaux; d'autres, non moins nombreuses, ne vivent que d'animaux; quelques-unes, enfin, empruntent leur nourriture à chaque règne organique : ici nous trouvons l'homme. Mais est-il juste de dire, comme on l'a tant répété, que l'homme est *omnivore?* Non, il ne saurait user de tout ce qui sert de nourriture aux espèces animales; mais il peut puiser dans une immense variété d'aliments, il est *polyphage.*

La main dispensatrice n'a point jeté avec une égale profusion les divers genres d'alimentation sur tous les points de la surface du globe. Au voisinage des régions polaires, la végétation est presque nulle et se résume en quelques cryptogames qui couvrent la surface dénudée des rochers et croissent sous la neige; la nature a donc indiqué à l'homme l'usage, presqu'exclusif, d'une alimentation animale. Autour des tropiques abonde une végétation luxuriante qui fournit avec largesse aux besoins nutritifs des habitants de ces contrées. Entre ces deux extrêmes et en s'approchant du centre, on observe un partage plus égal entre ces deux genres d'alimentation. D'ailleurs, les végétaux se sont différemment groupés à la surface du sol, soit en vertu de circonstances diverses de terrain, de climat, d'humidité, soit encore en vertu d'une loi d'affinité et d'antagonisme réciproques, ainsi qu'on a déjà cherché à l'établir. Ainsi, à la zone torride appartiennent les fruits sucrés et aromatiques; au nord, les amentacées, les conifères, les acotylédones. Les céréales, par un bonheur providentiel, couvrent l'immense étendue des régions tempérées, et ne s'arrêtent qu'au voisinage des extrémités thermales de notre globe. L'alimentation des peuples n'est donc point facultative, mais elle est réglée par le sol et le climat, et subordonnée à des conditions naturelles.

Le plus grand nombre de substances ne pourraient servir à l'alimentation, si l'art ne leur faisait subir des modifications, soit dans leurs propriétés physiques, soit, et surtout, dans leurs propriétés chimiques. La préparation des aliments joue

donc un grand rôle dans leurs qualités nutritives. Les préparations alimentaires varient à
l'infini et ont donné naissance à un art, utile
sans doute, mais dont les écarts appellent trop
souvent le frein de l'hygiène. Des détails culinaires
sortiraient évidemment du cadre de ce travail;
cependant l'hygiéniste ne saurait rester étranger
à l'étude sommaire des différentes préparations,
afin d'indiquer l'influence sanitaire que chacune
d'elles peut exercer. Les préparations alimentaires
les plus usitées sont les suivantes : la cuisson à
l'eau, le rôtissage, la dessiccation, l'association
de plusieurs substances entre elles et divers moyens
de conservation. Nous indiquerons en leur lieu
les modes de préparation propres aux végétaux
et ceux qui conviennent aux produits animaux.

Mais il est encore des préparations d'une autre
nature, qui n'ont point, comme les précédentes,
un but d'utilité alimentaire, qui sont, au contraire, le résultat de la cupidité et de la fraude :
c'est la *falsification* ou *sophistification* des
matières alimentaires.

Les falsifications diverses des aliments peuvent
être rangées dans deux divisions bien distinctes :
les unes consistent à mélanger la matière alimentaire avec une autre matière également nutritive
ou tout au moins inerte, mais d'une moindre
valeur commerciale, par exemple, des farines
de plantes légumineuses mélangées aux farines
de céréales ; ici l'hygiéniste n'est appelé qu'à
jouer un rôle accessoire. Mais, d'autres fois, les
falsifications ont pour but d'introduire dans la

matière alilibile des principes délétères qui se révèlent par des accidents plus ou moins lents, plus ou moins formidables ; ici doivent se développer toutes les ressources de l'hygiène.

On a tenté de classer les aliments en se fondant sur des bases différentes, mais toutes imparfaites, en raison de la variabilité des principes sur lesquels elles reposent. M. Lévy, dans son excellent traité d'hygiène, reconnaît avec raison deux grandes classes d'aliments, selon qu'ils peuvent suffire à tous les besoins de la nutrition, ou qu'ils ne peuvent rendre à l'économie que certains principes, n'alimenter que certains tissus organiques : ce sont les aliments complets, telle est la chair des animaux, et les aliments incomplets, tels sont la fibrine, l'albumine, le sucre, la gomme, etc. L'azote est le principe dominant dans les premiers, il manque dans beaucoup des seconds.

Cette division est bonne, mais trop générale et ne saurait dispenser de pousser plus loin sa classification.

La division la plus simple et la plus naturelle, à la fois, consiste à séparer les aliments végétaux des aliments animaux, et, à établir, dans chacun de ces groupes, des classes fondées sur les principes immédiats prédominants.

Mais s'il importe de considérer la puissance nutritive des aliments, il n'importe pas moins de les étudier sous le point de vue de leur faculté digestive, c'est-à-dire de la résistance plus ou moins grande qu'ils opposent à l'action des organes et des sucs qui doivent les rendre assimi-

lables : c'est encore là une base de division secondaire.

Alimentation végétale.

Amylacés ou féculents. — *L'amidon* forme
la substance nutritive empruntée aux aliments de
cet ordre. Ce principe est une substance blanche,
pulvérulente, insipide et inodore, que l'on rencontre dans un grand nombre de végétaux alimentaires, mais surtout dans les semences des
graminées et des légumineuses, dans les marrons
et les châtaignes, dans le gland, la pomme de
terre, la tige de plusieurs palmiers, les lichens,
etc. Il existe encore dans plusieurs autres végétaux, mais qui ne sauraient prendre rang parmi
les substances alimentaires. Depuis les recherches
de M. Raspail, on sait que la fécule est formée
d'une enveloppe insoluble et d'une matière intérieure soluble [1]. Toutes les fécules sont composées
de grains isolés et primitivement insolubles dans
l'eau, mais qui le deviennent par le brisement de
leurs utricules et l'épanchement de la matière qu'elles contiennent ; elles varient dans leurs formes,
leurs volumes et dans diverses autres propriétés.

C'est à cette classe importante d'aliments qu'appartiennent surtout les *céréales*, nom générique
sous lequel on comprend le froment, l'orge, le
seigle, le riz, le maïs ou blé de Turquie, l'avoine.
On y rapporte encore les *légumes farineux*, tels
que la pomme de terre et quelques substances

---

[1] Les fécules ne sont autre chose que l'amidon obtenu dans
son état de pureté à l'aide de certains procédés.

14

extraites de végétaux exotiques, que nous connaissons spécialement sous le nom de fécules (Salep, Arrow-Root, Tapioca, Sagou).

Les céréales, avons-nous dit, couvrent une vaste surface de la terre habitable et servent à la nourriture d'une grande partie de ses habitants : le riz s'étend sur des espaces d'une prodigieuse étendue, dans les contrées marécageuses voisines de l'équateur; il nourrit à lui seul plus d'individus que toutes les autres céréales ensemble. Le maïs abonde dans le nouveau continent, et exige une température moins élevée que le riz; il est cultivé par les peuples riverains de la Méditerranée; les plaines sablonneuses conviennent surtout à sa culture. Le millet et plusieurs variétés de l'holcus sorglio nourrissent une grande partie de la Perse, de la Mingrelie, de l'Arabie et de l'Indoustan. Le blé est la céréale des pays tempérés : il couvre la plus grande partie de l'Europe et même jusqu'aux plateaux élevés des régions équatoriales; presque partout l'avoine l'accompagne, mais elle s'étend davantage vers le nord. L'orge et le seigle sont véritablement les céréales des pays septentrionaux; la première fait la base des boissons nourrissantes du nord; la seconde donne un aliment très-usité.

Parmi les légumineuses, les haricots, pois, fèves, lentilles offrent une ressource alimentaire importante, parce qu'elles croissent sous des latitudes diverses, et dans les années de disette on a pu les associer aux céréales dans la fabrication du pain.

Le *blé sarrasin*, ou blé noir, croît dans plusieurs terrains maigres de la France, et peut offrir quelques ressources alimentaires. Les Abyssins s'en nourrissent.

Les *châtaignes* forment la base de l'alimentation de quelques provinces du plateau central de la France, le Vivarais et le Limousin entre autres. Le *gland doux* sert à la nourriture de quelques tribus du nord de l'Afrique.

La *pomme de terre*, la plus précieuse des découvertes des temps modernes, fut introduite en France par Parmentier, après de très-grands efforts; elle produit, dans le même espace, huit fois plus que le blé, et contribue à la nourriture d'une grande partie de l'Europe, puisqu'elle croît dans presque tous les climats; elle forme l'alimentation presqu'exclusive de la misérable Irlande.

Aliments féculents en particulier.

Froment. — C'est avec la farine de froment que se fait le pain, base de notre alimentation. D'après l'analyse de M. Regnault, la farine de nos pays renferme les principes suivants :

Eau................	10,0
Gluten sec......	11,0
Amidon.........	71,0
Sucre............	4,7
Dextrine......	3,3
	100,0

C'est la proportion du gluten qui détermine surtout la qualité du blé ; les blés durs sont plus riches en gluten que les blés tendres.

Pour être de bonne qualité, la farine doit être d'un blanc légèrement jaunâtre ; elle doit avoir une odeur douce, (elle prend, en vieillissant, une odeur de moisi) ; elle est douce au toucher, fait corps et s'étend sous les doigts, lorsqu'elle est pure. La 1re qualité est appelée fleur de farine ; elle entre dans les pâtisseries légères, forme un pain de digestion facile, un peu fortifiant, le pain de *gruau*, qui est le plus digestif et le plus convenable pour les estomacs paresseux et les personnes faibles.

La 2e et la 3e qualité de farine font un pain moins digestif, mais plus fortifiant et plus approprié à la plupart des constitutions. La meilleure farine est celle qui est moulue depuis un mois ; on accuse la farine de blé trop nouveau de causer des dyssenteries.

Le pain chaud est indigeste, le pain dur se mange difficilement et a perdu une partie de sa saveur ; il doit être mangé le lendemain de sa cuisson, ou au moins plusieurs heures après être sorti du four. On dit que, mangé avec excès, le pain épaissit le sang et ralentit la circulation. La mie trop compacte, trop peu celluleuse, rend le pain lourd et indigeste. Le pain trop cuit, de même que le pain dur, n'est pas indigeste, mais il a besoin d'être bien mâché et d'être imprégné d'une plus grande quantité de salive. Il est difficile d'établir une règle sur la proportion de pain qui doit accompagner les autres aliments : l'habitude, la constitution, l'âge, la quantité d'aliments, le degré de la faim, la nationalité même sont autant de conditions qui apportent des différences individuelles; les Français sont considérés comme de grands mangeurs de pain; les Allemands en mangent beaucoup moins.

La farine de froment est l'élément principal de l'alimentation des enfants; mélangée au lait, elle forme la bouillie; cette préparation est facilement digérée; cependant, donnée en trop grande quantité, elle fatigue les organes digestifs, et les enfants la rejettent, soit par les vomissements, soit par la diarrhée.

Les pâtisseries, formées surtout de farine et de beurre, sont, en général, de mauvaises préparations, lourdes et indigestes; beaucoup d'estomacs ne peuvent les supporter, et elles déterminent fréquemment des renvois acides et douloureux; il faut donc en user sobrement.

La farine sert encore à de nombreuses préparations culinaires, parmi lesquelles nous citerons les sauces blanches ou celles qu'on appelle *rousses;* ces préparations laissent à désirer sous le rapport de la digestibilité, et ne conviennent point aux estomacs languissants.

Enfin, on confectionne, à l'aide de la farine de blé dur, quelques préparations connues sous le nom générique de *pâtes;* tels sont le vermicelle et le macaroni. Ces aliments sont à la fois digestifs et nourrissants; cependant ils perdent de leur faculté digestive lorsqu'on les unit à du fromage : tel est le macaroni proprement dit.

C'est une erreur de croire que le son, dont toutes les farines retiennent des quantités plus ou moins considérables, ne jouisse d'aucune propriété nutritive : les recherches de M. Millon ont démontré qu'il contient encore des proportions notables de gluten, et peut utilement entrer dans la confection du pain; ce chimiste regarde donc le son comme augmentant les propriétés nutritives du pain.

La farine de froment est quelquefois sophistiquée avec des farines d'autres céréales ou de certaines plantes légumineuses, parfois même avec de la craie; certains boulangers font entrer, mais rarement, dans la confection du pain, de l'alun ou du sulfate de cuivre pour lui donner certaines qualités particulières; toutes ces altérations sont d'un dessein coupable, mais les dernières sont nuisibles et peuvent déterminer de graves accidents; aussi la loi les poursuit-elle avec toute rigueur.

L'*orge* sert encore, dans le nord surtout, à la fabrication du pain; le pain d'orge, encore usité dans quelques-unes de nos campagnes, tend cependant à disparaître pour être remplacé par le pain de froment. L'orge donne un pain grossier, lourd, d'un brun-violet, d'un aspect pailleux, peu nourrissant et peu digestif; cependant, mêlée dans la proportion d'un tiers avec la farine de froment, la farine d'orge peut encore donner un pain recommandable. Cette farine ne contient qu'une partie, sur 100, de gluten.

L'orge mondé ou perlé peut remplacer le riz et servir avantageusement à la nourriture des enfants; sous forme de gruau, l'orge peut encore offrir une nourriture saine et agréable. On doit choisir le grain blanc, plein et pesant.

Le *seigle* peut encore servir à faire un pain inférieur à celui de froment, mais bien supérieur à celui d'orge; il contient moins de gluten que le premier, mais plus que le second. La farine de seigle est blanche, un peu jaunâtre, avec une faible odeur de violette. Ce pain jouit d'une saveur agréable et est nourrissant; mais il n'est facilement digéré que par les estomacs robustes. Il ne convient point aux personnes sédentaires, ni à celles dont les voies digestives sont irritables. Il est encore usité dans nos campagnes.

Le seigle est sujet, dans les années humides, à une maladie connue sous le nom d'*ergot* ou de *blé cornu;* le mélange le l'ergot dans la farine de seigle peut la rendre vénéneuse, et déterminer de véritables empoisonnements.

L'*avoine* n'est point employée, dans nos contrées. Le pain qu'on en confectionne est d'une qualité tout à fait inférieure, et contient peu ou point de gluten. Le gruau d'avoine est un aliment nourrissant et digestif qui convient aux enfants, aux individus faibles et aux convalescents.

Le *riz* contient de 7 à 8 pour 100 de gluten; cette précieuse substance est la base d'une foule de préparations qui sont toutes nourissantes et de facile digestion ; il est employé, sous toutes les formes, contre les relâchements du ventre. Le riz peu cuit est indigeste : cependant c'est ainsi qu'on le mange dans le midi. La crème de riz, qu'on obtient en passant le riz à travers un tamis lorsqu'il est cuit, puis en le remettant au feu pour augmenter la consistance de la crème, est un aliment propre aux enfants, aux personnes dont les intestins sont irrités, et aux convalescents.

Le *millet* se mange comme le riz, est nourissant, facile à digérer ; il se prépare ordinairement au lait.

Le *maïs* contient 12,3 sur 100 de gluten et d'albumine ; sa farine sert encore d'aliment dans plusieurs provinces de France, mais elle est peu usitée dans nos pays ; elle fait des bouillies agréables et plus digestibles que celles de farine de froment. Selon M. Lespès, les peuples qui font usage de bouillie avec la farine de maïs, n'ont ni calculs urinaires, ni maladies de vessie. Ces bouillies ont fait disparaître des hypochondries, des dyssenteries, et délivré de l'épilepsie des populations entières. (DESLANDES, *Traité d'hygiène*, page 309). On a pensé, par contre, que la pellagre (maladie de la peau particulière à certaines contrées de l'Italie) frappait surtout les populations qui font un grand usage de maïs.

Le *salep* est une fécule extraite de la racine bulbeuse de différentes espèces d'orchis ; c'est une substance agréable, nourissante et digestible qu'on recommande surtout aux personnes faibles, et aux poitrines irritables. Il est mieux de le préparer au bouillon gras qu'au lait ou au bouillon maigre.

Le *sagou*, extrait de la moelle d'une espèce de palmier, s'emploie dans les mêmes conditions que le salep.

Nous en dirons autant du *tapioca*, fécule extraite de la racine du manioc.

Les farines de *fèves*, de *haricots*, de *pois* et de *lentilles* sont nourrissantes, mais d'une digestion laborieuse; elles contiennent très-peu de gluten, et sont peu employées à la manière des substances précédentes. Ces légumes sont cependant très-usités et entrent comme partie importante dans l'alimentation de notre pays.

La fève de marais, qu'on emploie verte ou sèche, est nourrissante, mais peu digestible; elle ne convient point aux estomacs délicats. Dans le midi, elle est recherchée jeune et fraîche, et servie sur les tables, avec sa silique, à titre de hors-d'œuvre.

Les haricots se digèrent un peu mieux, mais ils dégagent beaucoup de vents et nourrissent médiocrement, qu'on les mange avec ou sans leur silique.

Les pois, petits et verts, forment un aliment agréable, d'une digestion facile, mais ils sont peu nourrissants, et conviennent aux convalescents; secs, ils donnent une nourriture moins bonne encore que les haricots, dont ils offrent tous les inconvénients. La purée est le mode le plus convenable de préparer les uns et les autres.

Les lentilles sont préférables aux pois secs; elles sont plus nourrissantes, mais ne se digèrent pas non plus très-facilement.

Le sarrazin ou blé noir donne une farine grisâtre et contenant toujours quelques parcelles d'écorce dont on ne peut la débarrasser. Sous forme de bouillie, il est nourrissant et se digère bien; on l'emploie souvent, aussi, sous forme de galettes, qui sont plus lourdes. Il se conserve difficilement lorsqu'il est cuit. Le sarrazin est employé comme aliment dans une partie de la France; on prétend qu'il donne à ceux qui en font usage un teint livide et les plonge dans un état de faiblesse et de langueur.

La farine de châtaignes est saine et très-nourrissante; elle est la base de l'alimentation des habitants d'une grande partie de la France. On fait, avec les châtaignes, des crèmes agréables au goût et de facile digestion. On est parvenu à débarrasser, au moyen d'une lessive alcaline, le *marron d'Inde* du principe amer qui n'avait pas permis, jusqu'ici, de l'employer dans la nourriture de l'homme; M. Flandin a fait du pain d'excellente qualité avec un mélange d'un quart de cette fécule et trois quarts de farine de froment. On pourrait donc trouver là une ressource précieuse dans les temps de disette.

La pomme de terre, dont chacun connaît les

nombreuses variétés et l'incontestable utilité, est composée des éléments suivants :

	Grammes.
Eau de végétation....	706,83
Fécule...............	166,69
Matières salines......	79,54
Fibre ligneuse........	46,94
	1000,00

L'analyse de Vauquelin y a trouvé les principes suivants : de l'eau, de l'amidon, du parenchyme, de l'albumine de l'asparagine, une résine amère, une matière animale, des citrates et des phosphates de potasse et de chaux et de l'acide citrique. — Nous ne saurions indiquer les nombreuses préparations qu'on fait subir à la pomme de terre ; elle est, sous toutes ses formes, l'aliment le plus usuel de nos villes et de nos campagnes. On extrait de sa fécule de la dextrine que l'on convertit en sirop de sucre ; fermentée et distillée elle fournit 10^{1}17 environ d'alcool par 100 k. de tubercules. La pomme de terre est un aliment sain, agréable, nourrissant et d'une digestion facile. Les diverses espèces offrent d'ailleurs, sous ce rapport, d'assez grandes différences ; parmi les plus digestibles, nous citerons la précoce, et les longues, blanches et jaunes, connues dans nos pays sous le nom de cornes. La pomme de terre est peu nourrissante lorsqu'elle n'est pas mûre, mais c'est un préjugé de la croire malsaine.

« La pomme de terre n'a aucune action malfaisante sur l'économie; mais ce qu'il y a de très-remarquable, c'est que ces tubercules en état de germination deviennent un poison narcotique pour les bestiaux; il suffit de donner aux bêtes à cornes les lavures provenant de pommes de terre germées pour déterminer la paralysie de leurs extrémités inférieures. » (GIRARDIN, *Chimie élémentaire*, t. 2, p. 328.)

La fécule de pomme de terre est un aliment très-digestible qui convient aux enfants, aux personnes faibles et aux convalescents. Elle peut remplacer la plupart des fécules étrangères qu'on ne se procure qu'à un prix élevé.

Unie à de la farine de froment, la pomme de terre forme un pain d'une saveur assez agréable, fort nourrissant et qui peut offrir d'immenses ressources pendant les années de disette.

On prétend que la pomme de terre, dans les pays où elle sert d'aliment principal, contribue à l'accroissement de la population. Cependant, l'usage exclusif de ce tubercule produit, dit-on, des obstructions et un état d'embonpoint qui n'est pas toujours l'indice d'une santé parfaite.

En résumé, les aliments féculents sont de facile digestion, conviennent aux personnes dont la vie sédentaire n'expose pas à une grande déperdition de forces, et qui ont besoin de se nourrir sans fatiguer leur estomac. Cependant, cette sorte d'alimentation, lorsqu'elle est exclusive, relâche les fibres et affaiblit l'économie. On en

cite comme exemple les Indiens, qui ne se nourrissent que de riz, et qui sont des peuples
énervés.

Champignons comestibles. — L'analyse de
ces végétaux y a démontré de la fungine et
de l'acide fungique; deux matières animales,
dont l'une est azotée et l'autre de nature indéterminée; du sucre, de l'adipocire, de l'huile,
de la bassorine et une matière gommeuse.

Les meilleurs champignons sont un aliment
indigeste, échauffant et toujours susceptible de
produire des accidents lorsqu'on en fait un usage
habituel. Il y a, d'ailleurs, beaucoup de champignons vénéneux qu'on peut confondre avec
des champignons comestibles; une grande habitude peut seule préserver de l'erreur. La police
n'autorise point la vente des champignons, même
de bonne qualité, qui auraient été gardés d'un
jour à l'autre.

Il faut considérer comme vénéneux les champignons qui changent de couleur après avoir été
lavés, et deviennent rouges, violets, bleus ou
noirs; il en est de même de ceux qui offrent,
quand on les coupe, une tranche de plusieurs
couleurs, ainsi que ceux qui laissent échapper
un suc laiteux. — On ne connaît, par contre,
aucun moyen certain de distinguer les bons
champignons des mauvais, et tous les procédés
indiqués à cet effet sont plus ou moins douteux.

Les *truffes*, espèce de champignon qui croît
surtout au centre et vers le midi de la France,
forment un aliment très-recherché des gourmets

à cause de son parfum ; mais elles sont peu nutritives, indigestes, et plusieurs personnes même ne sauraient les supporter ; elles sont échauffantes à un haut degré, et sont contraires aux tempéraments bilieux et nerveux. Les truffes doivent leur parfum et leur saveur à une huile essentielle aromatique qui leur donne la propriété de conserver quelque temps la viande à laquelle on les unit.

Les truffes servent plutôt d'assaisonnement que d'aliment proprement dit.

Légumes proprement dits, ou herbes potagères.

Les *légumes-semences*, que nous avons déjà considérés comme aliments féculents, les haricots, les pois, forment un aliment d'un tout autre ordre lorsqu'ils sont encore jeunes et n'ont point acquis toute leur maturité ; la fécule en est encore peu développée, mais le principe sucré y domine, dans les pois surtout. Ils sont toujours de meilleure qualité lorsqu'ils sont venus en leur saison que lorsque l'art a hâté leur maturité, sur des couches ou dans des serres. Les petits pois sont un légume recherché, quoiqu'ils ne réussissent pas à tous les estomacs ; on recommande aux personnes faibles et aux convalescents de s'assurer s'ils leur conviennent avant d'en faire usage ; plus ils sont petits et verts, plus ils sont délicats.

Les haricots très-jeunes avec leurs cosses sont un aliment rafraîchissant et digestible ; on donne la préférence à ceux de couleur gris-vert.

Les fèves de marais très-jeunes sont également bien digestibles, quoiqu'un peu venteuses. Il faut les priver de leur enveloppe, qui est indigeste.

Les *légumes-herbes* renferment de nombreux aliments, en général rafraichissants et de facile digestion ; ils conviennent surtout aux individus faibles et aux estomacs délicats. Les *épinards* ne sont parfois indigestes que lorsqu'on les assaisonne avec trop de graisse ou de beurre. On les unit fréquemment à l'*oseille*, dont ils tempèrent l'acidité ; celle-ci est facilement digestible ; cependant son principe acide détermine, sur certains estomacs, des aigreurs parfois fort douloureuses. D'habiles chimistes ont démontré tout le danger qu'il peut y avoir de préparer l'oseille dans un vase en cuivre : il se forme pendant la cuisson un sel très-vénéneux. La *bette* ou *boirée* se mange à la manière des épinards ; elle est rafraîchissante et facile à digérer.

La *chicorée*, l'*endive*, la *laitue*, la *scarole*, se mangent assaisonnées comme les herbes précédentes, et forment un bon aliment, très-digestible. Mangées à l'état de salade, elles conviennent peu aux estomacs irritables, et sont assez difficilement digérées. La laitue contient un principe narcotique, et porte au sommeil.

Le *céleri* est échauffant; cru, il ne convient point aux personnes dont l'estomac est faible; cuit, il est d'assez facile digestion.

Les côtes de la poirée, de l'artichaut, du cardon, portent le nom de *cardes*, et forment un aliment doux et facile à digérer; mais elles ont besoin d'être bien cuites.

L'*artichaut* cru se digère assez difficilement; cuit, c'est un bon aliment qui convient à tous les tempéraments.

Les *choux*, dont l'usage est si répandu dans nos pays, sont, en général, de mauvais aliments, quoiqu'assez nourrissants, et qui ont besoin, pour être aisément digérés, de l'estomac robuste du campagnard ou de l'ouvrier. Le lard, à l'aide duquel on les assaisonne, les rend plus indigestes encore; il faut donc les proscrire toutes les fois que l'estomac n'est pas dans un état d'intégrité parfaite, et chez les individus dont la constitution est faible. Ils contiennent beaucoup d'albumine végétale et une grande quantité de fibres ligneuses.

Une des plus importantes préparations des choux est connue, surtout en Lorraine et en Alsace, sous le nom de *choucroute:* ce sont des choux hachés auxquels on a fait subir un commencement de fermentation acide en y ajoutant une certaine quantité de sel et souvent du genièvre. Cette préparation est, en général, bonne, plus digestible que le chou, mais elle ne convient cependant point aux estomacs faibles et irritables. — Le capitaine Kook attribuait à la choucroute l'excellente santé dont jouirent ses équipages pendant un voyage de trois ans.

Les *choux-fleurs* sont un bon aliment, peu nourrissant, agréable et digestible, qui convient aux convalescents. Ils contiennent surtout de l'albumine, du sucre et de l'eau.

Les *asperges* forment un aliment sain, délicat, assez nourrissant et facilement digestible : elles échauffent, cependant, lorsqu'on en mange beaucoup, et irritent parfois les voies urinaires.

Les *salsifis* et les *scorsonères* tendres et charnus se digèrent avec facilité ; ils renferment cependant un principe échauffant, mais dont on les débarrasse aisément par la cuisson. — Ils contiennent beaucoup d'albumine.

Les *carottes*, jeunes et tendres, sont fortifiantes et se digèrent facilement ; elles se digèrent plus difficilement lorsqu'elles sont entièrement développées. Elles contiennent du gluten, de l'albumine végétale, du sucre, de la gomme, etc.

Les *betteraves* sont rafraîchissantes, mais souvent indigestes. On les mange cuites à l'eau, au four, sous la cendre, en fricassée ou en salade. Elles exigent une certaine énergie des forces digestives.

Les *navets* sont peu fortifiants, venteux et peu digestibles. Ils ne contiennent guère que 4 pour 100 de matière nutritive, un peu d'albumine, de mucilage et beaucoup de sucre.

Le *panais* est une racine sucrée et légèrement stimulante ; sa digestion est difficile.

Les *oignons*, crus ou cuits, sont venteux et indigestes ; ils contiennent un principe sucré assez abondant.

En résumé, beaucoup de légumes doivent leurs propriétés alimentaires à l'albumine végétale, qui se trouve souvent unie à des matières mucilagineuses en assez grande abondance pour les faire coaguler par la chaleur. Les bulbes de *l'ail*, de *l'oignon*, et une foule d'autres plantes de la famille des liliacées, sont riches en mucilage analogue à la gomme arabique. Les racines dites potagères, navet, panais, betterave, salsifis, deviennent mucilagineuses par la cuisson dans l'eau. Les tiges et les jeunes pousses de plusieurs plantes, cardons, choux, asperges, sont également chargées de mucilage,

Quelques plantes potagères contiennent du sucre en plus ou moins grande proportion : la betterave, la carotte, l'oignon, etc ; c'est à cet agent qu'elles doivent une partie de leur digestibilité, qui serait très-faible sans lui, en raison du principe ligneux abondant qu'elles contiennent.

Les fibres ligneuses servent de trame à la plupart des aliments végétaux, et sont, en général, inassimilables ; cependant, dans certaines plantes, elles prédominent et peuvent servir utilement dans l'alimentation ; telles sont les jeunes pousses, les radis, les salades, etc. ; dans ce cas, elles stimulent les forces digestives. Dans les champignons, le principe fibreux est gonflé et distendu par des sucs aqueux abondants.

Fruits.

Il est difficile de bien classer les fruits par rapport à leurs propriétés alimentaires; cependant nous les étudierons d'après le degré de prédominance de trois principes qu'on peut observer en eux : ce sont les principes sucré, acide, ou huileux; les deux premiers se trouvent fréquemment réunis sans prédominance marquée.

Les fruits sucrés sont caractérisés par leur saveur et par la propriété qu'ils ont de donner naissance aux boissons fermentées. L'abondance du sucre dans les fruits est, généralement, proportionnelle à la chaleur du climat. Nous citerons, pour exemple, les *figues* et les *dattes*, qui forment une partie importante de l'alimentation dans plusieurs parties de l'Italie, de l'Espagne et de l'Afrique; l'arbre à pain des Mers du Sud, de l'Australie; le bananier, à pulpe fondante et butyreuse de l'Inde, donnent aussi des fruits recherchés.

Le *raisin* est un des bons fruits de nos contrées; malheureusement il n'arrive pas toujours à maturité complète. Le principe sucré est fort abondant dans ce fruit, mais il est mitigé par une légère saveur acide. Il est rafraîchissant, et laxatif si on en mange sans ménagement. Les raisins desséchés ont une saveur plus sucrée que les raisins frais.

Il faut manger le raisin à maturité parfaite;

le blanc se digère le mieux. Il convient, en général, de rejeter la pellicule, qui est indigeste.

La *pêche* est rafraîchissante, se digère d'autant plus aisément qu'elle contient plus de sucre; on est donc dans l'usage d'y ajouter du sucre en poudre; les mêmes considérations s'appliquent aux *abricots*, qui ont cependant moins besoin de condiment sucré, et qui arrivent plus facilement à maturité sous notre climat. On recommande aux individus faibles de les manger de préférence cuits, sous forme de marmelade ou de compote.

Les *prunes* contiennent beaucoup de sucre et un peu d'acide. Il vaut mieux les manger cuites que crues; conservées sous le nom de pruneaux, elles forment un aliment sain, digestif et légèrement laxatif.

Les *cerises* sont des fruits abondants et recherchés dans nos contrées. Dans certaines espèces, le principe dominant est sucré; dans d'autres, il est acide. Elles sont, les unes et les autres, rafraîchissantes et se digèrent aisément. Les cerises les plus acides gagnent en digestibilité lorsqu'elles sont cuites et corrigées avec du sucre.

Les *fraises*, les *framboises* et les *mûres* contiennent beaucoup de sucre, une petite quantité d'acide et une huile essentielle qui leur donne leur arôme particulier. Elles forment un aliment agréable et facilement digestible.

Les *groseilles* contiennent beaucoup d'acide, peu de sucre. Elles sont rafraîchissantes, mais leur abus peut amener des dérangements intestinaux. Les grosses groseilles sont moins acides, mais plus indigestes.

Les *pommes* et les *poires*, dont les espèces et les variétés sont si nombreuses, sont d'autant plus digestibles qu'elles contiennent moins d'acide ; la nature et la qualité du fruit exercent, d'ailleurs, sous ce rapport, une grande influence. Les poires et les pommes cuites conviennent particulièrement aux estomacs délicats, aux personnes affaiblies et aux convalescents.

L'*orange* est un fruit délicieux que la grande facilité des communications ne peut manquer désormais de vulgariser dans nos pays. C'est un aliment fort peu nourrissant, mais qui convient, comme rafraîchissant, à toutes les constitutions, à tous les âges, à tous les états de santé. Le *citron*, fruit éminemment acide, n'est employé que comme condiment.

Les fruits huileux sont : 1° la *noix*, la *noisette* et les *amandes*, de digestion assez difficile, surtout quand ils sont secs ; 2° les *olives*, peu usitées dans nos pays et employées surtout comme condiment ; elles ne sont pas très-digestibles.

Fruits-légumes.

Le *melon* est rafraîchissant, mais ne peut être digéré par tous les estomacs ; il cause souvent des coliques ; il est donc prudent de ne pas en abuser. Ce fruit, généralement recherché, cause cependant à quelques personnes une répugnance invincible. Il contient une grande

15*

quantité de mucilage, et une huile essentielle à laquelle il doit sa saveur.

Les *potirons* et *citrouilles* ne se mangent que cuits; ils sont rafraîchissants, mais assez indigestes.

Les *concombres*, cuits ou crus, sont d'une digestion plus difficile encore.

La *tomate* ou *pomme d'amour* est peu usitée dans nos contrées; sa saveur aigrelette est généralement agréable; mais ce fruit, plus souvent employé comme condiment que comme aliment, n'est pas très-digestible.

La plupart des végétaux sont susceptibles de divers modes de préparation, qui ont pour but essentiel d'en assurer la conservation dans l'intervalle de deux saisons de fruits, et que l'on connaît sous le nom de conserves, ou de gelées et confitures. Les conserves ne valent jamais les végétaux frais, et ne doivent être employées qu'à leur défaut; mais les gelées et confitures, dans lesquelles le sucre entre souvent pour moitié, forment un aliment sain, agréable, d'une digestion très-facile et qui convient surtout aux enfants, aux malades et aux convalescents. Le *coing*, fruit essentiellement acerbe, n'est usité que sous cette forme. Les compotes, sorte de préparation qui n'a pas pour but la conservation des fruits, augmentent également leur digestibilité, et c'est sous cette forme seulement qu'un grand nombre de fruits peuvent être donnés aux personnes faibles et aux convalescents.

Nous avons établi les qualités alimentaires de la plupart des produits végétaux qui sont usités dans nos contrées; cependant, on ne saurait considérer nos indications comme absolues ; mille circonstances individuelles peuvent contrarier les prévisions les plus ordinaires, et tel aliment qu'une personne forte supporte à peine, est parfaitement toléré chez telle autre, où un état de faiblesse ou de maladie semblerait le contre-indiquer. Mais les circonstances naturelles font surtout varier beaucoup la qualité des aliments; nous citerons, parmi les plus importantes, l'âge de la plante: une plante trop vieille ou trop jeune ne donne point aux fruits tout le parfum, toute la consistance, tous les principes qu'il devrait avoir; le climat: les fruits du midi sont, toutes choses égales d'ailleurs, beaucoup plus sucrés que ceux du nord, et acquièrent un plus haut degré de maturité ; la nature du sol, le mode de culture, l'époque de la récolte et les conditions au milieu desquelles elle s'est faite, sont encore des circonstances dont chacun apprécie la valeur.

En résumé, nous trouvons dans les végétaux deux qualités alimentaires bien différentes ; ils sont, en général, peu nourrissants, mais très-digestibles, et s'assimilent sans fatiguer les organes.

Alimentation animale.

Nous étudierons cette alimentation sous le triple rapport des principes alimentaires qui entrent dans la composition des animaux, de la nature de chacun des animaux alibiles, et des parties qui servent plus spécialement à notre nourriture. Nous verrons aussi que si certains modes de préparation sont nécessaires à la plupart des aliments végétaux, ils le sont davantage encore aux produits alimentaires qui nous viennent des animaux.

Les principes immédiats les plus importants à considérer sont : 1° l'*albumine*, la *fibrine* et la *caséine* qui, assimilées par l'acte nutritif, vont remplacer dans les organes les principes de même nom qui ont été détruits et éliminés ; la digestibilité de ces principes varie selon leur origine et leur mode de préparation. 2° La *gélatine*, substance propre aux jeunes animaux et aux parties tendineuses et osseuses des animaux adultes. On avait fait jouer un grand rôle à la gélatine dans la nutrition, et M. d'Arcet pensait pouvoir nourrir avec des bouillons de cette substance ; mais une observation attentive et de nombreuses expériences ont bientôt démontré qu'on s'était laissé abuser par une vaine illusion, et que la gélatine ne jouissait, effectivement, que de faibles et contestables propriétés alimentaires ; cependant, il faut admettre que ce principe peut au moins remplacer, dans notre économie, le principe semblable qui a été détruit par l'acte même de la vie. La gélatine est facilement digestible, et les gelées animales dont elle fait la base conviennent surtout aux estomacs faibles et aux convalescents. 3° Les *graisses*, qui sont portées par le sang dans certains organes, et s'interposent dans les mailles du tissu cellulaire; elles sont à la fois peu nutritives et peu digestibles. 4° L'*asmazône* ou suc de viande, aliment par excellence, auquel appartient surtout le pouvoir nutritif; ce principe est d'une facile digestion.

Les viandes, en général, développent beaucoup de chaleur animale, et sont d'autant plus excitantes que leur coloration est plus prononcée. « Les viandes noires ou très-colorées sont très-échauffantes; les viandes rouges fortifient beaucoup; les viandes blanches sont celles qui fortifient le moins, et souvent elles peuvent faire partie d'un régime adoucissant. »

L'âge de l'animal exerce une grande influence sur la qualité de la viande : vieille, elle est peu digestible; jeune, elle contient beaucoup de gélatine, et se digère aisément, mais nourrit peu. La viande est d'autant plus digestible qu'elle vient des parties de l'animal qui reçoivent moins d'exercice. L'état d'embonpoint de l'animal exerce encore une grande influence sur la qualité et la digestibilité de la viande; celle-ci doit être modérément pénétrée de graisse; — trop, elle est peu nutritive et indigeste; pas assez, les fibres en sont dures et difficilement attaquables par nos organes.

Les viandes provenant d'animaux malades doivent être sévèrement rejetées, car plusieurs maladies sont ainsi transmissibles des animaux à l'homme. La viande des animaux abattus est meilleure que celle des animaux saignés.

Il est important que les parties osseuses soient séparées à la scie, et non à la hache. Les fragments d'os qui résultent de ce dernier mode de section peuvent être avalés, s'arrêter dans divers points de la gorge ou de l'œsophage, et déterminer les plus graves accidents.

La viande mangée aussitôt après que l'animal a été tué est dure et indigeste ; il convient que les fibres aient déjà subi un commencement de dissociation, mais il ne faut pas que le travail de putréfaction soit déjà commencé.

Le mode de préparation n'exerce pas une moindre influence sur les qualités de la viande. Les viandes grillées et rôties sont les plus digestibles ; la viande bouillie, que Brillat-Savarin appelle *viande sans son jus*, a cédé au bouillon presque tous ses principes nutritifs, et charge ainsi l'estomac de parties peu propres à la digestion.

Les *hachis*, les viandes accommodées à des sauces diverses sont moins digestibles que les viandes rôties, à cause des principes étrangers et de la graisse, en particulier, auxquels on les associe et qui, souvent, sont réfractaires à l'action de l'estomac.

Les viandes unies à certains légumes forment, en général, de bonnes préparations alimentaires, et ce sont, avec raison, les plus usitées dans l'économie domestique.

Beaucoup de *mammifères*, domestiques ou sauvages, servent à l'alimentation de l'homme ; nous ne citerons que les principaux d'entre ceux qui sont usités dans nos contrées. Ainsi, parmi les mammifères domestiques, se placent en première ligne, pour nous, le *bœuf*, le *mouton* et le *porc*, auxquels il faut ajouter le *veau* et *l'agneau*, qui représentent le bœuf et le mouton en bas âge.

Les parties musculaires de ces animaux constituent ce que l'on connaît, en économie domestique, sous le nom de viande de boucherie. Ces diverses viandes jouissent d'une grande puissance alimentaire, mais elles diffèrent essentiellement par leurs propriétés digestibles; on peut, sous ce rapport, les classer ainsi : agneau, veau, mouton, bœuf.

Brandes a trouvé, dans chacune de ces viandes, les proportions suivantes de principes alimentaires ; sur 100 parties :

	Eau.	Albumine et fibrine.	Gélatine.
Bœuf,	72	24	4
Veau,	75	19	6
Mouton,	71	22	7
Porc,	76	19	5

La chair de bœuf est une des plus nourrissantes et la plus appropriée, peut-être, de toutes, à l'alimentation continue de l'homme; mais il est peu de parties de ce bienfaisant animal qui ne puissent servir à notre nourriture et se plier à quelque préparation particulière. La *vache* donne une qualité de viande inférieure, qui n'est usitée que dans les campagnes, et que, dans les villes, on ne vend guère que par fraude; mais cet animal compense largement l'infériorité du produit de sa viande par un autre produit, le *lait*, qui joue un grand rôle dans notre alimentation.

De toutes les préparations qu'on peut faire subir à la viande de bœuf, la plus usuelle et la plus avantageuse est la cuisson dans l'eau; ce liquide dissout les principes alimentaires et donne lieu à un composé nouveau formé d'osmazône, de gélatine et de graisse, connu sous le nom de *bouillon*. On y ajoute, avant la cuisson, un certain nombre de substances végétales qui, sans modifier beaucoup ses propriétés nutritives, augmentent sa saveur et peut-être sa digestibilité. Les bouillons concentrés, c'est-à-dire contenant la plus grande proportion d'osmazône, sont les plus digestibles; cependant, chez les individus faibles ou chez ceux dont l'estomac est très-irritable, chez les convalescents d'affections gastriques, il est souvent utile de l'affaiblir par l'addition d'une petite quantité d'eau, ou en ne lui donnant point une cuisson suffisante pour que tous les principes de la viande aient le temps de se dissoudre.

La viande de veau est moins nourrissante et donne un bouillon plus faible, souvent prescrit dans les convalescences, en raison de la moindre quantité de principes nutritifs qu'il contient.

La viande de mouton est colorée, nourrissante, assez facile à digérer, et, sous ce rap-

port, doit précéder l'usage du bœuf dans l'alimentation des convalescents.

L'agneau donne une viande fade, gélatineuse
et peu employée; on l'accuse de causer facilement des diarrhées aux convalescents; elle est,
cependant, rafraîchissante et facile à digérer.

Le porc fournit la plus indigeste des viandes
vulgaires; cependant cette alimentation est loin
d'être malsaine, et le bon état de santé général
qui règne dans nos campagnes n'est pas altéré par
le grand usage qu'on en fait; elle est très-nourrissante, mais ne saurait convenir aux personnes délicates, aux vieillards, aux convalescents.
Le jambon ne mérite pas, en raison de son mode
de préparation, les reproches que nous adressons à la viande de porc en général; il se digère
facilement et nourrit bien.

Le lard est le plus souvent mangé avec des
légumes; c'est le seul mode de préparation
qui lui convienne.

Le cochon de lait est plus indigeste encore
que le porc adulte; c'est une chair fade, gélatineuse, recherchée cependant par quelques personnes.

On peut rapprocher de ces viandes la chair
de quelques animaux sauvages, tels que le
chevreuil, le *sanglier*, le *lièvre*, etc. Ce sont
des viandes noires, échauffantes, assez faciles
à digérer; mais elles ont, plus que les viandes
de boucherie, besoin d'être mangées quelque
temps après que l'animal a été tué; on ne sert
ordinairement le chevreuil que lorsqu'il a subi

un commencement de putréfaction : il est devenu plus tendre et plus digestible.

Les *oiseaux* nous offrent la même distinction que les mammifères, d'après leur état de domesticité ou de sauvagerie.

Les oiseaux domestiques appartiennent surtout à la classe des *gallinacées*. Le *coq* et la *poule* sont difficiles à digérer ; leur chair est coriace, mais on les emploie pour faire des bouillons très-digestibles. Le bouillon de *poulet* convient aux estomacs faibles et aux convalescents ; mais ce jeune volatile s'emploie plus fréquemment rôti ou accommodé avec une sauce ; c'est un des aliments les plus nourrissants et les plus digestibles. Les ailes, moins exercées que les cuisses, sont plus estimées.

Le *pigeon* adulte est dur et peu digestible ; jeune, il offre aux personnes faibles un aliment à la fois nourrissant et de digestion facile.

Le *dindon* est recherché pour sa saveur : il est nourrissant et digestible.

L'*oie* et le *canard* donnent une chair moins fortifiante et difficile à digérer. Le foie gras de ces animaux est très-estimé, mais exige un estomac robuste.

Le *faisan* offre un manger exquis, mais le mot *faisandé* fait comprendre qu'il doit avoir subi un commencement de putréfaction avant d'être servi sur nos tables. Il est nourrissant et digestible, surtout lorsqu'il est jeune.

Parmi les volatiles sauvages, nous citerons le *perdreau*, dont la chair est un peu colorée, fortifiante et facilement digestive ; la *perdrix* est dure et a besoin d'être bouillie pour amollir ses fibres musculaires ; la *caille* est un manger délicieux qui offre toutes les qualités désirables pour une bonne alimentation ; mais elle ne doit point être trop grasse, car elle devient alors indigeste ; on estime surtout les ailes et la poitrine.

Les oiseaux connus sous le nom générique de *petit gibier*, tels que l'*alouette*, le *bec-figue*, l'*étourneau*, etc., ont une chaire noire et échauffante ; ils sont nourrissants et se digèrent facilement lorsqu'ils sont jeunes et bien nourris, sans être trop gras.

Les oiseaux aquatiques, la *poule d'eau*, la *bécasse*, la *macreuse*, etc., sont recherchés par les gourmets ; leur viande est échauffante et peu digestible ; il faut en user modérément. En résumé, les volatiles à l'état sauvage sont, en général, à la fois plus nourrissants et plus digestifs que les oiseaux de basse-cour ; leur chair est plus fibrineuse et moins chargée de graisse.

Les animaux *carnivores* sont plus durs et plus coriaces que les *herbivores* ; aussi entrent-ils beaucoup moins dans notre alimentation. Le rôtissage est le mode de préparation qui convient le mieux au gibier.

Des différentes parties qui composent les animaux, c'est la chair musculaire qui concourt surtout à notre nourriture ; c'est à elle que s'adressent les considérations précédentes. Mais là ne se bornent point nos ressources alimentaires animales; divers organes, contenant du sang comme élément principal, sont fréquemment utilisés : tels sont le cœur, la langue, le foie, les reins ou rognons, la rate, et le sang lui-même; leur action nutritive est analogue à celle de la chair ou des aliments fibrineux. Le sang le plus employé est celui du cochon, dans le *boudin* et plusieurs charcuteries, dans lesquelles sa putréfaction peut développer des qualités malfaisantes; celui du lièvre est recherché dans la préparation connue sous le nom de *civet*. Mais le sang est indigeste, surtout pendant les saisons chaudes; c'est ce qui explique la prohibition qu'en ont faite deux grands législateurs, Moïse et Mahomet, qui vivaient sous un climat brûlant.

On comprend parmi les parties albumineuses, la *cervelle* et le *ris*, et sous le nom d'aliments gélatineux, on entend la *tête*, les *oreilles*, les *pieds*, le *gras-double*, la *fraise*, la *peau*, les *tendons*, etc. ; ces parties sont, en général, peu sapides par elles-mêmes, et reçoivent leurs principales qualités des préparations qu'on leur fait subir, des assaisonnements qu'on y ajoute, et de l'âge des animaux dont elles proviennent. Les plus jeunes sont les plus délicats et les plus digestibles. Les personnes faibles doivent n'en user qu'avec réserve et en petite quantité.

Il nous reste, enfin, à parler de deux produits importants des animaux : les *œufs* et le *lait*.

Les *œufs* ne doivent être mangés que trèsfrais; exposés entre l'œil et la lumière, ils sont clairs, transparents, et interceptent les rayons lumineux d'une manière continue. L'œuf se compose de deux parties : le blanc, composé presqu'entièrement d'albumine, qui est doux, peu nourrissant ; le jaune, également composé d'albumine et d'une substance huileuse, échauffant, mais très-nourrissant. Le degré de digestibilité de l'œuf dépend de son mode de cuisson ; peu cuit et d'apparence glaireuse, il se digère mal ; frais et cuit à point, il est très-digestible et convient à tous les estomacs ; cuit dur, il est lourd et indigeste. L'œuf est un des aliments les plus azotés, c'est pourquoi il est nourrissant à un si haut degré.

En général, l'œuf se digère bien dans les préparations où il a conservé sa mollesse, telles que l'œuf *brouillé*, l'œuf *poché*, l'*omelette* peu cuite ; il est indigeste dans les préparations où il a durci, telles que l'œuf à la *tripe*, ou tel qu'on l'applique sur les salades ou sur l'oseille.

On ne fait guère usage, dans nos contrées, que des œufs de poule, qui sont, du reste, les meilleurs ; on fait grand cas des œufs de faisan, mets de luxe qui n'appartient qu'à la table de l'opulence. Les œufs de canard et de dinde sont moins estimés ; ceux de l'oie le sont moins encore.

Le *lait* est une des substances alimentaires les plus importantes, tant par lui-même que par les aliments qui en dérivent, tels que la *crême*, le *beurre*, le *fromage*. Il forme la première nourriture de l'homme, et à ce titre il doit être l'objet d'une minutieuse investigation.

Le lait possède en lui tous les éléments nécessaires à la nutrition de l'enfant, et chacune des parties du petit être en voie de formation y trouve la matière qui doit pourvoir à son entretien et à son développement. L'analyse chimique a démontré, dans le lait, la présence de matière caséeuse, de sucre, d'acide lactique, d'un chlorure, de phosphates et d'eau. Mais cette composition diffère beaucoup pour la proportion de ses principes, selon qu'on considère le lait de femme, de vache, de chèvre ou d'ânesse; c'est dans le lait de femme que la matière grasse (le beurre) est le plus abondante. Vu au microscope, le lait offre l'aspect d'innombrables globules nageant dans un liquide; ces globules se ressemblent dans tous les laits.

Le lait de vache est le seul usité dans le nord-est; c'est un aliment doux, nutritif et d'une digestion facile. Il doit être d'une odeur faible, d'une couleur blanche, d'une saveur sucrée et d'une consistance telle, qu'une goutte versée sur l'ongle s'y maintienne sans couler, et conserve sa forme arrondie.

Les qualités du lait varient suivant une foule de conditions: l'âge et l'état de santé de la vache, la saison, la qualité des fourrages, etc. Les herbes fraîches sont celles qui donnent le meilleur lait.

Le lait tiré le premier est plus séreux et fournit moins de beurre que celui qui est trait à la fin.

C'est le meilleur aliment pour les enfants, les personnes faibles et irritables; il convient encore dans la convalescence d'un certain nombre de maladies; cependant, quelque digestible qu'il soit, plusieurs personnes ne le supportent point. Il cause quelquefois la diarrhée, qu'on prévient en y ajoutant une petite quantité de carbonate de soude (un gramme par tasse); parfois, au contraire, il constipe; mais il suffit alors d'y ajouter un peu de farine de froment ou d'avoine.

Pour le lait de femme, nous nous contenterons de citer le passage suivant de Frédéric Hoffmann: « Il est beaucoup plus prudent de donner aux nourrices des aliments qui engendrent un lait léger, fluide et doux. C'est une erreur grossière de croire que les nourrices font un lait meilleur et plus convenable à la santé de l'enfant si elles usent d'aliments succulents, comme les viandes, les œufs, la pâtisserie, et c'est une coutume meurtrière de leur faire suivre un semblable régime. Il faut bien plutôt le regarder comme la cause des maladies, souvent funestes, auxquelles les enfants des riches sont plus souvent et plus aisément exposés que ceux des pauvres. Le plus sûr est donc de donner aux enfants, pendant les premiers mois, un lait très-léger, et successivement, c'est-à-dire vers la fin de la première année, on risque moins de le leur donner plus épais et plus nourrissant. »

Le lait de vache est soumis, dans les villes, à de fréquentes altérations qui, en augmentant son volume apparent, diminuent ses éléments nutritifs; c'est là une des plus graves questions qui puissent occuper l'hygiéniste; nous allons donc en dire quelques mots, en nous basant sur les travaux importants de M. Donné.

Le lait, abandonné à lui-même, se sépare bientôt en deux parties: la crème, qui surnage, et le lait proprement dit. — Il ne jouit de toutes ses propriétés nutritives que lorsqu'il est encore formé du mélange intime de ces deux parties principales; c'est donc une altération qu'on lui fait subir en l'écrémant, et cette altération devient d'autant plus grave que souvent on comble le déficit en y ajoutant de l'eau.

On a fréquemment recours à un instrument nommé *lactomètre* ou pèse-lait pour s'assurer de la densité ou de la pesanteur spécifique du lait; mais la crème en est la partie la plus légère; lors donc que le lait a été *écrémé*, et que la couche enlevée est remplacée par de l'eau, comme ce dernier liquide est lui-même encore plus léger, que le lait, on arrive aisément, avec un peu d'habitude, à rendre au lait son degré normal de densité, en y ajoutant de l'eau en proportion déterminée, de telle sorte que le pèse-lait ne saurait plus être d'aucune valeur. Cet instrument favorise donc la fraude, bien loin de la prévenir.

D'ailleurs, la densité du lait, qui est moyennement 1,032, celle de l'eau étant 1,000, est extrêmement variable, et le lactomètre exposerait encore à l'erreur si l'on agissait sur des laits naturellement faibles, et qui n'auraient été soumis à aucune manœuvre frauduleuse.

On a proposé de combiner cette méthode avec la mesure de la couche de crème; mais nous trouvons ici une nouvelle cause d'erreur: l'eau qu'on ajoute au lait favorise l'ascension de la crème, et, tout en diminuant sa densité, augmente l'épaisseur de la couche qu'elle forme à la surface du vase; de ce que la crème paraît abondante, on ne saurait donc inférer que le lait est pur; ce sera même quelquefois une présomption contraire, puisque, en supposant 5 parties de crème pour 100 de lait en volume, on pourra faire monter celle-ci jusqu'à 8 et même 10 en ajoutant au lait un cinquième ou un quart d'eau.

M. Donné, pour remédier à ces graves inconvénients, a imaginé un instrument qui atteint parfaitement le but proposé, et qui est appelé à rendre de grands services à cette partie de l'hygiène des villes. Le principe de cet instrument est fondé sur une propriété inhérente à la constitution même du lait; ce liquide doit sa couleur blanche et mate aux globules de matière grasse ou butyreuse qu'il contient, comme le sang doit sa couleur rouge à ses particules colorées; plus ces globules sont nombreux, plus le lait est opaque, et plus en même temps il est riche en partie grasse ou en crème; le plus ou le moins d'opacité du lait étant en rapport avec sa qualité principale, sa richesse en crème, la mesure de cette opacité peut donc donner indirectement la mesure de la richesse de ce liquide et de sa valeur. Mais le degré d'opacité du lait ne peut être apprécié sur une masse de liquide; il ne peut se mesurer que sur des couches très-minces, et c'est ce qui a lieu avec le *lactoscope* de M. Donné. Cet instrument est combiné de telle sorte que le lait peut y être examiné en couches d'épaisseur variable, depuis la plus mince, à travers laquelle on distingue clairement tous les objets, jusqu'à celle qui ne laisse plus rien apercevoir. La graduation de l'instrument indique immédiatement la richesse ou la pauvreté du lait, quelles que soient, d'ailleurs, les causes de cette pauvreté [1].

L'addition de l'eau au lait augmente sa digestibilité, mais diminue ses propriétés nutritives; — le lait cuit est moins digestible qu'avant la cuisson.

La crème est composée de beurre, de caséine et de *petit lait;* elle se digère moins facilement que le lait. La caséine est nutritive, mais indigeste; le petit lait est peu nourrissant, mais très-digestible; c'est souvent le seul aliment que puissent supporter certains estomacs malades ou convalescents. On peut en dire autant du *lait caillé.*

Le lait est contraire dans un grand nombre d'affections des voies digestives, quoique dans

---

[1] Nous ne donnons aucun détail sur cet instrument et sa manière de fonctionner, une instruction étendue étant remise aux personnes qui veulent se le procurer.

ces cas on le prescrive d'une manière banale ; le médecin ou l'expérience peut seul décider les cas dans lesquels il convient.

Le lait d'ânesse contient plus de sucre, moins de beurre et moins de caséine que celui de vache ; il est moins nourrissant, mais plus digestible.

Le beurre est un aliment gras que beaucoup de personnes ne peuvent digérer ; il développe facilement des aigreurs sur l'estomac, surtout chez les tempéraments bilieux.

Le beurre doit être mangé le plus frais possible ; cependant, le sel qu'on y ajoute pour le conserver n'enlève rien à ses qualités.

L'usage du beurre exige la plus grande surveillance dans l'emploi des vases de cuivre, de plomb, etc., dans lesquels on le conserve, et surtout dans l'emploi des vases qui servent à le faire fondre. Il a souvent, ainsi, déterminé de graves accidents.

Les fromages sont des mélanges, en proportions extrêmement variables, de caséine coagulée et de beurre ; les différences qui existent entre les différentes espèces de fromages sont relatives à la nature du lait dont ils dérivent, au mode de fabrication et à des circonstances purement locales. Le *fromage blanc*, *fromage à la pie*, offre un aliment digestible et rafraîchissant ; en y ajoutant de la crème, on le rend plus agréable, mais on diminue sa digestibilité. En général, les fromages sont d'autant plus salubres et se digèrent d'autant mieux qu'ils ont moins fermenté et sont plus frais. Les fromages fermentés sont irritants, indigestes, et ne peuvent convenir qu'aux estomacs robustes, à la condition même d'en user avec modération. M. Girardin dit, dans ses éléments de chimie : « Il est beaucoup de fromages qui, en vieillissant, acquièrent des qualités vénéneuses, et qui produisent de véritables empoisonnements, à la manière des viandes fumées et corrompues. »

Les *poissons* forment une source féconde d'alimentation intermédiaire, pour les propriétés nutritives, entre les végétaux et les mammifères. Les mers et les rivières fournissent également à notre consommation, dans des proportions qui varient suivant les localités, suivant l'éloignement de la mer ou des grands cours d'eau. Grâce à l'extrême facilité des communications, le poisson de mer a déjà cessé d'être chez nous un objet de luxe, et nous pouvons espérer le voir bientôt paraître sur toutes les tables.

Le poisson se corrompt facilement, aussi a-t-il plus besoin que les viandes d'être mangé frais. Il gagne en saveur, mais perd en digestibilité, lorsqu'il a atteint son complet développement. On donne la préférence au poisson des eaux limpides et courantes sur celui qui habite des eaux bourbeuses ou stagnantes. Les poissons salés ou fumés, qui sont plus à l'usage de la classe ouvrière, tels sont surtout le *hareng*, la *morue* et le *stoch-fisch*, sont irritants, et leur digestion exige l'action d'estomacs robustes. On ne doit point manger le poisson mort sans craindre de s'exposer à des accidents sérieux.

Le degré de digestibilité des poissons s'établit aisément d'après les caractères apparents de leur chair. Les plus digestibles sont ceux dont la chair est blanche, assez consistante, friable, peu fournie de graisse : tels sont, parmi les poissons de nos rivières, la *perche*, la *carpe* et la *truite*, surtout la truite *saumonée*; parmi les poissons de mer, l'*éperlan*, la *limande*, la *sole*, la *barbue*, la *vive*, le jeune *saumon* et le jeune *turbot*. Mais ces poissons perdent de leur digestibilité lorsqu'ils ont acquis un certain développement, et gagnent par contre en puissance nutritive.

La *laitance* de carpe est un mets délicat, approprié aux estomacs faibles et aux convalescents.

Les poissons qui ont la chair ferme, colorée et grasse, sont moins digestibles que les précédents, mais ils ont une puissance nutritive supérieure et conviennent mieux aux personnes dont l'estomac ne réclame pas de minutieuses précautions. Nous citerons dans cette classe : l'*aloze*, le *brochet*, la *brême*, le *barbeau*, la *tanche*, l'*anguille*, le *goujon* parmi les poissons de nos rivières, et parmi les poissons de mer, la *sardine*, le *saumon*, le *maquereau*, le *thon*, le *hareng* frais, la *morue* fraîche, l'*esturgeon*, etc.

Le grillage est la préparation la plus digestible qu'on puisse faire subir au poisson; plus habituellement, cependant, on les cuit à l'eau avec différents assaisonnements; le procédé le moins avantageux est la friture, à cause du corps gras qui imbibe les fibres du poisson; cependant elle convient aux poissons naturellement gras.

Nous pouvons rapprocher des poissons certains *crustacés*, tels que les *langoustes, homards, crabes, crevettes*, et surtout les *écrevisses*, si recherchées et si abondantes dans nos contrées. Les premiers sont éminemment indigestes; les crabes, les crevettes et les écrevisses le sont moins; cependant, ils ne sauraient convenir aux personnes à estomac faible et aux convalescents. Tous ces animaux s'altèrent avec facilité et deviennent insalubres lorsqu'ils ne sont plus frais.

Enfin, de tous les *mollusques* comestibles, trois seulement sont usités dans nos pays: l'*escargot*, l'*huître* et la *moule*.

L'escargot est un aliment assez répandu dans les campagnes; c'est un mets nourrissant, mais dont la digestion n'est pas facile. « Dans le carême, les escargots sont à Nancy ce que les huîtres sont à Paris; les déjeûners, les paris, les joyeuses réunions ont presque toujours les escargots pour motif; on les fait cuire avec du beurre et des plantes odoriférantes. » (AULAGNIER, *Dictionnaire des aliments*.) — On fait avec eux un

bouillon calmant et utile dans certaines irritations de poitrine.

Les huîtres forment un aliment peu nourrissant, mais très-digestible, propriété qu'elles
doivent, sans doute, à l'eau de mer qu'elles
contiennent en proportion considérable. Elles
peuvent être nuisibles lorsqu'elles ne sont pas
fraîches.

Les moules sont moins usitées dans nos pays;
elles se mangent plus habituellement cuites; elles
sont indigestes et déterminent quelquefois tous
les symptômes de l'empoisonnement, entre autres, des éruptions à la peau d'une nature toute
particulière. Il est toujours prudent de s'en
abstenir.

Dans l'ordre des *reptiles*, nous ne mangeons
que les *grenouilles*. Leur chair est gélatineuse,
blanche et délicate; c'est un aliment sain, léger, qui convient aux estomacs délicats et aux
personnes faibles. — On dit que les tempéraments pituiteux, ainsi que les vieillards, doivent
s'en abstenir.

CONDIMENTS.

Les *condiments* sont des substances qu'on
mêle à la préparation de nos aliments pour
modifier et souvent augmenter soit leur goût,
soit leurs facultés digestives ou nutritives; ils
ont pour propriété essentielle de stimuler les
organes du goût, de la salivation et de la digestion. Entre l'aliment et le condiment, il n'y
a point une délimitation exacte, car il est des

substances alimentaires qui font souvent l'office de condiments. Tels sont, en particulier, les condiments sucrés dont nous allons nous occuper.

Le *sucre*, extrait de la canne ou de la betterave, dont l'Europe consomme plus de six millions de quintaux, est le condiment indispensable des aliments fades et aqueux, des fécules, des acides, etc. Il stimule agréablement le goût, facilite la digestion, et fournit un chyle abondant sans laisser de résidu; il n'a point, comme on l'avait prétendu, l'inconvénient d'échauffer les enfants. Il convient à tous les tempéraments et à tous les âges. Les substances étrangères auxquelles il est mêlé augmentent encore sa digestibilité. Le sucre cristallisé est cependant quelquefois assez difficile à digérer, par suite de la grande quantité de suc gastrique qu'il exige pour se dissoudre. — Le *caramel* ou sucre brûlé est échauffant. La *cassonade* sucre moins bien et se digère plus difficilement.

La *mélasse*, partie non cristallisable du sucre, est plus indigeste, et des raisons économiques peuvent seules lui mériter la préférence que lui accordent encore quelques ménagères. Elle jouit de propriétés laxatives qui sont fréquemment utilisées chez les enfants.

Le *miel*, produit sucré que les abeilles enlèvent aux fleurs, varie en qualité suivant les pays et la nature des fleurs dont il est extrait; ce n'est point une substance simple, et les différences dans sa composition en entraînent également dans ses propriétés ; il est généralement moins digestible que le sucre, mais on a observé qu'il se digère mieux lorsqu'il contient encore quelques parcelles de la cire des ruches ; servi sous cette forme, plutôt comme substance alimentaire qu'à titre de condiment, il est connu sous le nom de miel en rayons. Il est souvent préféré au sucre pour édulcorer les tisanes ; mais on doit l'éviter lorsque l'estomac lui-même est malade.

Grâce à l'usage du sucre et de ses dérivés, notre alimentation peut embrasser un certain nombre de substances qui n'eussent point, sans lui, flatté notre goût, et dont il augmente la digestibilité par l'attrait qu'il leur donne et par l'abondante sécrétion des sucs gastriques qu'il provoque. — Cependant, à côté de l'usage, il faut craindre l'abus, et bien des dérangements d'estomac ont été dûs, chez les enfants, à leur passion immodérée pour les bonbons. On accuse encore le sucre de gâter les dents, lorsqu'on ne se nettoie pas la bouche après en avoir mangé.

Le *sel* proprement dit, ou *chlorure de sodium*, est le seul condiment salé dont on fasse usage. Le besoin de sel dans notre alimentation est de tous les temps et de tous les lieux, et il occupe une place importante dans la réparation de nos tissus. Il stimule les organes du goût et de la digestion, augmente l'appétit et provoque une si abondante sécrétion des liquides qui affluent dans ces organes, qu'il détermine bientôt

le sentiment de la soif si l'on en a usé avec
excès. Sans ce condiment, la digestion s'opérerait toujours mal, et parfois même ne s'opérerait
pas ; il est donc important d'en user dans des
limites convenables ; en quantité trop faible,
la digestion languit ; en proportion trop considérable, il peut déterminer l'irritation des parties
qu'il traverse, et provoque souvent une soif inex-
tinguible. On a calculé que le sel pouvait entrer
pour un centième dans la plupart de nos aliments,
et que l'homme devait en consommer, par jour,
une quantité variable entre 12 et 30 grammes.
Le sel gris, contenant des matières étrangères,
sale moins que le blanc, malgré l'opinion contraire qui règne dans les campagnes, et devrait être rejeté. Le sel de cuisine, à la dose de
15 grammes sur 60 grammes d'eau, a été vanté,
dans ces derniers temps, contre la fièvre intermittente ; nous l'avons plusieurs fois employé
avec succès. C'est une ressource précieuse pour
les campagnes.

Les condiments *acides*, tels que le *vinaigre*,
le *verjus*, le suc de *citron*, sont moins indispensables et ont plus besoin encore d'être pris
avec modération ; leur abus entraîne des irritations de la gorge et de l'estomac, et provoque
la toux. En petite quantité, ils stimulent
l'appétit et déterminent une sécrétion abondante des glandes salivaires et gastriques ; ils favorisent ainsi la digestion de substances qui,
sans leur aide, seraient indigestes. Lorsqu'on
en fait longtemps un usage immodéré, ils por-

tent un trouble profond dans la nutrition, et causent l'amaigrissement en même temps que des affections, souvent incurables, des organes digestifs. Combien il est donc important de prévenir l'impardonnable habitude de quelques jeunes personnes qui boivent du vinaigre pour s'opposer à un embonpoint qui ne saurait s'accommoder avec certaines idées de coquetterie ! Elles réussissent parfois, mais c'est aux dépens de ce qui est mille fois préférable à la finesse de la taille, — aux dépens de leur santé.

Le vinaigre qui provient de la distillation du bois est moins salubre, quoique plus pur que celui qui résulte de l'acidification du vin.

Les aliments graisseux ou huileux sont ceux qui s'accommodent le mieux de l'usage des acides, qui en facilitent la digestion. On recommande encore avec raison l'emploi des acides pour les aliments qui ont subi un commencement de putréfaction; ils agissent alors comme antiputrides.

Parmi les condiments *âcres*, nous n'avons guère à mentionner que le *poivre*. Il doit être banni de la cuisine des personnes faibles et des enfants, car il déterminerait facilement, chez eux, une irritation des voies digestives. Cependant, chez les personnes qui se livrent à de rudes travaux, et qui n'ont qu'une nourriture lourde et indigeste, l'emploi modéré du poivre est plutôt avantageux que nuisible. Nos gens de campagne saupoudrent d'une épaisse couche de poivre leur soupe aux choux et au lard, et il nous semble évident qu'un tel assaisonnement doit augmenter la digestibilité de cette alimentation si lourde par elle-même; mais, en cela encore, l'habitude joue un grand rôle. Les habitants du midi font un étrange abus de poivre et de piment, qui brûleraient le palais et la gorge des hommes les plus durs de nos pays, et qui ont bien leur part d'action dans le développement des affections abdominales qui sévissent dans les pays méridionaux. C'est, de même, dans les saisons chaudes que nous sommes le plus portés à manger une cuisine fortement épicée, sous le prétexte de nous rafraîchir; l'usage du poivre rafraîchit, en effet, en augmentant l'appel des fluides sécrétés dans la bouche, mais ce rafraîchissement n'est que momentané, et est toujours suivi d'un état général d'irritation; en d'autres termes, le poivre est un condiment échauffant.

Nous en dirons autant de la *muscade*, du *girofle*, de la *cannelle*, dont l'action est analogue à celle du poivre, quoique moins violente. Mais, dans nos contrées, l'usage en est infiniment moins répandu.

La *moutarde* et le *raifort*, qui doivent leurs propriétés à la présence d'une huile essentielle et du soufre, sont de bons condiments, dont il importe d'éviter l'abus, sans doute, mais dont il faut approuver l'usage; ils augmentent la digestibilité de plusieurs substances alimentaires, en stimulant doucement l'estomac.

Nous recommandons au même titre l'usage modéré d'autres condiments végétaux, tels que la *ciboule*, l'*ail*, l'*oignon*, l'*échalotte*, qui nous paraissent sans inconvénients lorsqu'on n'en fait pas abus.

Enfin, divers corps gras, huiles, graisses, beurre, sont des condiments les plus employés. Le mélange d'huile et de vinaigre dans certaines proportions est l'assaisonnement des salades qui peuvent, grâce à ces condiments, être mangées crues, et sont ainsi rendues digestibles. Les corps gras dont la température a été élevée par un certain degré de cuisson prennent souvent des qualités stimulantes, âcres et même irritantes. Les *fritures* à l'huile, surtout à l'huile d'olives, sont les moins âcres et les plus digestibles. On donne le nom de *roux* à une préparation dans laquelle entrent de la farine, de l'huile, de la graisse ou du beurre; ils servent souvent à cuire les viandes. Cette préparation culinaire est indigeste, irritante, et donne souvent lieu à des rapports acides et brûlants.

Les viandes blanches, gélatineuses, ainsi que les légumes mucilagineux et insipides, exigent surtout l'emploi des condiments; ils sont inutiles et nuisibles avec les aliments fortement sapides, tels que les viandes rôties, les végétaux naturellement sucrés ou d'une saveur prédominante.

Les tempéraments bilieux et nerveux doivent s'abstenir des condiments âcres et stimulants, dont les lymphatiques peuvent user avec avantage.

Le sucre est le seul condiment qui convienne aux enfants; le vieillard a souvent besoin de réveiller, par une alimentation fortement épicée, ses forces digestives languissantes. « Rappelez aux femmes, dit M. Lévy, rappelez aux personnes délicates, morbides, valétudinaires, que les condiments qui charment d'abord leur sensibilité, énervent le palais, le blasent, échauffent, constipent, ressuscitent les phlegmasies des organes digestifs, les exaspèrent et les enracinent, projettent vers la peau des irritations exanthématiques, etc. »

Conditions relatives à l'alimentation.

Les aliments *azotés* sont indispensables à notre nutrition; la vie ne saurait donc s'entretenir à l'aide d'une nourriture qui serait entièrement privée de ce principe; le sucre, le beurre, l'huile, la gomme, qui n'en contiennent point, sont donc des aliments imparfaits qui ne pourraient nous suffire; mais la matière azotée pure ne sustenterait pas davantage que la matière non azotée; notre alimentation exige donc l'association de plusieurs principes, de plusieurs matériaux alibiles; de là, la nécessité de ne point se nourrir d'un aliment unique et exclusif. L'arome, lui-même, des aliments exerce une grande influence sur leurs propriétés nutritives.

Quantité des aliments.

La vie ne s'entretient en état de santé qu'à la condition d'une alimentation prise dans certaines limites qu'il faut atteindre, mais qu'il ne faut pas dépasser. — On ne saurait préciser combien de temps la vie serait possible avec la privation absolue d'aliments; toutefois, on peut établir, en principe général, qu'une abstinence complète d'aliments solides et liquides entraîne la mort avant une semaine, mais que la vie peut s'entretenir pendant quelques semaines par l'usage seul des liquides. Cependant, dans quelques circonstances exceptionnelles, on peut vivre pendant un temps fort long malgré une abstinence presque complète. L'abstinence est mieux supportée par la femme que par l'homme, par le vieillard que par l'enfant, par les constitutions faibles que par les constitutions robustes, par les tempéraments nerveux et lymphatiques mieux que par les tempéraments sanguins ou bilieux; les habitudes de sobriété exercent encore, sous ce rapport, une influence marquée.

Lorsque l'alimentation est insuffisante, la mort survient dans un temps proportionné à la quantité d'aliments qui fait défaut à l'économie.

Mais l'alimentation est encore insuffisante lorsqu'elle ne renferme point en proportion convenable les principes qui sont nécessaires à l'entretien et à la réparation de nos organes, tels que l'azote, le carbone, divers sels, des matières grasses, etc. Une alimentation habituellement insuffisante concourt au développement de nombreuses maladies qui assaillissent la classe pauvre; je citerai, entre autres, les scrophules et la phthisie pulmonaire.

L'insuffisance de l'alimentation frappant un pays entier, constitue la famine ou la disette, fléau dont les effets peuvent se résumer ainsi : accroissement des maladies en quantité et en gravité ; par suite, augmentation dans le chiffre habituel des décès, et diminution dans le chiffre des naissances.

L'alimentation en excès n'a pas de moindres dangers, et si l'intempérance ne tue pas aussi promptement que l'inanition, elle entraîne toujours à sa suite des désordres dont la gravité croissante ne manque pas de hâter le terme fatal longtemps avant l'époque assignée par la nature.

L'homme civilisé, en général, mange trop ; la diversité des mets, les raffinements de l'art culinaire stimulent ses appétits et déterminent un besoin factice de manger ; l'estomac se dilate et peut recevoir d'énormes quantités d'aliments ; mais il devient, en même temps, le siége d'une irritation sourde ; tous les organes reçoivent plus de matériaux réparateurs qu'il n'y a de pertes à réparer, et ils s'engorgent d'un sang lui-même épaissi, tandis que les réseaux du tissu cellulaire se remplissent de graisse, matériaux alibiles que l'économie semble mettre en réserve. Telle est la source d'un nombre immense de maladies, parmi lesquelles je citerai la goutte, les congestions cérébrales, les hémorrhoïdes, etc. En même temps, les facultés intellectuelles s'épaississent dans la même proportion que le corps, et, comme a dit Réveillé-Parise, « le gros ventre fait le gros entendement. »

Mais comment déterminer la limite à laquelle il convient de borner son alimentation? L'estomac indique, par une sensation particulière, la faim, le besoin d'aliments qu'éprouve l'économie; la satiété, limite physiologique de ce besoin, est exprimée par une autre sensation qui traduit la réplétion de l'estomac et l'état général de l'individu. Il n'y a donc point de règles à tracer à ce sujet; il importe de ne pas rester en deçà ni aller au-delà du point qui est indiqué par les sensations du besoin de la faim et de sa satisfaction.

Nous devrions peut-être insister davantage sur ce sujet, car l'intempérance est la pierre d'achoppement de l'hygiène; pour la classe aisée, elle est passée dans les mœurs, et tend à dégrader notre génération; dans la classe pauvre et surtout dans celle des campagnes, qui voient avec une envie mal raisonnée les festins de l'opulence, l'intempérance n'est souvent qu'une exception, mais cette exception n'en est pas moins funeste, car elle agit sur des organismes qui y sont moins disposés, en vertu même de leur sobriété habituelle. Il est inutile, d'ailleurs, de faire observer que les reproches que nous adressons à notre époque, peut-être même à notre pays en particulier, ne portent que sur l'intempérance des aliments; nous verrons plus loin l'intempérance des boissons, qui motivera des observations bien plus sérieuses encore.

Qualité des aliments.

Les fruits acides sont recherchés par les personnes à tempérament sanguin; les sujets faibles et lymphatiques préfèrent les fruits sucrés. Les fruits ne jouent, d'ailleurs, qu'un rôle secondaire dans l'alimentation de nos contrées; leur importance est beaucoup plus grande dans les pays méridionaux.

Les légumes nourrissent, en général, peu, et fournissent plus de résidu que de matière alibile; ils conviennent dans les saisons chaudes, aux tempéraments sanguins et nerveux, sous l'imminence et dans la convalescence des maladies inflammatoires. L'usage trop abondant du pain a pour effet de calmer les mouvements vitaux, de diminuer l'activité, d'alourdir, en quelque sorte, tout en augmentant dans l'économie la proportion des matériaux nutritifs. Le régime végétal seul rend les digestions languissantes et pénibles; le sentiment de la faim se réveille plus fréquemment et est moins complètement satisfait. Le corps développe peu de chaleur et se refroidit facilement, les forces se perdent, le sang s'appauvrit, et cet état donne naissance à de nombreuses maladies, telles que des névralgies de l'estomac, des diarrhées, le développement de vers intestinaux, le diabète, maladie grave dont un des symptômes les plus remarquables consiste en la sécrétion d'urine sucrée. L'usage habituel et abondant des substances grasses détermine des dérangements dans la digestion et prédispose aux flux intestinaux et aux engorgements du foie (obstructions). Les aliments gélatineux n'excitent point assez l'action des organes digestifs, et sont souvent expulsés sans avoir subi aucune élaboration; c'est pourquoi il est si utile de les unir à quelques condiments stimulants. La chair du poisson se digère sans provoquer une action gastrique énergique, sans stimuler la circulation, sans réaction générale et sans exciter aucune fonction. « C'est à bon droit, dit M. Lévy, que le code disciplinaire de l'Eglise substitue le poisson à la viande des animaux dans les occasions où elle demande à l'homme le sacrifice de ses passions; dans les ordres religieux voués au régime maigre, on n'observe point l'obésité si commune chez les personnes sédentaires. »

Sous l'influence de viandes noires, l'économie tout entière prend un surcroît d'activité : la circulation s'anime, la température du corps s'accroît; d'abondants matériaux de réparation sont fournis au sang, grâce auxquels s'accroissent la force et l'énergie vitales.

En résumé, si nous mettons en opposition le régime gras et l'alimentation maigre, nous reconnaîtrons que l'un se lie au développement du système musculaire, donne de la force; que l'autre se lie au développement de la graisse, donne de l'embonpoint, principe, d'ailleurs, susceptible de nombreuses modifications.

Le lait est un aliment complet, puisqu'il est

le seul qui pourvoie au développement de l'enfant et des jeunes animaux; mais il n'est point
également approprié à toutes les conditions de
la vie humaine; à mesure que l'organisme s'accroît, il perd son aptitude à digérer le lait et
les aliments dont celui-ci fait la base : ce n'est plus
alors qu'un accessoire à notre alimentation. Le
régime lacté convient, cependant, à l'habitant
des montagnes, et sert de contre-poids à la stimulation qui résulte de l'air vif qu'il respire;
par contre, il amollirait encore la fibre, si
molle déjà, de l'habitant des vallées. Il convient aux tempéraments sanguin et bilieux, tandis
qu'un régime plus animalisé est réclamé par les
tempéraments nerveux et lymphatique.

Le paysan alsacien forme en grande partie sa
nourriture de lait caillé mélangé à des pommes
de terre; c'est une alimentation végéto-animale
dans laquelle il puise à la fois force et embonpoint.

Il faut, enfin, pour l'habitant des villes, dé-
plorer les qualités inférieures du lait, extrait
d'animaux chétifs, malades, ou falsifié par la cupidité; aussi l'hygiène, dans les grands centres
de population, retire-t-elle rarement de l'emploi du lait les avantages qu'elle devrait s'en pro-
mettre.

Le régime mixte, qui comprend, dans une
proportion convenable, des substances animales
et des substances végétales, est celui qui convient le mieux à nos contrées tempérées. Le
régime de l'armée nous semble bien approprié

aux besoins nutritifs de l'homme sous notre latitude. — Il se compose moyennement ainsi :

Viande. . . . . 150 gr.
Pain de munition. 750
Pain blanc de soupe. 250
Légumes. 250
                                    1400

Alimentation selon les âges.

Ici se place tout naturellement la question si
importante de l'allaitement. — La nature a organisé la mère pour nourrir son enfant; c'est
donc une tâche importante qu'elle ne doit abandonner à nulle autre quand des motifs sérieux
ne viennent point l'y contraindre. Cependant,
on ne saurait dire, malgré l'opinion de certains
philosophes, que dans aucun cas une mère ne
doit céder à d'autres le rôle de nourrice;
une mère faible, chétive, mal constituée, atteinte de maladies héréditaires, prédisposée à
la phthisie pulmonaire ou à d'autres affections
graves qu'elle pourrait transmettre à son nourrisson, l'existence de quelques difformités, certaines conditions sociales même, sont autant de
motifs qui peuvent engager une mère à se priver
d'une de ses plus douces jouissances, dans son
propre intérêt non moins que dans celui de son
enfant. Et cependant, ainsi que M. Lévy le fait
observer avec raison, on voit l'allaitement réussir
même à des femmes chétives et maigres, qui
supportent parfaitement cette dépense de forces

17*

et de substance. Mais si l'on est obligé de recourir à l'allaitement mercenaire d'une nourrice, le choix à faire réclame les soins les plus scrupuleux. — Elle doit être jeune, et 30 ans nous paraissent être une limite d'âge qu'il ne faut dépasser que lorsqu'on rencontre, d'ailleurs, toutes les conditions désirables; elle sera bien constituée, robuste, exempte de toute maladie ou infirmité transmissible; son lait ne doit pas avoir plus de six mois, être consistant, sans odeur, d'une saveur douce et sucrée. Si, maintenant, nous admettons que les qualités morales de la nourrice doivent influer sur le caractère du nourrisson, quels soins ne prendrons-nous point de la choisir douce, probe, vertueuse et intelligente !

Mais que toutes ces conditions sont difficiles à réunir, et combien, lorsque la nécessité force à choisir une nourrice, ne faut-il point rabattre de ses légitimes prétentions !

Mais si, au lieu de prendre une nourrice chez soi, on veut confier son enfant à une femme étrangère vivant dans son ménage et n'ayant que son travail pour échapper à la misère, il est d'autres conditions encore qu'il faut soigneusement rechercher; elles ont rapport surtout à l'alimentation de la nourrice, alimentation qui doit être saine et abondante, pour donner à son tour un lait copieux et nourrissant; et à l'habitation, qui doit réunir toutes les conditions d'aération, d'espace et de propreté que nous avons indiquées.

La question de l'allaitement étranger est une des plus importantes de l'hygiène et l'une de celles pour lesquelles il est le plus essentiel de s'entourer de garanties, qui intéressent à la fois le pays et la famille.

L'allaitement par des animaux ne vaut jamais l'allaitement naturel, surtout l'allaitement par la mère; en effet, le lait de vache et celui de chèvre ne sont point identiquement semblables au lait de femme, et l'on donne ainsi à l'enfant une nourriture qui n'a pas été faite pour lui. On cite, il est vrai, quelques exemples d'enfants qui, sous l'influence ou malgré l'influence de cet aliment, ont pris un beau développement et ont grandi sans maladies ni infirmités; mais combien, aussi, pourrait-on rapporter d'exemples contraires! et l'on peut établir en principe que cette sorte d'allaitement est une source féconde d'affections graves qui ne permettent point à l'enfant d'arriver à son développement complet, et le laissent en but à toutes les maladies qui peuvent assaillir l'enfance.

On sait que vers l'âge de trois mois on complète l'alimentation par le lait en ajoutant à ce régime quelques féculents, qu'on augmente progressivement jusqu'à l'époque du sevrage. Parmi les meilleurs aliments, on recommande une panade faite avec de la mie de pain de froment séchée, réduite en farine grossière, et cuite ensuite dans l'eau jusqu'à ne plus former qu'une gelée homogène que l'on passe au travers d'un tamis de soie, et que l'on sucre légèrement; plus tard, on la prépare au lait, puis au bouillon de poulet. (LÉVY.) L'intervalle entre les allaitements ne doit pas être moindre d'une heure et demie, ni dépasser trois heures, selon l'âge de l'enfant.

L'allaitement artificiel, le plus funeste de tous et qui fait tant de jeunes victimes dans les établissemets destinés aux nouveaux-nés, peut cependant réussir lorsqu'il est entouré de toute la sollicitude de la famille et de conditions hygiéniques favorables; ses chances de succès sont plus belles si on peut le faire alterner avec l'allaitement naturel. Le lait de vache étant plus riche que celui de femme, il convient de le couper, soit avec une décoction d'orge, de gruau, de mie de pain, soit simplement avec de l'eau, en proportion variable selon la densité du lait et les forces digestives de l'enfant.

On ne saurait déterminer d'une manière précise l'époque à laquelle il convient de sevrer les enfants; la nature ne saurait se plier à nos déterminations arbitraires. Cependant, la première dentition étant terminée vers l'âge de deux ans, c'est le moment qu'il convient le plus souvent de choisir; on conseille avec raison d'éviter le sevrage au commencement de la saison froide ou pendant les grandes chaleurs. Mais avant de prendre une détermination à ce sujet, il faut se baser sur l'état général de la mère, la manière dont elle supporte les fatigues de l'allaitement, et sur celui de l'enfant, sa santé et son degré de développement.

Mais l'enfant sevré ne sera point encore livré au régime des adultes ; les préparations lactées feront encore longtemps partie de son alimentation, qu'on rendra plus nourrissante par l'addition d'un œuf à la coque, de confitures, de bouillon et même d'un peu de viande, en ayant soin d'éviter les viandes de haut goût, la charcuterie, la pâtisserie ; un peu de vin sera accordé à l'enfant, mais convenablement étendu d'eau.

La tempérance importe à tous les âges ; mais c'est à la vieillesse, surtout, qu'il faut la recommander ; la difficulté de la mastication et de l'insalivation, l'irritabilité des organes digestifs, jointes le plus souvent à une existence sédentaire, exigent l'usage modéré de substances d'une digestion facile, et rejettent absolument tous les aliments indigestes. L'appétit est ordinairement faible chez le vieillard ; qu'il évite donc de dépasser les bornes indiquées par le besoin, mais surtout qu'il évite de provoquer, par l'abus des condiments de haut goût, un besoin factice qui n'est que de gourmandise, et dont la satisfaction serait chèrement payée par des souffrances hors de toute proportion avec un plaisir de quelques instants. Le régime du vieillard doit être nourrissant, réparateur, mais jamais excitant ; il se composera de soupes, de viandes légères, de végétaux frais, de pain tendre et bien cuit ; mais on éloignera de lui les acides et les aliments gras ou farineux. On pourra, cependant, permettre quelques légers stimulants pour réveiller le sentiment de la faim qui est parfois plutôt engourdi qu'aboli; mais ces artifices culinaires ne doivent jamais dépasser les limites d'une douce excitation.

Les forces digestives de la femme sont moins actives que celles de l'homme; sa vie est plus sédentaire, par suite son appétit est moins développé; elle a donc aussi moins besoin que l'homme d'une nourriture fortifiante, et ses goûts la portent de préférence vers les aliments légers, farineux et sucrés. Cependant, cette généralité étant établie, le régime qui convient à la femme doit être bien plus basé sur sa constitution, son tempérament, l'époque de sa vie et son genre d'existence, que sur des considérations de sexe. La femme des champs réclame autant que l'homme, dont elle partage les rudes travaux, une alimentation réparatrice, et nous ne voyons aucune différence à établir entre eux sous ce rapport. La femme est plus sobre que l'homme, et cette qualité peut rendre compte de l'immunité de ce sexe pour certaines maladies : la goutte, l'apoplexie, la gravelle, par exemple, sont des affections comparativement rares chez la femme. Mais c'est surtout aux époques critiques de sa vie qu'elle doit faire appel à sa sobriété et à une alimentation douce, peu stimulante et régulière, pour s'opposer aux désordres organiques qui tendent à s'établir et à menacer ses jours.

Le régime alimentaire seul peut corriger certaines dispositions héréditaires en vertu des-

quelles une maladie se transmet de génération
en génération. L'économie peut éprouver, en
effet, de grandes modifications sous l'influence
du même régime longtemps continué, et c'est
avec raison que M. Lévy a dit : « Ceux qui ont
reçu le germe d'une affection héréditaire agiront
avec prudence en suivant un régime alimentaire opposé à celui de leurs parents. »

Le besoin de nourriture se fait ordinairement
sentir à certaines heures déterminées, qui sont
un résultat de l'habitude. Chez quelques personnes, ce besoin se réveille chaque jour trois
ou quatre fois; chez d'autres, deux fois seulement; il est plus rare de voir des personnes
qui ne soient sollicitées qu'à un seul repas. C'est
le genre de vie qui doit être surtout consulté
dans la fixation des heures et du nombre des
repas; une vie sédentaire et sans fatigue peut
s'accommoder de deux repas, tandis que trois
ou quatre sont nécessaires à l'ouvrier et au
cultivateur. Cependant, l'habitude peut aisément
se modifier, et le soldat qui, dans toute sa
jeunesse, mangeait quatre fois par jour, n'est
nullement incommodé par la réduction de deux
repas.

Il est bon de prendre quelque nourriture légère peu de temps après son lever; cette recommandation est expresse pour les personnes
que la nature de leurs occupations expose à
respirer le matin des émanations malsaines; elles
ne doivent jamais s'y exposer avec l'estomac
vide; cette règle concerne de nombreuses pro-

fessions, et notamment les cultivateurs exposés à respirer, pendant la saison des chaleurs, un air qui peut être malsain après la fraîcheur de la nuit.

Chez le peuple des villes et des campagnes, chez les artisans et les commerçants, les deux repas principaux sont à midi et le soir; le premier, qui est le plus important, partage en deux la journée et doit être substantiel; le second doit être plus léger, et il importe de laisser entre lui et le coucher l'intervalle nécessaire à la digestion; cependant l'habitude rend souvent cette règle inutile, et beaucoup de personnes la bravent impunément.

Dans la classe des fonctionnaires et dans celle des oisifs, les heures des repas sont entre dix et onze heures du matin, et le soir de cinq à six heures. Le dîner est plus important que le déjeuner, et il s'écoule toujours un temps assez long entre ce repas et le coucher, pour que la digestion soit complète; on recommande avec raison aux gens adonnés aux travaux de l'esprit de ne faire qu'un déjeuner léger qui n'exige point un travail digestif trop énergique, lequel détournerait à son profit une grande partie de l'activité intellectuelle.

Chaque repas se compose d'aliments solides, et de liquides; ceux-ci doivent séparer chacun des mets qui constituent le repas. L'hygiène, d'ailleurs, recommande de ne pas trop multiplier les mets; la table la plus frugale, composée, toutefois, d'une alimentation mixte, sera toujours la meilleure. On conseille encore, avec raison, de manger lentement, de mastiquer et d'insaliver complètement le bol alimentaire avant de l'avaler; enfin, de quitter la table avant que la sensation de la faim soit complètement satisfaite. Il est convenable de faire un peu d'exercice avant et après chaque repas; cependant, il faut éviter la fatigue, et lorsqu'elle existe, il faut prendre quelques instants de repos avant de se mettre à table; l'omission de ce précepte expose à des indigestions, toujours pénibles, quelquefois graves.

Le régime alimentaire doit varier suivant les saisons; pendant les chaleurs, l'appétit est mou, le besoin de réparation moins pressant; il faut donc user d'aliments légers, et faire surtout appel à la diète végétale.

Dans les saisons froides, l'activité digestive se développe, et c'est surtout alors qu'il faut user d'une alimentation animale.

Dans les pays de montagnes, où l'on respire un air vif, l'appétit est remarquable et demande à être satisfait plus fréquemment que dans les contrées basses et humides, où cette sensation est toujours languissante.

Le jeûne religieux et le régime maigre ont, hygiéniquement, des avantages et des inconvénients que je vais indiquer.

Le jeûne, bien distribué à certaines époques de l'année, est utile aux personnes dont l'alimentation habituelle dépasse les besoins réels de la nutrition; c'est un repos salutaire imposé aux voies digestives, fatiguées par trop d'activité ; le régime maigre est avantageux aux personnes dont l'alimentation surazotée charge journellement l'économie de principes nutritifs trop abondants. C'est donc autant et plus dans un but d'hygiène que dans un but de mortification, que ces exigences religieuses ont été établies, et leur observance n'est pas moins avantageuse au corps qu'à l'esprit. — Cependant les enfants, les vieillards, les femmes souvent, les hommes quelquefois, ne sauraient supporter la diète, et chez quelques individus délicats, le régime maigre fatigue l'estomac et peut déterminer différentes formes d'irritation de cet organe. — Les personnes ainsi disposées doivent réclamer et obtiennent toujours la dispense d'un régime alimentaire qui pourrait altérer ou détruire leur santé.

Il importe, pour la préparation et la conservation des aliments, de n'employer que des vases inaltérables par l'action des substances qu'ils doivent contenir. Les vases métalliques offrent presque tous des dangers ou des inconvénients ; le fer, lorsqu'on y laisse séjourner les substances alimentaires, leur donne souvent une saveur désagréable ; le cuivre leur communique des propriétés vénéneuses ; l'argent lui-même, qui est souvent à un titre inférieur, offre parfois le danger inhérent aux vases en cuivre. Les terres vernissées, grès, faïences, porcelaines, font les ustensiles culinaires les plus avantageux.

BOISSONS.

Nous suivrons la division adoptée des boissons en aqueuses, alcooliques, aromatiques et acides.

Les boissons aqueuses se réduissent à l'eau, qui peut s'offrir sous différents états et à divers degrés de pureté.

Dans nos pays, on peut employer en boisson l'eau de pluie, l'eau de neige, l'eau de source et l'eau de rivière.

L'eau potable, quelle que soit son origine, doit offrir les conditions suivantes : être limpide, fraîche, sans odeur, d'une saveur légère et agréable, mais ni fade, ni salée, ni douceâtre ; bien dissoudre le savon et cuire les légumes, contenir de l'air.

Les eaux de *rivière* sont celles auxquelles on attribue le plus de qualités ; elles ont pu déposer les sels qu'elles avaient apportés de leur source, et se sont suffisamment aérées ; on les préfère lorsqu'elles coulent sur un lit de sable ou de gravier ; il importe de ne les puiser que dans les lieux où elles sont courantes et éloignées de tous immondices. — Haller vante la légèreté des eaux du Rhin.

L'eau de *pluie* est également pure et bien aérée, mais il faut ne la recueillir que lorsque la pluie est tombée assez longtemps pour déposer les substances étrangères qu'elle pouvait tenir en suspension. Elle est fade, indigeste et cause parfois des coliques. Elle peut offrir des dangers lorsqu'elle a coulé sur une toiture ou passé à travers des conduits de plomb ou de zinc.

Les eaux de *neige* ou de *glace* sont pures, mais peu aérées et difficiles à digérer.

Rien n'est plus variable que la qualité des eaux de *source*, qu'on regarde ordinairement comme les plus pures. Ce sont les eaux de pluie, infiltrées dans la terre, qui viennent se réunir en certains points pour sourdre à la surface du sol. Elles se chargent des matériaux solubles que renferment les terrains qu'elles traversent, et l'on ne saurait, de prime abord, décider si elles ne contiennent point de substances nuisibles. L'analyse chimique peut seule résoudre la question; cependant, on peut établir, en général, qu'elles renferment différents gaz, oxygène, hydrogène, azote et des matières salines, telles que des sulfates et des carbonates. — Lorsqu'elles sont pures, elles nous semblent préférables aux eaux de rivière.

L'eau de *puits* est peu aérée, contient beaucoup de matières étrangères, est dure au goût et détermine fréquemment des coliques. On conseille de n'employer, dans la construction des puits, que des pierres siliceuses, juxta-posées sans être réunies par aucun ciment. — On doit les éloigner des écuries, des fosses à fumier, des lieux d'aisances, des cimetières, dont les infiltrations viendraient facilement les vicier.

Les eaux de *citerne* ne sont point usitées

dans nos pays; ces eaux sont de qualités très-variables.

Les eaux *stagnantes*, telles que celles des étangs et des marais, ne doivent jamais être considérées comme eaux potables; nous ne faisons donc que les indiquer pour les proscrire d'une manière absolue.

Les eaux des *lacs* sont, pour leurs qualités, intermédiaires entre les eaux de source et celles de rivière; celles des lacs des Vosges sont limpides, et peuvent être bues sans inconvénient.

Dans notre nord-est, les eaux potables sont généralement assez abondantes et d'assez bonne qualité pour qu'on ne soit point obligé de les soumettre à quelque procédé d'épuration; cependant, il arrive parfois qu'après les orages ou les grandes pluies, les eaux sont troubles, jaunes et chargées d'une grande quantité de matières étrangères. La *filtration* est l'opération la plus avantageuse à leur faire subir. Les filtres sont composés de lits alternatifs de gravier et de fragments de charbon; cet instrument si simple devrait se trouver dans tous les ménages où l'on est exposé à user accidentellement d'eau trouble pour boisson. On peut, d'ailleurs, arriver imparfaitement au même résultat en laissant reposer l'eau pendant un certain temps, ce qui lui permet de déposer au fond du vase les parties les plus lourdes qu'elle tient en suspension, ou en la soumettant à l'ébullition, qui a pour effet le dégagement de l'acide carbonique et le dépôt des sels insolubles contenus dans l'eau. Ce dernier procédé exige que l'eau soit soumise ensuite à un battage pour être aérée.

Pour conserver l'eau, les meilleurs vases sont ceux en verre, en grès ou en terre vernissée; elle s'altère facilement dans ceux de bois, dont elle détache des particules ligneuses; le fer lui donne une saveur stiptique désagréable, mais qui n'est point malsaine. Il y a toujours du danger à conserver de l'eau dans des vases de zinc, de plomb ou de cuivre.

De toutes les boissons, l'eau prise en quantité modérée est la plus indispensable à l'homme; elle constitue un des éléments les plus importants de ses organes. Il fait des pertes continuelles en liquides, il faut donc que ces pertes soient incessamment réparées.

L'ingestion de l'eau pendant le repas divise et étend les aliments, facilite leur dissolution, et sert ainsi d'auxiliaire à la digestion, qui ne pourrait se compléter sans elle.

L'eau ingérée avec excès peut avoir de graves inconvénients, quoique les différentes excrétions tendent à en débarrasser l'économie. Elle fatigue l'estomac, le distend, trouble les digestions, cause un affaiblissement général et souvent la diarrhée.

L'insuffisance de l'eau détermine la soif, l'une des souffrances les plus intolérables qui puissent être infligées à l'homme; son abstinence entraîne rapidement la mort par une inflammation violente des voies digestives.

L'ingestion d'eau froide ou glacée peut déterminer les accidents les plus graves et même une mort instantanée. Sous une température basse, sans être glacée, l'eau cause une sensation agréable et dissipe la soif; elle stimule l'estomac d'une manière favorable. Les boissons glacées, au contraire, exercent une action énergique sur la circulation, qu'elles ralentissent, sur la chaleur organique, qu'elles abaissent, sur les transpirations, qu'elles diminuent ou suppriment. La réaction s'établit ordinairement, et tout rentre bientôt dans l'ordre, à moins que cette réaction ne dépasse l'action primitive et ne donne lieu à quelque gastrite, à une pleurésie ou une pneumonie; mais chez les personnes faibles, la réaction peut ne point s'établir, et l'ingestion habituelle de boissons glacées peut déterminer des congestions graves dans la plupart des viscères. Les accidents qui résultent de ces boissons froides sont d'autant plus à redouter que le corps est lui-même plus échauffé, que l'estomac est vide, et qu'une plus grande quantité de liquide est ingérée dans un court intervalle; ces accidents frappent surtout les centres nerveux et les organes de la digestion ou de la respiration. M. Lévy cite, parmi les suites les plus fréquentes des boissons à la glace, une espèce de choléra spasmodique caractérisé par des vomissements, des déjections alvines et des crampes.

Lorsqu'on jugera convenable de faire usage d'une boisson glacée, il est donc important d'attendre que le corps ne soit point en sueur; il faut boire peu à peu, à la manière dont on prend les glaces, et conserver quelque temps le liquide dans sa bouche avant de l'avaler; il est avantageux encore que quelqu'aliment solide soit sur l'estomac; il empêche le contact trop immédiat du liquide froid avec la membrane; les boissons froides, légèrement stimulantes, sont plus avantageuses que les glaces à la crème ou aromatisées par des essences de fruits; une boisson chaude combat activement les effets fâcheux qui résulteraient de l'ingestion d'un liquide glacé.

L'eau tiède est désagréable au goût, calme mal la soif, détermine des nausées ou des vomissements. Son usage habituel débilite l'estomac, trouble les digestions, est une cause des diarrhées, de sdyssenteries, des jaunisses, si fréquentes, pendant l'été, chez les personnes qui ne peuvent faire constamment usage d'une boisson fraîche.

Les boissons aqueuses chaudes stimulent l'estomac, activent la circulation et provoquent la transpiration; elles conviennent pendant le froid et pendant les chaleurs; elles sont avantageuses lorsque le corps est en sueur, comme lorsqu'il est soumis à l'action d'une basse température. Cependant leur abus peut déterminer à son tour les accidents qui résultent d'un état permanent de stimulation.

L'eau peu aérée est lourde sur l'estomac et rend les digestions difficiles. Les eaux séléni-

teuses et calcaires sont indigestes et purgatives;
les eaux contenant des matières organiques en
putréfaction sont souvent la cause de toutes les
maladies attribuées aux contrées marécageuses.
Les eaux qui renferment du fer peuvent être favorables à la santé, et conviennent surtout aux
femmes et aux tempéraments faibles et lymphatiques. Les eaux contenant de l'acide carbonique
sont agréablement stimulantes et facilitent la
digestion; on en fait un assez grand usage, sous
le nom d'eau de Seltz, naturelle ou artificielle.

Disons, en terminant, que l'eau est la boisson
la plus naturelle, et qu'elle suffit aux neuf
dixièmes du genre humain. Sous son influence,
les organes se développent avec harmonie, accomplissent leurs fonctions avec la régularité que prescrit la nature, leur dégradation
résultant de l'âge se fait sans secousse, et
enfin, c'est parmi les buveurs d'eau qu'il
faut chercher les plus nombreux exemples de
longévité. L'eau peut impunément, avec avantage même, servir de boisson habituelle sous
tous les climats, mais surtout sous les climats tempérés, qui n'exigent pas cette stimulation que le méridional et l'homme du nord
recherchent par des raisons opposées. C'est
donc, dans nos pays, pendant les saisons extrêmes, les grands froids et les grandes chaleurs, qu'il peut être favorable de recourir à
quelques boissons fermentées, boissons dont
l'usage réclame toujours la plus grande modération.

Les boissons fermentées comprennent, dans notre région, les vins, les eaux-de-vie et la bière.

Vins. Le vin, en général, contient les principes suivants : de l'eau, de l'alcool dans une proportion variable entre 8 ou 10 et 24 ou 25 pour 100, du sucre, de la gomme, des sels et différentes autres matières d'une moindre importance.

Les qualités du vin dépendent des proportions variables de ces divers éléments.

Le vin doit être clair et limpide; les vins altérés perdent cette qualité et sont difficilement digérés.

Une saveur particulière et suave, qu'on nomme *bouquet*, indique un vin de qualité supérieure; le bouquet est très-développé dans les vins de Bordeaux et de Bourgogne.

Les vins spiritueux sont ainsi appelés d'après la grande quantité d'alcool qu'ils renferment : tels sont les vins de Xérès et de Madère; dans les vins sucrés, c'est le sucre qui domine, joint à une grande proportion d'alcool : tels sont les vins de Lunel et de Frontignan. — Les premiers ont une action irritante sur les nerfs bien plus prononcée que les seconds, mais ils sont plus facilement digestibles.

Les vins mousseux de Champagne, qui contiennent de 10 à 12 pour 100 d'alcool, sont stimulants; leur action se porte facilement au cerveau, mais elle est peu durable.

Les vins les plus riches en alcool ne sont pas nécessairement d'une qualité supérieure.

Les vins fins, délicats, n'en contiennent guère que 10 ou 12 pour 100; ce sont cependant des vins salubres et qui favorisent l'action des fonctions digestives sans congestionner le cerveau et porter à l'ivresse.

Les vins chargés d'alcool sont, au contraire, excitants, fatiguent l'estomac et déterminent facilement l'ivresse: tels sont, en général, les vins de Provence et du Roussillon.

La couleur des vins influe sur leurs propriétés: les vins blancs irritent les nerfs et donnent lieu à des maux de tête: tels sont, en particulier, les vins d'Alsace, du Rhin et de la basse Moselle.

Chaque vin a un âge particulier auquel il déploie tous ses avantages: trop jeune, il est âpre, ce qu'on appelle *vert*, et cause, outre des congestions et des diarrhées, tous les fâcheux effets des vins acides; trop vieux, il a perdu sa force et son bouquet; c'est dans la période intermédiaire, susceptible de varier considérablement suivant les années et le terroir du vin, qu'il offre son moelleux, son arome et toutes ses qualités bienfaisantes.

Les vins doivent généralement se boire frais; cependant le vin de Bordeaux et quelques vins sucrés s'accommodent d'une température plus élevée.

On comprend l'importance de faire un bon

choix de vins de luxe, mais il importe davantage encore de bien choisir les vins d'ordinaire qui, figurant chaque jour sur votre table, constituent dès lors une partie importante de votre régime. Consultez donc, pour un pareil choix, votre âge, votre constitution, le genre de vos travaux, etc. Aux femmes, aux enfants, aux constitutions faibles, il faut des vins légers et moelleux; les gens livrés à de rudes travaux du corps peuvent seuls supporter les vins spiritueux dans des bornes raisonnables; encore convient-il à tous ceux qui en font usage, à moins qu'une funeste habitude n'ait émoussé leurs sens, de l'étendre d'une quantité plus ou moins considérable d'eau, qui ramène l'alcool à la proportion des vins faibles.

Les vins de nos coteaux de la Lorraine sont, en général, faibles, acides et de qualité tout à fait inférieure; ils ne contiennent guère que de 5 à 7 pour 100 d'alcool, et renferment peu de sucre; ils irritent l'estomac, sont peu digestibles et peu assimilables; cependant quelques crûs et quelques années exceptionnelles donnent des vins d'un mérite réel et qu'on peut rapprocher de ceux de Bourgogne; réservez donc, lorsque votre fortune ne vous permet point d'en user journellement, ces trésors que Dieu nous dispense d'une main parcimonieuse, pour aider à la digestion du vieillard ou pour ranimer votre estomac dont la maladie aurait affaibli les ressorts. — Une petite quantité de vin généreux termine bien un repas; malheureusement le degré d'aisance ne permet point à chacun de se conformer à ce principe hygiénique.

Les vins d'Alsace, connus sous le nom de vins de paille, sont de délicieux vins de liqueur; ils conviennent beaucoup aux estomacs faibles.

Les vins du Rhin sont assez légers; ils sont moins alcooliques que ceux de Bourgogne ou de Bordeaux, mais ils ne conviennent point aux personnes dont l'estomac ne supporte pas les acides.

Mais les vins sont souvent falsifiés, soit dans le but de déguiser leurs défauts, soit dans la pensée de leur donner des qualités qu'ils n'ont pas, et d'augmenter par là leur valeur commerciale. Les falsifications sont de deux espèces: parmi les premières, citons les mélanges de diverses espèces de vins, l'addition d'eau, d'alcool, de sucre, etc. ; ces modifications apportées au vin en font toujours des qualités inférieures, mais ne lui donnent point de propriétés nuisibles. Il est loin d'en être de même pour les falsifications suivantes : — *addition du plomb.* Pour donner une saveur douce aux vins acides et aigres, on y introduit quelquefois du sel de saturne, de la céruse ou de la litharge. — Cette fraude est accompagnée des plus grands dangers, et peut déterminer des maladies graves des voies digestives, des paralysies, etc. *Addition de l'alun.* Cette falsification a pour but d'augmenter la coloration du vin et de lui donner un léger goût piquant; il peut en résulter des dérangements dans l'estomac ou les intestins. *Addition de la craie.* On emploie la craie dans le vin pour faire disparaître ou au moins diminuer son acidité en neutralisant les acides tartrique et acétique qu'il contient en excès, et qui se combinent avec la craie. Elle rend le vin lourd et difficile à digérer.

Les vins malades doivent être absolument rejetés. Les principales maladies du vin sont : 1° la fermentation acide, qui rapproche le vin du vinaigre et peut violemment irriter l'estomac ; 2° la graisse, maladie qui atteint souvent les vins blancs et leur donne la propriété de filer comme de l'huile ; ils sont lourds et l'estomac les supporte mal.

La *piquette* est une boisson assez en usage dans nos campagnes ; on la prépare en versant de l'eau sur le marc des raisins qui ont déjà servi à faire du vin, puis on fait fermenter de nouveau après y avoir ajouté tous les débris de la vendange, de qualité trop inférieure pour qu'on les emploie à la confection du vin. Cette boisson rafraîchissante est appréciée des ouvriers de la campagne, mais elle ne convient qu'aux estomacs robustes.

Eaux-de-vie. Les eaux-de-vie les plus estimées sont le résultat de la distillation du vin et surtout des gros vins du Midi. On fait, dans nos pays, beaucoup d'eau-de-vie avec les marcs du raisin ; l'eau-de-vie de pommes de terre est également usitée dans les campagnes. Ces deux dernières liqueurs conservent une forte odeur empyreumatique dont on ne peut les débarrasser entièrement.

Les diverses eaux-de-vie sont des liqueurs essentiellement stimulantes et qui, même à petites doses, déterminent facilement l'ivresse et peuvent causer des irritations chroniques graves de l'estomac et des intestins [1]. Leur usage ne doit être toléré que dans quelques circonstances, mais leur usage habituel et surtout leur abus doivent être à jamais et sévèrement proscrits.

Bière. La bière est une bonne boisson, un peu stimulante et même nourrissante; cependant les estomacs faibles la supportent mal; elle contient, en France, de 2 à 3 pour 100 d'alcool. On lui accorde la propriété d'engraisser; en effet, les habitants des pays à bière sont généralement remarquables par leur embonpoint. Dans nos contrées, la bière n'est pas une boisson alimentaire, comme en Belgique et dans le nord de la France; c'est une boisson qu'on pourrait appeler de *hors-d'œuvre*.

Le *cidre* et la *poiré* sont si peu usités dans le nord-est de la France, qu'on peut se dispenser de les signaler.

---

[1] La boisson suivante est adoptée par l'armée pendant la saison des chaleurs ; on pourrait avec non moins de raison la recommander aux travailleurs civils :

Eau-de-vie............	2 litres.	
Racine de réglisse..... .	800 gramm.	pour 20 hommes.
Citrons................	4 —	
Eau...................	20 litres.	

Effets des boissons fermentées sur l'homme.

Dans ces sortes de boissons, l'alcool est le principe dominant, le seul, en quelque sorte, dont les effets soient à constater. L'alcool pur agit sur nos tissus à la manière des caustiques, les dessèche et détermine une véritable sensation de brûlure. Lorsqu'il est étendu, les effets résultant d'un tout autre ordre de phénomènes, il n'exerce plus une action chimique, mais bien une action vitale.

Dans le degré de concentration de l'alcool, se trouve la raison dominante de ses effets; mais l'état de plénitude ou de vacuité de l'estomac, l'habitude, la répétition des excès et les conditions individuelles n'ont pas une moindre influence.

On supporte une dose de boisson beaucoup plus considérable pendant le repas ou lorsque l'estomac contient des aliments, que lorsqu'il est à l'état de vacuité; les fâcheux effets des boissons fermentées sont donc beaucoup plus énergiques dans le dernier cas que dans le premier.

Lorsque l'habitude vous amène graduellement à user des boissons alcooliques, vous pouvez arriver à en supporter sans ivresse des doses qui pourraient sembler prodigieuses; mais vous n'êtes point pour cela à l'abri des désordres qu'ils causent dans la constitution.

Un excès de boisson n'entraine point, ordinairement, de graves altérations à sa suite ; cependant, nous n'irons pas jusqu'à dire, avec quelques personnes, qu'il peut être salutaire, et que l'hygiène le prescrit ; mais c'est surtout par la fréquente répétition des excès que l'organisme s'use et s'altère.

Enfin, les conditions individuelles, telles que la constitution, l'âge, le sexe, le genre de vie habituelle, la nature des occupations, exercent encore, sous ce rapport, une grande influence que chacun comprend aisément.

L'ingestion modérée d'une boisson alcoolique accélère le pouls et augmente la chaleur ; ces premiers effets n'ont rien d'incompatible avec la santé et la sobriété ; mais si la dose des liquides dépasse les limites raisonnables, les yeux brillent et s'injectent, la face rougit, la force musculaire s'exagère, et l'on éprouve d'abord une sensation de bien-être recherchée des buveurs ; l'intelligence s'exalte, le caractère dominant de l'individu se manifeste avec force. De ce point à l'ivresse, il n'y a plus qu'un pas ; la tête s'alourdit et s'embarrasse, la langue ne peut plus exprimer des idées que le cerveau est incapable de rassembler ; la physionomie prend un aspect différent, selon les individus ; chez les uns, elle est triste et taciturne ; chez d'autres, elle est furieuse ; chez d'autres encore, elle devient aimable et expansive à l'excès. Tant que l'homme ivre possède encore la sensation de lui-même, il éprouve un état indéfinissable d'angoisse et de malaise, qui se reproduit avec la diminution des symptômes de l'ébriété, et laisse pendant plusieurs heures, quelquefois même pendant plusieurs jours, un sentiment de courbature et de fatigue.

L'alcool porte sur l'estomac sa première action et la transmet rapidement aux intestins; le premier résultat de l'abus habituel des boissons de cette nature est donc une inflammation gastro-intestinale qui se traduit par des vomissements, soit de substances alimentaires, soit de matières bilieuses, par des douleurs plus ou moins aiguës, par le dégoût des aliments et la perte de l'appétit, par des diarrhées qui surviennent surtout le matin, par l'amaigrissement et par un affaiblissement graduel de la constitution. Mais bientôt l'irritation, fréquemment portée au cerveau par l'état d'ivresse, donne une atteinte funeste aux facultés intellectuelles; la mémoire se perd, les idées s'isolent, et l'esprit obscurci ne perçoit plus leurs rapports; l'ivrogne de profession tombe dans l'abrutissement moral, et l'hébétude de son regard, la stupidité des traits de son visage, indiquent aux moins clairvoyants son état de dégradation physique et morale; il devient mou, lâche, aucune idée noble et généreuse ne trouve plus accès en lui; désormais inepte au travail, il lui faut cependant de l'argent pour assouvir la soif qui le brûle; le vol est sa dernière ressource, quand la permanence du délire ne lui en ôte pas la possibilité. L'ivrogne est un objet de dégoût pour la société, de désespoir pour sa famille. Enfin, de nombreuses maladies, dans l'énumération desquelles nous ne pouvons entrer, et qui sont connues sous le nom de *maladies des ivrognes*, sont encore la suite de cette funeste passion. On a calculé qu'en Angleterre il périt annuellement 7000 personnes à la suite d'excès de boisson. L'usage de l'eau-de-vie amène plutôt à l'ivrognerie que l'usage du vin.

Le *delirium tremens* ou délire tremblant des buveurs, est une des conséquences les plus fréquentes de l'ivrognerie; il survient souvent chez les hommes qui ont contracté l'habitude de boire beaucoup sans cependant s'enivrer. C'est un trouble des fonctions intellectuelles et nerveuses, avec délire, insomnie, inappétence, faiblesse et tremblement des membres. Il est dû, surtout, à l'abus de l'eau-de-vie et a, comme terme inévitable si l'on ne s'arrête dans cette voie funeste, la démence et l'idiotisme, la perte de la vue et la paralysie.

Les eaux-de-vie de pommes de terre déterminent plus spécialement des douleurs de tête, des vomissements, une ivresse plus forte et plus furieuse. L'ivresse de la bière survient plus lentement que celle du vin, mais elle est plus douloureuse.

Qu'on ne m'accuse point d'avoir tracé à plaisir un hideux et ignoble tableau; que l'habitant des villes regarde autour de lui, qu'il descende dans la fange de la population, et il en rencontrera mille exemples. Qu'il compare la physionomie bonne, souriante, de l'honnête ouvrier qui profite des loisirs du dimanche pour changer, avec sa femme et ses enfants, l'air peu salubre de son atelier rétréci, contre l'air pur et vivifiant des champs; qu'il compare, dis-je, cette physionomie si avenante avec l'aspect repoussant de celui qui, laissant sa famille aux prises avec la misère, va enfouir de cabarets en cabarets le fruit de sa semaine, quand il ne l'a point bu au jour le jour! Un tel contraste, à défaut de puissantes raisons morales, suffirait à tout homme censé pour l'éloigner à jamais de ce vice rebutant.

Si ces funestes conséquences passent souvent inaperçues dans les villes, c'est que les malheureuses victimes de l'ivrognerie sont recueillies dans les hôpitaux et soustraites aux regards de la population, mais le mal n'en est pas moins fréquent. C'est surtout aux habitants des campagnes que doivent s'adresser nos conseils; le vice honteux que nous flétrissons n'a pas encore fait de grands progrès chez eux, mais il tend à s'y établir, et du jour où il aura su franchir les villes pour élire domicile au village, nous douterons de l'avenir du pays, qui ne peut compter que sur une génération sobre, forte et intelligente. Que l'aisance qui, grâce à un gouvernement ami du peuple, tend à se répandre dans les classes inférieures, ne serve point d'aliment à cette brutale passion; mieux vaut voir pauvres le cultivateur et l'ouvrier, que de les voir ivrognes!

Parlerai-je de la femme vouée à cette abrutissante passion? Nous voudrions croire qu'il n'en existe point; mais les faits parlent plus haut que tout notre désir du bien. La femme adonnée à l'ivrognerie est, sans contredit, le plus hideux spectacle qui puisse blesser les yeux.

Que conclure de tout cela? qu'il faut proscrire l'usage du vin et des autres spiritueux? Assurément non. Leur usage est avantageux dans les professions qui exigent une grande déperdition de forces; ils stimulent doucement, soutiennent le corps prêt à faiblir, et exercent une influence non moins heureuse sur le moral affaissé par des chagrins. Mais qu'il y a loin de là à l'abus!

Les doses de vin les plus convenables par repas peuvent être, selon les individus, portées de 150 à 500 grammes, limite qu'il ne convient jamais de dépasser, mais qu'on peut facilement atteindre avec les vins légers de nos crûs de Lorraine. Il convient toujours de mêler son vin à une proportion variable d'eau; mais l'habitude, ici, joue le plus grand rôle.

Le vin n'est point nécessaire aux enfants; on peut, cependant, leur en accorder en petite quantité, étendu de beaucoup d'eau; toute autre liqueur spiritueuse doit leur être interdite. Un peu de vin généreux est avantageux aux vieillards.

Il est moins utile à la femme qu'à l'homme, en raison surtout de la vie sédentaire qu'elle mène; cependant, quand la femme partage les rudes occupations de son mari, elle éprouve le même besoin que lui de fortifier son corps.

Les sujets faibles, mous, lymphatiques, ont plus besoin de vin que les hommes robustes, nerveux ou bilieux. On recommande, avec raison, l'usage d'un peu de vin généreux dans la convalescence de la plupart des maladies aiguës et chroniques ; c'est, d'ailleurs, au médecin qu'il appartient d'en juger l'opportunité et d'en décider le choix. Les vins de Bordeaux jouissent, sous ce rapport, d'une réputation méritée. Le vin est toujours nuisible chez les hommes disposés aux congestions cérébrales, aux affections du foie ou des organes digestifs.

Pendant les temps froids et humides, un peu de vin est avantageux ; il augmente la chaleur animale, sans fatigue pour les organes à qui la calorification est dévolue. Une dose extrêmement modérée d'eau-de-vie permet de résister au froid et aux intempéries du matin, auxquels sont exposés de nombreux ouvriers ; dans les localités marécageuses, elle diminue les chances de l'empoisonnement miasmatique. C'est surtout pendant les saisons chaudes qu'il faut en redouter l'abus.

Il est d'une haute importance de surveiller la qualité des boissons alcooliques qui sont débitées, en détail, dans des proportions exorbitantes. Cette action appartient à l'autorité administrative, qui a un puissant auxiliaire dans les comités cantonaux d'hygiène publique ; mais nous ne nous dissimulons pas que la pratique en est souvent hérissée de difficultés.

L'état d'ivresse réclame des soins, et l'on ne

doit pas repousser sans pitié le malheureux qui y est tombé. — Il faut le débarrasser des vêtements qui peuvent exercer quelque compression autour de lui, l'exposer à un air pur et le préserver soigneusement du froid, car l'ivresse rend très-sensible à l'impression d'une basse température; on sait, en effet, qu'il est peu d'années où l'on ne rencontre quelques individus morts dans les neiges, surpris par le froid au milieu de ce triste état. — On recommande, contre l'ivresse, l'usage d'une infusion légère de café ou de thé, ou d'une limonade légère, ou d'un peu d'eau vinaigrée, et l'ammoniaque à la dose de 10 à 40 gouttes dans un demi-verre d'eau, selon le degré de l'ivresse. Il convient quelquefois encore de provoquer le vomissement, soit à l'aide de l'émétique, soit en titillant la luette avec une barbe de plume. S'il existe une forte congestion à la tête, on la combat par des lotions froides, des saignées, des sangsues aux tempes ou derrière les oreilles, des sinapismes sur les membres inférieurs. Mais, dans ces cas graves, l'intervention du médecin devient nécessaire.

Boissons aromatiques.

Café. Le café doit son délicieux arome à une matière particulière azotée, la *caféine*, qui jouit de propriétés nutritives très-marquées. L'infusion de café constitue une boisson à la fois agréable, nourrissante et stimulante; mais on fait remarquer, avec raison, qu'elle ne doit pas au café seul ses propriétés; elle en emprunte à la présence et à la température de l'eau qui tient en dissolution les principes du café (cette température est elle-même un stimulant et augmente la quantité de chaleur dans les organes); elle en emprunte encore au sucre, substance éminemment digestive. Quoi qu'il en soit, le café pris avec modération est un stimulant énergique de la circulation, de la calorification et des fonctions cérébrales. Il détermine souvent des insomnies, surtout aux personnes qui n'en ont point contracté l'habitude; on prétend qu'à dose élevée il cause, au contraire, de la somnolence. Le café a peu d'action sur les organes de la digestion, car sa stimulation se porte sur l'organisme en général; la plupart des personnes le digèrent avec facilité; cependant, chez les individus atteints d'affections névralgiques de l'estomac, il est quelquefois mal supporté, trouble la digestion et donne lieu à des aigreurs et à des rapports douloureux.

Le café est aujourd'hui d'un usage universel, soit qu'il serve, additionné au lait, de base au premier déjeuner, soit qu'il facilite la digestion après des repas plus substantiels, soit enfin qu'il serve d'auxiliaire à l'homme de lettres.

L'usage du café est-il réellement utile, est-il nuisible, comme on l'a tant répété? Tenons compte, ici, des nombreuses conditions qui peuvent modifier son action. Pris à la suite des repas, il facilite la formation du chyme, dimi-

nue l'action des boissons alcooliques et prévient ainsi l'ivresse. Pris à jeun, il détermine
plus facilement du malaise, des tiraillements
d'estomac, un faux sentement de faim, et peut,
à la longue, être suivi de résultats fâcheux.
Les constitutions molles et faibles reçoivent de
l'usage du café une stimulation qui favorise les
digestions, souvent trop lentes. Chez les femmes,
éminemment nerveuses et irritables, son action
a presque toujours besoin d'être mitigée par
le lait. C'est aux vieillards, chez lesquels les
sympathies organiques sont affaiblies et relâ-
chées, qu'il convient surtout. « Aussi, dit M.
Lévy, le savourent-ils avec délices; il réveille
leur sensibilité émoussée et restaure, pour ainsi
dire, en eux, la conscience de la vie. » Pendant la saison des chaleurs, il soutient l'organisme et lui permet de réagir contre une température accablante; dans la saison froide, il
ne convient pas moins, en raison du calorique
qu'il apporte à l'économie, et de la stimulation
qui en est le résultat.

Le café doit être évité par les personnes nerveuses, irritables; par celles qui sont prédisposées aux affections du foie, aux hémorroïdes,
à la goutte; par celles atteintes d'affections,
aiguës ou chroniques, des voies digestives.

L'usage abusif du café entretient un état de
surexcitation nerveuse qui peut être le point
de départ de plusieurs maladies et aggraver celles
qui existent; cependant, la longue habitude de
cette liqueur en émousse tellement les effets,

que certaines personnes peuvent impunément
en prendre des doses énormes, et pendant un
grand nombre d'années. On signale quelques états
particuliers qui sont propres aux individus qui
abusent du café; mais, en général, il s'en fait
dans nos pays un usage modéré, et ces fâcheux
effets ne sauraient s'observer chez ceux auxquels cet ouvrage est destiné.

Le café favorise l'intelligence; l'artiste et le
savant lui ont dû souvent l'éclosion de leurs
pensées les plus sublimes. Il ne convient point de
supprimer l'habitude du café lorsqu'elle a été contractée; il en résulte des maux de tête violents,
parfois même des congestions cérébrales.

On peut remplacer, jusqu'à un certain point,
le café par les graines torréfiées de certaines
plantes de nos contrées, telles que les *pois,*
le *gland doux* ou par la poudre de racine de *chicorée.* Ces substances sont astringentes, et apportent également un peu de stimulation au cerveau. Leur usage est tout au moins
inoffensif et peut être conseillé aux enfants
débiles et faiblement constitués.

Thé. Le thé est une boisson stimulante extrêmement répandue en Europe et dans la plus
grande partie de l'Asie, qui doit ses propriétés
à un principe particulier auquel on a donné le
nom de *théine.* Il en existe dans le commerce
un assez grand nombre d'espèces qui proviennent toutes d'un même arbre, mais qui diffèrent par l'époque de la cueillette et le mode de
préparation des feuilles. Le thé contient plus

d'azote qu'aucun aliment végétal; c'est donc une boisson essentiellement alimentaire qui justifie l'usage qu'en font plusieurs personnes à leur repas du matin, en l'associant au lait. Pris quelque temps après le repas, il stimule doucement et favorise la digestion. Cependant, il ne convient point aux personnes nerveuses et irritables chez lesquelles, même à faible dose, il détermine des tiraillements d'estomac, des mouvements spasmodiques et de l'insomnie. Les variétés de thé noir sont les moins excitantes, les thés verts le sont beaucoup plus; un mélange des deux tiers du premier avec un tiers du second constitue une excellente préparation. Le thé est considéré autant comme boisson médicale que comme boisson hygiénique; il est employé d'une manière vulgaire, et avec avantage, dans les petites affections aiguës, à titre de sudorifique.

Chocolat. Le chocolat est une boisson essentiellement alimentaire destinée surtout aux déjeuners; il est moins digestible que le café et le thé; aussi plusieurs personnes ne le supportent-elles point. On recommande le chocolat aux personnes épuisées par de longues maladies ou par des excès; mais il faut que l'expérience indique si l'estomac le digère aisément.

Boissons acidules.

Elles comprennent la *limonade*, *l'orangeade* et différents *sirops* de fruits acides; les *eaux gazeuses*, connues sous le nom d'eaux de Seltz, naturelles ou artificielles. On en fait usage surtout pendant l'été, et, prises modérément, elles sont rafraîchissantes; mais leur abus, vers lequel plusieurs personnes sont portées, entraîne après soi des irritations d'estomac et divers dérangements dans les fonctions digestives, entre autres la diarrhée.

L'eau de Seltz, prise aux repas et mêlée au vin, stimule agréablement l'estomac et favorise les digestions; lorsqu'elle est artificielle et préparée par le mélange d'acide tartrique et de bicarbonate de soude, elle a des propriétés laxatives assez énergiques. Ce genre de boisson est surtout favorable aux personnes qui éprouvent des tiraillements d'estomac ou une douleur cuisante à la gorge, accompagnée de renvois acides, quelques heures après leur repas.

Pendant les grandes chaleurs, il faut savoir résister au sentiment de la soif qui vous poursuit, et qui devient d'autant plus vif qu'on y cède davantage. Les boissons ingérées avec excès déterminent d'abondantes sueurs, qui sont une cause puissante de débilitation.

La soif est généralement plus vive chez les enfants, qui boivent plus, à proportion, que les adultes; c'est dans la vieillesse que ce besoin se fait le moins sentir.

L'habitude joue un grand rôle dans cette sensation; le buveur a toujours soif, et plus il boit, plus la soif se développe; ce n'est pas là un des moindres tourments de cette funeste passion contre laquelle nous nous sommes tant élevé.

Il est difficile de fixer la quantité de boisson nécessaire à chacun; les conditions individuelles offrent trop de différences sous ce rapport. Telle personne ne saurait digérer qu'à la condition que ses aliments fussent délayés dans une grande quantité de liquide; telle autre, au contraire, ne boit presque pas; ces exigences doivent être satisfaites dans de justes limites.

MOUVEMENTS ET REPOS.

L'homme est doué d'organes du mouvement; la nature l'a donc destiné à se mouvoir, et il ne peut donner à ses facultés locomotrices le degré d'énergie nécessaire qu'à l'aide d'un *exercice* fréquent et méthodique. Les muscles, supportés par les os, sont les agents principaux du mouvement; l'exercice que nous indiquons doit donc essentiellement porter son action sur le système musculaire.

Une succession prolongée de mouvements constitue l'exercice; un exercice modéré développe les forces, et s'il ne porte que sur certains organes, il tend à donner à ces parties un développement insolite qui contraste avec la faiblesse relative des autres organes, et détruit l'harmonie de l'ensemble.

Le mouvement active la circulation et la respiration, et élève la chaleur de la partie qui l'exécute; la répétition habituelle des mêmes mouvements, ou, si l'on veut, l'exercice habituel des mêmes parties musculaires, augmente en elles les phénomènes de nutrition, fait accroître leur volume et leur coloration.

Les mouvements, en général, développent l'appétit et la soif, et augmentent les sécrétions respiratoire et cutanée; le besoin de manger et de boire exprime donc alors la nécessité de réparer les pertes de l'économie. Il se consomme une grande quantité d'azote pendant les mouvements musculaires; c'est donc une nourriture très-azotée qui convient aux gens qui prennent beaucoup d'exercice.

Un exercice modéré favorise le libre exercice de toutes les fonctions, fortifie les constitutions faibles, modifie les tempéraments excessifs et développe un sentiment général de bien-être; c'est un des agents les plus efficaces pour combattre les fâcheux effets des habitations insalubres; mais il n'est pas moins nécessaire au développement de l'intelligence qu'à la conservation de l'homme physique.

L'exercice est modéré tant qu'il n'arrive point à la fatigue; arrivé à ce degré, il faudrait pouvoir le suspendre, car il cesse d'être hygiénique. Le besoin de mouvement est subordonné à l'âge; l'enfant est dans un état de mobilité perpétuel, et connaît à peine le repos; l'homme adulte aime à partager son temps entre le repos et le mouvement; tout exercice répugne au vieillard, il ne désire plus que l'immobilité du coin du feu.

L'homme a plus besoin de mouvement et le recherche plus que la femme; les tempéraments sanguins et bilieux s'y adonnent davantage que les tempéraments lymphatiques; certaines formes de tempérament nerveux sont dans un état de mouvement continuel; d'autres, au contraire, réclament le silence et l'immobilité. Enfin, l'habitude et surtout la profession et les exigences de la vie sociale, viennent entièrement modifier tout ce que l'âge, le sexe, la constitution et le tempérament sembleraient indiquer.

L'exercice immodéré entraîne après soi de graves conséquences pour la santé, s'il est habituel; son effet immédiat est la *fatigue*. L'exercice porté jusqu'à la sueur cesse d'être bienfaisant et trouble la digestion au lieu de l'activer. Que l'exercice soit violemment exagéré, ou qu'il dépasse seulement d'une faible quantité les forces de l'individu, mais d'une manière continue et pendant un long espace de temps, les effets en sont brusques ou lents, mais ils arrivent au même résultat; l'amaigrissement, un état de détérioration de la constitution, un dépérissement général qui ouvre la porte à une foule de maladies, surtout à celles qui sont dues à l'action des agents miasmatiques, telles en sont les conséquences. C'est aux enfants surtout qu'il faut craindre de donner un exercice trop continu et trop violent; ils en ressentent plus vite et d'une manière plus grave les funestes atteintes. Cela est surtout applicable aux enfants employés dans les manufactures et aux enfants de la campagne livrés aux travaux de l'agriculture, dont les parents ne savent ménager ni les forces ni la santé. On sait que les animaux surmenés succombent fréquemment au charbon, à la gangrène ou à d'autres affections qui dénotent toujours une altération grave du sang; l'excès de travail musculaire n'agit pas différemment chez l'homme.

Mais nos organes ont besoin de repos, et la santé ne s'entretient qu'à la condition d'une juste pondération entre les mouvements et le repos des parties qui se sont livrées à quelque exercice. Le sentiment de la fatigue indique le besoin de repos. Mais la durée de celui-ci est indéterminée, et aussi subordonnée aux circonstances individuelles que le besoin du mouvement lui-même; disons seulement qu'il faut s'opposer à cette tendance au repos absolu si fréquente chez certaines femmes, chez les sujets débiles et lymphatiques, chez les vieillards; il faut vaincre leur apathie, leur répugnance au mouvement, et exiger d'eux un exercice qui leur est nécessaire. Les parties qui sont maintenues dans un état de repos trop continu perdent de leur vitalité, la sensibilité y est moindre, la circulation s'y affaiblit, la chaleur diminue, et leur amaigrissement en est la conséquence. Sous l'influence d'une vie trop inactive, l'appétit se perd, les digestions s'embarrassent, la circulation se ralentit, la respiration est

moins complète, les sécrétions languissent, les
sens s'émoussent, la constitution s'affaiblit, le
tempérament lymphatique prédomine et s'exagère; si en même temps l'alimentation est abondante, la nutrition n'y gagne rien, mais la
graisse s'accumule dans le tissu cellulaire et
l'embonpoint augmente, et c'est alors que
se préparent ces cruelles affections des riches
et des oisifs, la goutte ou la gravelle; les facultés intellectuelles elles-mêmes perdent leur
activité. Les classes sédentaires des villes présentent toujours, à un degré plus ou moins développé, quelques-unes des circonstances que
nous venons d'indiquer.

Lorsque l'action musculaire a pour but de
vaincre un obstacle, de surmonter une résistance, elle exige un certain développement de
forces qui constitue l'*effort*, auquel se rapportent plusieurs actes gymnastiques que nous considérerons plus loin.

L'effort ne s'opère qu'à l'aide de certaines
conditions physiologiques que nous pouvons résumer ainsi : les muscles destinés à opérer cette
action doivent prendre un point d'appui solide
et inflexible pour les parois pectorales auxquelles
ils s'insèrent; or, la cage thoracique est éminemment mobile dans les circonstances ordinaires de vie, puisqu'elle subit un mouvement
alternatif de dilatation et de contraction pendant la respiration. Il faut donc qu'elle se mette
elle-même dans les conditions nécessaires pour
pouvoir servir de point d'appui fixe et inflexi-

ble; pour arriver à ce résultat, l'individu fait, instinctivement, une forte inspiration et remplit sa poitrine d'air : en même temps la glotte, fente à travers laquelle passe l'air inspiré et expiré, se contracte et se ferme; l'air ainsi retenu fait l'office d'un corps solide sur lequel les os de la poitrine prennent leur point d'appui, et ils peuvent alors eux-mêmes jouer le rôle de corps résistants et immobiles.

L'effort n'est donc point un acte sans importance, et s'il est trop longtemps continué, il peut déterminer de graves accidents qui sont dûs à la suspension momentanée de la respiration, à la compression par l'air des vaisseaux et des nerfs contenus dans la poitrine, à l'obstacle que trouve le sang veineux à son entrée dans cette cavité. De cet état de choses, il peut résulter des hernies, des congestions ou des apoplexies cérébrales; l'emphysème du poumon (rupture des cellules aériennes et passage de l'air dans le tissu cellulaire environnant), la rupture du cœur ou des gros vaisseaux qui l'avoisinent.

On ne saurait préciser le point auquel peut s'arrêter l'effort : certaines personnes ne pourraient supporter le plus léger effort, d'autres, au contraire, se livrent sans fatigue à des successions d'efforts considérables. C'est un résultat direct de la force musculaire et des habitudes professionnelles.

Station et mouvements en particulier.

La *station droite*, soit sur les deux pieds, soit sur un seul, est un phénomène complexe dans lequel sont en jeu une partie des puissances musculaires du corps, tandis que les autres gardent le repos. La durée possible de la station est fixée par le rapport qui existe entre les forces agissantes et le poids du corps qu'elles soutiennent; ainsi, elle ne saurait être supportée longtemps par les femmes enceintes ni par les individus chargés d'embonpoint ou d'un fardeau pesant. Lorsque ce genre de station est habituel, il peut en résulter des varices ou des ulcères aux jambes; il contribue, chez les enfants, surtout lorsqu'ils sont faiblement constitués, à tordre les membres et à dévier la colonne vertébrale.

La *station sur les genoux* n'est point une station naturelle; elle est un signe d'humiliation et de pénitence, et ne peut se prolonger longtemps, à moins qu'une existence religieuse n'en ait fait contracter l'habitude. A part l'extrême fatigue qui en résulte bientôt, elle ne peut porter aucune atteinte à la santé.

Les effets de la *station assise* varient considérablement selon l'élévation du siége, selon qu'il prête ou non un appui au dos, selon qu'il est dur ou moelleux. — Les siéges les plus favorables sont à dossier faiblement incliné en arrière, à coussins légèrement garnis de crin, ou sans coussin, mais à fond de paille ou de jonc treillissé.

La *marche* est un mouvement des plus naturels dans lequel un grand nombre d'agents musculaires entrent en jeu, mais de telle sorte qu'ils alternent entre un moment d'activité et un moment de repos. La marche est un exercice indispensable à chacun, et l'entretien de la santé exige qu'on s'y livre chaque jour, dans des limites convenables qu'il est impossible de préciser. L'homme éprouve plus que la femme le besoin de marcher, l'adulte plus que l'enfant et le vieillard, le sujet fort plus que celui qui est faible et languissant; mais, pour être hygiéniques, l'étendue et la durée des marches journalières doivent être calculées sur les forces individuelles.

Un piéton isolé, qui fait une longue route, peut parcourir 6 kilomèt. par heure ou 100^m par minute; le pas de route étant de 8 décimèt., il fait donc 125 pas dans une minute et 7500 dans une heure, et il peut soutenir cette marche pendant huit heures et demie par jour sans nuire à sa santé. (LÉVY.)

La marche sur un plan horizontal est la plus avantageuse au point de vue qui nous occupe; sur un plan ascendant, elle est dangereuse pour les personnes prédisposées aux affections du cœur ou de la poitrine; un sol accidenté, rocailleux, communique au corps et surtout à la tête un ébranlement pénible, quelquefois même douloureux.

« Pour une marche commode et aussi pro-longée que possible, il faut que la jambe os-cillante se pose après avoir effectué la moitié, seulement, de son oscillation. » (E. et G. Weber.)

Le mot *saut* indique un mouvement de trans-lation en vertu duquel le corps, momentanément séparé du sol, s'élève par le redressement brusque de ses membres inférieurs préalablement fléchis. Le saut, variable dans sa forme, est un bon exercice hygiénique, propre à développer le système musculaire en général; il convient donc à la jeunesse, mais il est entouré de dangers pour les personnes atteintes ou menacées de maladies des poumons ou du cœur, de hernies, de ramollissement des os, etc.

La *course* modérée développe les membres inférieurs, favorise la dilatation de la poitrine et augmente les forces du corps; c'est donc un exercice avantageux pour les enfants. La course excessive détermine une grande fatigue mus-culaire et dispose aux congestions pulmonaires.

On doit éviter l'exercice de la course dans toutes les circonstances que nous avons indi-quées comme opposées aux grands exercices musculaires.

Le pas de course gymnastique, introduit de-puis quelques années dans l'armée, est de 200 par minute; le pied pose à peine sur le sol et ne le touche que par son extrémité; le corps se penche légèrement en avant, les avant-bras sont relevés, et les bras maintenus fixes contre le tronc. Pendant la course, le corps est constamment dans un état d'équilibre instable; cette circonstance, jointe à la force de projection qui porte le corps en avant, détermine assez fréquemment des chutes qui peuvent être d'autant plus graves que le coureur est plus fortement lancé. C'est un exercice extrêmement fatiguant lorsqu'il s'opère sur un plan ascendant; lorsque, au contraire, la course a lieu sur un terrain descendant, les chances de chute et la gravité de celles-ci augmentent en raison de la déclivité du sol.

La *danse*, considérée au point de vue gymnastique, est un exercice utile pour les jeunes gens, car elle concourt au développement d'un grand nombre de muscles; elle convient surtout aux jeunes personnes faibles et lymphatiques. — La *valse* et toutes les danses qui en sont dérivées ne conviennent point à un certain nombre de personnes, chez lesquelles elles déterminent des vertiges, des nausées, des vomissements et des douleurs de tête. Mais si la danse est un exercice bon en lui-même, il cesse de l'être par l'ensemble des conditions au milieu desquelles on l'exécute : telles sont la chaleur, souvent suivie de refroidissements, l'encombrement et le manque d'air respirable, l'abus qu'on en fait, la privation du sommeil qu'on s'impose pour jouir de la danse, etc.

L'*escrime* est un des exercices les plus utiles pour la jeunesse. Elle exige des attitudes variées, une grande souplesse dans les articulations, de rapides allures, un mouvement continuel de tous les muscles de la vie extérieure, donne de l'assurance au coup d'œil et exige une prompte détermination dont l'habitude imprime une heureuse modification au caractère.

La *chasse*, qui devient si souvent une passion dominante, résume en elle seule tous les autres exercices : la marche, le saut, la course; elle habitue l'homme à braver les intempéries, à ne redouter ni les ardeurs du soleil, ni les rigueurs de la pluie, du vent ou du froid; elle stimule son intelligence en mettant en jeu la ruse, l'amour-propre et le courage; mais il ne faut point se livrer à la chasse dans l'espoir de développer ses forces; il faut être fort déjà. Cependant, quelqu'avantageux que soit cet exercice, on doit en user modérément et seulement par intervalles; tous les vieux chasseurs de profession vous diront qu'ils y ont affaibli leurs membres, et y ont contracté des douleurs rhumatismales qui les condamnent à un repos d'autant plus insupportable, qu'ils avaient une plus grande habitude du mouvement. On conseille l'exercice de la chasse aux tempéraments nerveux, aux sujets hypochondriaques ou en proie à des passions tristes.

La *natation* est encore un exercice qui réclame le concours de nombreuses puissances musculaires; elle contribue au développement de la cage pectorale et à celui des membres; cependant, on doit proscrire la natation chez tous les sujets prédisposés aux affections de poitrine ou de cœur; elle pourrait, comme la course et tous les exercices violents, être la source des plus graves accidents.

L'*équitation* détermine sur le cavalier un ébranlement dont l'énergie dépend de la nature du terrain, de l'allure du cheval, pas, trot ou galop, du mode d'équitation, de la souplesse du cavalier lui-même. Un terrain mou absorbe une grande portion du mouvement, et le cavalier ne reçoit qu'une partie de la réaction; sur un terrain sec et résistant, au contraire, la réaction sur le cavalier est forte, et l'équitation détermine bientôt de la fatigue; le pas et le galop ne communiquent presque pas d'ébranlement au corps; le trot, au contraire, s'accompagne d'une secousse plus ou moins forte que plusieurs cavaliers novices ne peuvent supporter; dans la méthode dite anglaise le cavalier, se dressant en partie sur les étriers, rompt le mouvement communiqué par l'animal, et lui oppose un mouvement contraire qui le neutralise; enfin, l'habileté du cavalier, l'habitude et son degré de souplesse naturelle n'ont pas, sous rapport, une moindre influence.

L'équitation exerce sur l'homme une action éminemment tonique; elle détermine un ébranlement qui favorise les actes nutritifs et n'entraîne que peu ou point de pertes; la respiration, à cheval, s'exerce avec liberté, et l'appétit se développe. On peut, en effet, remarquer que les cavaliers de profession qui usent, sans abuser, de l'équitation, acquièrent de la force et de l'embonpoint. On conseille, avec raison, l'exercice du cheval aux tempéraments nerveux et à toutes ses exagérations, qui constituent une série nombreuse de maladies. Il convient beaucoup aux jeunes filles, à la condition qu'elles en usent avec modération.

Quelques incommodités viennent atteindre le cavalier à son début, mais elles sont trop peu importantes pour nous arrêter; d'autre part, on a accusé l'équitation de déterminer, à la longue, certaines infirmités; mais elles sont au moins douteuses, et, d'ailleurs, nous établissons toujours une différence immense entre l'usage et l'abus. Il faut éviter de monter à cheval immédiatement après les repas; chez plusieurs personnes, cet exercice troublerait la digestion.

Le *transport en voiture* produit des effets différents, selon le mode de véhicule employé. Les secousses produites par une lourde voiture non suspendue constituent, sans contredit, un exercice violent, qui ne peut être supporté que par les vigoureux habitants de la campagne. Elles communiquent à toute l'économie un ébranlement qui peut être accompagné de douleurs de tête, de difficulté de la respiration, de contractions douloureuses dans le ventre, et d'un certain degré de fatigue dû aux efforts que fait le corps pour se maintenir en équilibre.

Les voitures bien suspendues enlèvent à ce mode de locomotion les caractères d'un véritable exercice musculaire. Ce genre de promenade serait donc insuffisant pour un homme vigoureux et bien portant, et d'autres exercices lui sont nécessaires ; mais il convient aux personnes faibles, malades, et surtout aux convalescents, en leur procurant, sans fatigue, les moyens de changer d'air et de se distraire par la vue de la campagne. — La promenade en voiture convient aux personnes nerveuses et favorise la digestion ; elle est donc bonne après les repas. Les voitures fermées se chargent bientôt d'air irrespirable, si l'on n'a l'attention de les ouvrir fréquemment.

Le *transport par les chemins de fer* donne lieu à une modification du mode de vectation par les voitures ; elle est due surtout à une ventilation plus active, aux oscillations isochrones du wagon, à la succession et à la variété des aspects. Il en résulte pour quelques personnes une sorte de roulis très-analogue à la sensation du mal de mer. D'après M. Lévy, les médecins de Colmar ont compris, sous la dénomination de *maladie du chemin fer*, bon nombre d'affections catarrhales observées chez des voyageurs qui, craignant de manquer l'heure des départs, accourent en sueur et se refroidissent, soit dans un embarcadère accessible aux vents, soit dans les wagons découverts.

En résumé, le mouvement, sous quelque forme que ce soit, est nécessaire à tous les hommes. L'enfant est dans une activité permanente, et sa nourrice lui communique encore des mouvements, soit en le berçant, soit en le promenant ; ces exercices, appropriés à son âge, activent sa digestion et développent ses forces.

Un exercice convenable, et varié de telle sorte qu'il établisse une harmonie parfaite entre toutes les puissances musculaires, est nécessaire pendant toute la durée de l'évolution des organes. Dans l'âge mûr, l'homme n'entretient sa force qu'à la condition d'un exercice convenable; enfin, dans la vieillesse, il est encore nécessaire comme condition indispensable à l'entretien de la santé, malgré les tendances opposées qu'on remarque à cet âge. L'homme dont toute la vie s'est passée au milieu d'une grande activité corporelle, ne saurait sans danger se livrer à une existence inactive et paresseuse lorsque l'heure de la retraite a sonné, et il doit suppléer à l'activité de sa profession par la marche ou d'autres occupations qui remplacent celles qui lui manquent.

La femme, avons-nous dit, a moins besoin d'exercice que l'homme; mais, le plus souvent, elle tombe, sous ce rapport, dans un excès fâcheux; et l'existence sédentaire que mènent la plupart des femmes contribue puissamment à la production de beaucoup de maladies qui viennent les assaillir : telles sont des congestions organiques, le ralentissement de la circulation, la perte de l'appétit, et d'autres affections particulières à leur sexe.

Les tempéraments nerveux et lymphatiques ont besoin d'un exercice doux et modéré, ainsi que les constitutions délicates, et cette seule condition suffit souvent pour les modifier d'une manière avantageuse; les tempéraments sanguins et bilieux, les constitutions robustes, réclament un exercice plus actif, mais toujours proportionné à l'état des forces. Beaucoup d'exercice est recommandé aux personnes qui ont de la tendance à l'obésité.

L'habitude doit avoir une grande influence sur les conseils qu'on donne relativement aux exercices; on ne saurait exiger d'une personne accoutumée à la mollesse et à l'oisiveté ce que peut faire un homme actif et prenant chaque jour une dose convenable de mouvement. L'intervalle qui sépare la première du second ne peut être franchi que graduellement et sans secousse.

Dans les saisons chaudes, les forces sont moins actives que pendant les saisons froides; la même somme d'exercice ne saurait donc également convenir aux deux saisons extrêmes.

Pendant l'hiver, dans nos contrées, l'exercice à l'extérieur est le plus souvent impossible, et M. Lévy n'hésite point à dire que c'est peut-être là la meilleure raison que l'on a de prescrire aux personnes suspectes de tuberculisation, l'émigration hivernale vers les climats chauds.

Gymnastique.

Cet art, que nous avons emprunté aux anciens Grecs et aux Romains, prend aujourd'hui une grande part dans l'éducation de la jeunesse, et exerce une influence hygiénique des plus heureuses. Cependant, cet important

sujet comporte de si grands développements,
que nous n'osons aborder l'examen des exercices spéciaux qu'il recommande. Des livres
ont été publiés sur la gymnastique, et nous ne
pouvons qu'y renvoyer nos lecteurs.

La gymnastique bien entendue peut déterminer à elle seule la plupart des heureux effets
que nous avons attribués aux nombreux exercices de la marche, de la course, du saut, de
l'équitation, et des différents jeux qui mettent
en action les puissances musculaires; mais elle
a en outre l'avantage de calculer les forces
qu'elle emploie, d'en disposer selon les besoins auxquels elle s'adresse, et de ne s'appliquer que là où l'on veut qu'elle s'applique.

Les différents exercices doivent se faire,
autant que possible, à l'air libre, à l'abri du
soleil pendant l'été, et des froids rigoureux
pendant l'hiver. Un repos immédiat ne doit
point succéder aux exercices violents, dans la
crainte d'interrompre brusquement le mouvement d'expansion qui s'opère vers la peau. Il
faut éviter de faire de grands exercices avant
et pendant le travail de la digestion; à la suite
des exercices, il vaut mieux satisfaire sa soif
avec du vin étendu d'eau qu'avec de l'eau pure,
qui augmente encore la transpiration.

Aux exercices gymnastiques proprement dits
se rapporte une série de jeux appropriés au
développement du système musculaire, en im-
primant à l'économie certains mouvements généraux : tels sont les jeux de billard, de quilles,

de balles, d'escarpolette, etc.; mais chacun comprend aisément de quelle nature peut être la modification qu'ils apportent à l'organisme.

Exercices de la phonation.

Les exercices des organes de la voix comprennent la *conversation*, la *lecture*, la *déclamation* et le *chant*. Ces divers exercices, bien combinés et modérément employés, favorisent le développement de la poitrine et des poumons; mais s'ils sont exagérés, ils causent de la fatigue dans les muscles en action; la bouche et la gorge se dessèchent, puis il survient une petite toux sèche, et bientôt il ne sort plus du gosier que des sons presqu'insaisissables; si ces excès sont habituels, ils peuvent être suivis de crachements de sang, de la perte de la voix, de phthisie laryngée, etc. On conseille aux personnes qui doivent parler ou chanter en public de ménager les mouvements du tronc et des membres inférieurs, mais d'imprimer aux mouvements des bras et des épaules un développement qui a pour avantages de donner du caractère à la parole et d'augmenter l'énergie des sons. Il est bien évident, toutefois, que la nature de ces mouvements doit être en harmonie avec le sujet du discours, et représenter, par la mimique, une partie des sensations que l'orateur veut communiquer à son auditoire.

Dans une conversation prolongée, il faut éviter les longues phrases; elles contribuent beaucoup à la fatigue des muscles respiratoires.

Le chant est plus fatigant encore, et exige un travail musculaire assez énergique. Le chant, continué longtemps avec force, peut entraîner les accidents que nous avons indiqués comme résultats possibles de l'effort. L'exercice fréquent du chant use la voix, qui devient rauque, et entraîne à sa suite des affections du larynx ou de la poitrine. On comprend que dans les circonstances où la déclamation présente des dangers, le chant doit en offrir de plus grands encore.

Tout ce que nous venons de dire du chant s'applique au jeu des instruments à vent; la nécessité d'aspirer et d'expirer de grandes quantités d'air, d'en conserver en réserve pour les besoins d'une expiration rythmique, sont des causes de fatigue pour les muscles qui sont mis en action.

On ne peut donc autoriser les instruments à vent que pour les jeunes gens dont la poitrine est vaste, garnie de muscles bien développés, et chez lesquels rien ne peut faire craindre le développement ultérieur de tubercules pulmonaires ou de maladies du cœur.

La lecture à haute voix, la déclamation et le chant doivent entrer dans l'éducation hygiénique de la jeunesse. Depuis longtemps en Allemagne, en Italie, dans une portion de la France, la musique est une partie fondamentale de l'éducation, même dans les classes pauvres et presqu'au fond des campagnes.

DE LA VEILLE ET DU SOMMEIL.

C'est pendant l'état de veille que s'exécutent la plupart des actes fondamentaux de la vie; mais nos organes ont besoin de repos, et leurs fonctions ne s'accomplissent avec intégrité qu'à la condition d'une alternance périodique de repos et d'activité, qui constitue la veille et le sommeil.

Les veilles ne sauraient, sans danger, être longtemps et habituellement prolongées; sous leur influence, l'homme ressent d'abord une lassitude qui va croissant et ouvre la scène à des désordres plus graves : l'affaiblissement du corps, la perte de l'embonpoint, une vieillesse anticipée. — Les veilles empruntent encore une partie de leurs fâcheux effets aux circonstances au milieu desquelles elles se font. — Est-ce dans les joies du monde ou dans l'orgie des festins? la lumière factice, l'encombrement, la respiration d'un air vicié, les boissons spiritueuses et la profusion d'aliments de haut goût viennent apporter leur part d'influence. Est-ce au milieu de pénibles travaux corporels, est-ce au milieu de l'exaltation des travaux de l'esprit? là encore les effets de la veille elle-même se compliquent d'influences étrangères. C'est sur le cerveau que retombe en partie le coup de ces excès, et les veilles prolongées ont une grande part à revendiquer parmi les causes de l'aliénation mentale, tandis que, jointes à de funestes prédispositions, elles activent le germe d'affections qui frappent l'estomac, le cœur ou les poumons.

La lumière du jour est nécessaire aux animaux et aux plantes, et plusieurs fonctions ne peuvent s'exercer que par la stimulation de la lumière naturelle, sans laquelle surviennent bientôt l'étiolement et la mollesse des tissus, de l'affaiblissement dans la nutrition, des troubles dans la sensibilité nerveuse. Le jour est destiné à l'exercice de la vie extérieure, et la nuit à réparer, dans le sommeil, les pertes éprouvées par la continuité des actes de relation. Les veilles prolongées, remplacées par le sommeil du jour, sont donc en opposition flagrante avec les exigences de la nature, sauf quelques exceptions que nous indiquerons bientôt, et la même durée du sommeil, le jour ou la nuit, est loin d'avoir les mêmes effets bienfaisants.

Le sommeil exerce une influence douce et salutaire sur l'économie; il répare les pertes éprouvées pendant la veille, repose l'intelligence et rend à l'esprit sa souplesse et son activité.

Il est difficile d'assigner une durée au sommeil; elle est relative à une foule de conditions individuelles; cependant, 6 à 7 heures nous semblent un temps suffisant pour réparer, chez la plupart des hommes, les pertes éprouvées dans l'état de veille; chez les femmes, les enfants, les sujets faibles et lymphatiques, cette moyenne a, le plus souvent, besoin d'être dépassée, et peut atteindre 8 et 10 heures; il en est de même à la suite

20*

des grandes fatigues, des excès de toute nature, dans les convalescences; chez les hommes forts, sanguins, chez les sujets à tempérament bilieux, chez les vieillards, elle peut être diminuée, et 5 ou 6 heures de sommeil suffisent ordinairement. Un sommeil trop prolongé laisse, au réveil, dans un état de malaise et de langueur plus ou moins persistant, accompagné souvent de manque d'appétit et de lourdeur à la tête. L'habitude exerce encore ici une influence qu'on ne saurait méconnaître; il est donc bon d'accoutumer la jeunesse à dormir le moins longtemps possible, et à n'user du sommeil que dans la proportion nécessaire au repos et à la réparation; l'habitude de dormir longtemps, lorsqu'elle est contractée, doit être respectée, et l'on ne doit arriver que progressivement à diminuer la durée ordinaire du sommeil.

Quelques personnes consacrent au sommeil une heure ou deux de jour pendant les grandes chaleurs; cette habitude, bonne et indispensable dans les pays chauds, n'est jamais nécessaire dans nos pays, et le mieux est de ne pas la contracter.

Les marches de nuit, prises sur le temps du sommeil dans le but d'échapper à la chaleur solaire, doivent toujours être évitées; elles sont fatigantes, irrégulières, et les heures du jour pendant lesquelles on dort ne remplacent qu'imparfaitement les heures qui appartiennent naturellement au sommeil.

Le sommeil est un besoin impérieux auquel

il est dangereux de résister ; cependant, chez les personnes douées de beaucoup d'embonpoint, d'une constitution forte, sanguine et disposée à l'apoplexie, chez quelques vieillards, il y a une tendance continuelle au sommeil, à laquelle il ne faut point s'abandonner ; on doit la combattre par une alimentation légère, par des occupations douces et faciles, par un exercice modéré ; cet état de somnolence est souvent précurseur d'accidents graves qu'il est possible d'éloigner par les moyens bien simples que j'indique.

Dans les contrées tempérées, le besoin de sommeil est plus grand pendant l'été que pendant l'hiver. L'alimentation végétale et peu stimulante est celle qui provoque la moindre durée de sommeil.

Il est bon de ne pas se livrer au sommeil immédiatement après de grands travaux, soit du corps, soit de l'intelligence ; il convient de laisser entre eux quelque intervalle de repos. Les mêmes règles s'appliquent au sommeil après le repas ; lorsque le sommeil succède brusquement à l'ingestion des aliments, la digestion est précipitée, les aliments traversent l'estomac sans avoir été suffisamment chymifiés, et la nutrition est imparfaite. On exige au moins deux heures d'intervalle entre le repas et le coucher.

Les provocations au sommeil sont toujours dangereuses. Il faut éviter de bercer les enfants, chez lesquels le sommeil arrive toujours avec une grande facilité ; s'ils pleurent, c'est le résultat de quelque souffrance, et plutôt que de les endormir, il faut chercher à la prévenir ou à la reconnaître. C'est un pernicieux usage, chez les adultes et chez les vieillards, de rechercher le sommeil par l'usage des narcotiques, tels que l'opium et ses préparations; les accidents cérébraux les plus graves peuvent en être la conséquence, comme on en observe si communément de tristes exemples chez plusieurs peuples orientaux.

On recommande avec raison d'éviter, surtout pour les jeunes sujets, le réveil en sursaut; il peut en résulter des accidents nerveux extrêmement fâcheux.

Quant à la position la plus convenable à prendre pendant le sommeil, elle est instinctive et n'a besoin d'être soumise à aucune règle; on se couche d'habitude indifféremment sur l'un et sur l'autre côté; la nécessité de dormir exclusivement sur l'un ou sur l'autre est quelquefois le premier symptôme d'une maladie grave dont il faut s'empresser de rechercher la nature avant qu'elle ait pris un plus grand développement. La position sur le dos expose à des rêves pénibles, à des cauchemars.

DES SENS EXTERNES.

De la vue.

La vue est un sens destiné à nous faire reconnaître les corps à distance et à nous faire apprécier leur forme, leur volume et, jusqu'à un certain point, leur degré d'éloignement.

La lumière naturelle, celle qui est la mieux accommodée à nos organes, émane du soleil; la nuit, nous suppléons à l'absence de cette lumière par des lumières artificielles dont l'usage, quoique nécessaire, offre toujours plus ou moins d'inconvénients.

A l'article *éclairage*, nous avons fait ressortir les conditions de divers modes de lumière artificielle, nous n'y reviendrons point ici. Une lumière trop intense fatigue la vue, et peut déterminer l'affaiblissement ou la paralysie des nerfs optiques; cependant, dans nos climats, l'atmosphère, généralement brumeuse, absorbe une proportion considérable des rayons solaires et ne laisse arriver à nous qu'une quantité modérée de lumière; il est donc rare qu'on ait besoin d'affaiblir la lumière naturelle qui pénètre dans les appartements, ainsi qu'il est souvent nécessaire de le faire dans le Midi; cependant, nous ne saurions, sans danger, exposer nos yeux à la lumière directe du soleil, et un travail délicat, s'il n'était fait à l'ombre, entraînerait bientôt l'affaiblissement, la perte même, de la faculté visuelle.

Il en est de même de la lumière artificielle, qui nous fatigue par trop d'intensité, surtout lorsqu'un corps opaque n'est point interposé entre l'agent lumineux et les yeux. Le phénomène qui résulte de l'impression d'une lumière trop vive constitue l'éblouissement, sensation pénible, passagère, il est vrai, dans le plus grand nombre des cas, mais qui, parfois, a laissé à sa suite un affaiblissement ou même une paralysie complète des nerfs de la vision.

L'action longtemps continuée d'une lumière vive, dans certaines professions, celles, par exemple, de forgerons, de verriers ou de cordonniers qui reçoivent la lumière concentrée à travers un globe plein d'eau, détermine fréquemment des ophthalmies graves qui peuvent amener la cécité. Les mêmes accidents surviennent encore dans quelques professions qui, sans exposer à une lumière extrêmement intense, fixent cependant la vue sur des objets délicats, et exigent une grande tension des organes visuels : tels sont, entre autres, les graveurs, les bijoutiers et les couturières. Enfin, les cultivateurs, exposés une grande partie du jour à l'action du soleil, les yeux tournés vers un sol calcaire et blanchâtre qui réfléchit fortement les rayons lumineux, peuvent encore éprouver tous ces accidents. Ajoutons, cependant, que notre climat est un des plus favorables sous ce rapport : intensité faible de la lumière solaire, végétation active dont la teinte verte repose favorablement la vue, absence de travaux extérieurs pendant la présence des neiges sur la terre, telles sont autant de conditions favorables à la conservation de la vue chez les habitants de nos campagnes.

Lorsqu'on travaille le soir à l'aide d'une lumière artificielle intense, il faut en amortir les rayons au moyen d'un abat-jour, d'un verre dépoli ou d'une visière verte, interposés entre l'œil et la lumière.

Une lumière fixe convient mieux qu'une lumière vacillante ; la chandelle, sous ce rapport comme sous tant d'autres, est donc le plus mauvais de tous les modes d'éclairage.

L'absence ou la diminution d'intensité de la lumière produit encore des effets fâcheux sur la vue ; la rétine, soustraite à son stimulant naturel, acquiert une sensibilité morbide qui se manifeste sous l'influence de la plus faible lumière, que l'œil ne peut plus supporter ; de graves inflammations et la perte de la vue peuvent en être la conséquence ; cependant, dans ces circonstances, l'homme acquiert la faculté de voir au milieu d'une obscurité presque complète.

On doit éviter, pour l'enfant et le vieillard, l'éclat des lumières du soir ; on ajoute à cette recommandation celle de ne point les laisser dans une obscurité absolue qui exposerait à irriter la vue par l'apparition instantanée d'une lumière extérieure, et de ne point ouvrir brusquement, le matin, les volets pour aérer l'appartement.

La couleur des objets soumis à notre vue exerce encore une grande influence sur l'organe de la vision ; le bleu et surtout le vert reposent la vue, et ce sont les couleurs dont on entoure de préférence les personnes dont les yeux sont très-sensibles à la lumière ; le violet vient ensuite, puis le jaune et le rouge ; certaines nuances de cette dernière couleur ont un éclat tel, que la vue peut à peine les supporter. On remédie à une trop grande excitabilité visuelle en faisant usage de lunettes appelées *conserves*, garnies de verres plats, d'une couleur verte ou bleue.

Dans la *myopie*, qui a pour effet de ne permettre la vision qu'à une courte distance, on a recours à l'emploi de verres concaves, qui corrigent le vice de conformation de l'œil auquel est due cette infirmité. Cependant, les personnes affectées d'un léger degré de myopie peuvent, par certains exercices bien ménagés, rétablir la vision dans son intégrité, sans recourir à l'usage, toujours fâcheux, des lunettes : il suffira souvent d'éloigner graduellement des yeux les objets sur lesquels se porte la vue, et de la diriger de préférence sur des corps d'un certain volume et situés à quelque distance.

Lorsque l'usage des verres est devenu nécessaire, il faut les choisir du numéro le plus élevé possible et ne point contracter l'habitude de les porter constamment; on doit les réserver, au contraire, pour les circonstances où il est nécessaire d'appliquer sa vue. On les choisira de telle sorte qu'ils ne rapetissent point les objets, qu'ils ne les rapprochent pas et qu'ils ne déterminent aucune gêne ni douleur dans les yeux.

La *presbytie*, opposée à la myopie, permet de voir distinctement les objets de près; mais à une certaine distance, ils sont indistincts, et la vision s'opère avec difficulté. — Cet état de la vue réclame l'emploi de verres convexes; cependant, on peut aussi, à l'aide de certains exercices de la vision, ramener l'organe à l'accomplissement régulier de sa fonction, et reculer le moment où il sera nécessaire de recourir à des moyens artificiels. Le presbyte doit donc, graduellement et avec modération, sans causer de fatigue à la vue, s'exercer à voir les objets à des distances plus ou moins rapprochées; cependant, ce défaut de la vision est le plus souvent une conséquence de l'âge, et, dans ce cas, tout moyen de cette nature échoue presqu'infailliblement. Répétons ici ce que nous avons dit pour les verres des myopes : il faut donner la préférence aux numéros les plus élevés, et se ménager ainsi des ressources pour les cas, trop fréquents, où l'affaiblissement successif de la vue forcerait à baisser proportionnellement son numéro. On recommande aux presbytes, lorsqu'ils se livrent à des travaux minutieux, de lever de temps en temps les yeux et de les porter sur des objets placés à quelque distance; cette simple précaution, souvent répétée, suffit pour s'opposer à la fatigue des yeux, qui serait la conséquence inévitable d'un travail trop soutenu. Les presbytes ont besoin d'une lumière intense lorsqu'ils veulent appliquer leur vue sur des objets de faible dimension; la seule lumière artificielle qui leur convienne est celle des lampes.

Le *strabisme* (loucher) résulte souvent, chez les enfants, d'une mauvaise exposition de leurs lits, qui reçoivent la lumière de côté, et forcent ainsi le petit être à tourner les yeux pour chercher l'impression lumineuse. Il faut donc expressément tourner le lit ou le berceau, soit vers la lumière, si elle est faible, soit contre elle, ce qui est généralement préférable. On doit toujours, chez l'enfant, éviter l'action d'une lumière intense, qui irrite l'œil, fatigue et affaiblit la vue, et peut aller jusqu'à causer de la fièvre et des convulsions.

Chez la femme, le sens de la vue est plus délicat que chez l'homme; dans une certaine classe d'ouvrières, on observe souvent des accidents dûs à des travaux minutieux faits sous une lumière trop faible, les tailleuses, couturières et brodeuses, par exemple.

Les tempéraments nerveux présentent une susceptibilité remarquable dans les organes de la vision; il est donc nécessaire qu'ils usent de grandes précautions pour conserver l'intégrité de cette fonction; le tempérament lymphatique est sujet à certaines irritations des paupières ou du globe de l'œil; la disposition aux inflammations est manifeste chez les individus à tempérament sanguin.

Enfin, l'habitude modifie les dispositions innées. Certaines professions exposent la vue à des efforts qui sembleraient impossibles, et il n'en résulte point d'effets fâcheux pour ceux qui en ont insensiblement contracté l'habitude.

La conservation de la vue exige un air pur, ni trop humide ni trop sec, ni trop chaud ni trop froid; sous l'influence de ces extrêmes, naissent des irritations de diverses natures. Les yeux ont besoin d'être garantis de l'action des vents, autant à cause du dessèchement des larmes, qui en est la conséquence, qu'à cause de la poussière et des corps étrangers qu'ils entraînent avec eux; dans le cas où les yeux auraient été soumis à l'action d'un vent violent, il faut, avec soin, les laver à l'eau fraîche, qui calme l'irritation et entraîne les corps étrangers déposés dans les angles de l'œil. Il est toujours bon d'éviter l'éclat d'une trop vive lumière, dont on peut diminuer l'intensité à l'aide de conserves légèrement teintées de vert ou de bleu; l'usage des voiles est, sous ce rapport, extrêmement avantageux pour les femmes.

Les excès de boissons et d'aliments sont préjudiciables à la vue, et les gens sobres ont seuls la chance de conserver longtemps l'intégrité de ce sens précieux.

Un exercice modéré convient à la vue, qu'il ne faut point fatiguer par des veilles prolongées, en l'exposant soit à une trop vive lumière, soit à une clarté insuffisante. Enfin, donnons pour dernier conseil de ne pas se livrer, pendant un temps trop long, à un même genre de travail qui exige une forte application de la vue; il faut, de temps à autre, des intervalles de repos, pendant lesquels les yeux seront portés sur des objets de diverses grandeurs et situés à des distances différentes.

Audition.

L'*ouïe* est un sens destiné à la perception des sons. Si les sons, arrivant avec trop d'intensité à l'oreille, causent une sensation pénible ou douloureuse, il suffit d'introduire dans le conduit auditif une petite quantité de coton pour amortir le choc de l'onde sonore. Ce conseil est utile encore lorsque, sans qu'il y ait exagération de la perception, on est toutefois exposé à des bruits violents : telle est la position des jeunes artilleurs avant qu'ils aient acquis l'habitude du bruit du canon ; cependant, l'ébranlement se communiquant à toutes les parties du corps, ce moyen indiqué n'a qu'une action incomplète. L'audition habituelle de sons trop violents diminue la sensibilité de l'oreille, et peut déterminer la paralysie du nerf acoustique, par conséquent la surdité. Cependant, on contracte aisément l'habitude de vivre au milieu d'un bruit continu, mais peu intense, tel que le bruit d'un moulin, d'une cascade, celui d'une grande ville, sans en éprouver la moindre incommodité et sans être distrait de ses méditations ou de ses travaux.

Les sons violents doivent être évités par les personnes nerveuses, irritables ou atteintes de diverses maladies. Toutefois, les sons n'agissent point sur l'oreille par leur intensité seulement, mais encore par leur nature et leur mode de succession : les uns procurent d'agréables sensations, tels sont ceux de la musique; les autres donnent lieu à des sensations pénibles ou douloureuses, ce sont, en général, les sons trop graves ou trop aigus, ainsi que les sons discordants ou inharmoniques. — L'hygiène peut tirer un grand parti de la musique, en modifiant certaines dispositions maladives propres aux tempéraments nerveux.

La conservation de l'organe de l'ouïe exige divers soins d'entretien. Le premier de tous, qui n'est qu'un soin de propreté, consiste à enlever fréquemment cette matière jaunâtre, connue sous le nom de *cerumen*, qui s'amasse dans l'oreille sous forme de bouchon, cause des démangeaisons ou des douleurs de tête, et s'oppose à la perception complète des sons.

Les courants d'air et les brusques variations de température sont dangereux pour l'oreille, et peuvent causer des douleurs et un degré quelconque de surdité; c'est assez dire qu'il faut les éviter. Il suffira souvent, dans les voyages ou les travaux qui exposent à des intempéries, de couvrir ses oreilles, soit à l'aide d'un mouchoir, soit par une coiffure appropriée. Cependant, les personnes accoutumées par leur genre de vie à subir les diverses influences atmosphériques, les supportent généralement bien, et c'est toujours une habitude qu'il est avantageux de contracter; nous n'osons donc recommander des précautions minutieuses qu'aux personnes qui se trouvent accidentellement dans ces conditions.

La diminution ou la perte de l'ouïe, lorsqu'elle résiste aux secours de l'art, exige l'emploi de cornets acoustiques, sorte de palliatifs qui sont à l'ouïe ce que les verres convexes ou concaves sont à la vue; mais ces instruments sont employés sans succès chez les sourds de naissance et chez un certain nombre de ceux qui le sont devenus à une époque plus ou moins avancée de leur vie.

Il faut éviter à l'enfance l'audition de bruits trop intenses; ils frappent, au contraire, sans grand inconvénient, l'oreille des vieillards, qui sont souvent obligés de recourir à l'usage des cornets acoustiques.

Chez la femme, remarquable par sa sensibilité, les perceptions auditives doivent être ménagées, et c'est chez elle surtout que l'art de coordonner les sons peut trouver les plus heureuses applications. Les mêmes considérations peuvent s'appliquer à l'état de maladie ou de convalescence. Le médecin peut tirer un grand parti des sons musicaux dans un grand nombre d'affections nerveuses.

Odorat.

L'*odorat* est un sens qui a pour but essentiel de fournir aux organes digestifs une première indication sur la qualité des aliments. Haller a fait observer, avec raison, qu'une substance fétide ne saurait jamais être une substance alimentaire.

L'action des odeurs, agissant primitivement sur l'organe olfactif, se porte directement au cerveau, et peut déterminer une sensation agréable si elle n'a qu'une faible intensité; mais les odeurs, fussent-elles même suaves, causent toujours une impression douloureuse, et peuvent amener de graves accidents lorsqu'elles stimulent fortement l'organe olfactif. Les odeurs fétides, quelque faibles qu'elles soient d'ailleurs, nous impressionnent toujours d'une manière fàcheuse, et la sensation de dégoùt qu'elles déterminent est une des sensations physiques les plus pénibles qui puissent nous affecter.

L'hygiène des odeurs se borne donc à recommander d'éviter les impressions trop fortes de l'odorat, et de ne rechercher même qu'avec une grande modération les impressions agréables d'odeurs douces et aromatiques. L'usage habituel et, par conséquent, l'abus des odeurs ont pour inconvénient principal d'émousser la sensibilité olfactive et de se priver des services que rend à l'économie cette sentinelle avancée des fonctions digestives.

Cependant, en quelques circonstances, on recherche les effets produits par la stimulation d'odeurs fortes; l'inspiration d'acide acétique, de vinaigre concentré, d'ammoniaque même, est fréquemment employée pour ranimer les fonctions cérébrales momentanément suspendues pendant les évanouissements ou certaines asphyxies. Mais ici l'action des odeurs est plutòt médicale qu'hygiénique.

L'odorat est peu développé dans l'enfance; mais, à cet âge surtout, il importe de modérer les impressions de ce sens, qu'il faut craindre d'émousser par une stimulation trop vive.

Toutes les sensations ayant une plus grande activité chez la femme que chez l'homme, le sens de l'odorat est lui-même plus développé chez elle, et réclame de plus grands ménagements. On doit donc blâmer l'usage abusif que font certaines femmes de cosmétiques odorants, qui sont une cause active de migraines et d'écarts de la sensibilité nerveuse. Quelques substances odorantes peuvent être agréables dans la toilette, mais elles doivent être assez fugitives pour ne point imprégner le corps, et la meilleure odeur des vêtements est de n'en point avoir.

L'habitude modifie singulièrement la sensibilité olfactive, et peut arriver jusqu'à détruire entièrement la sensation de certaines odeurs, quelque pénétrantes qu'elles soient. L'odorat est susceptible de nombreuses aberrations qui font juger agréable une odeur que d'autres trouvent repoussante, et fuir des parfums que chacun recherche.

Au sens de l'odorat se rapporte surtout l'usage d'une substance qui joue un grand rôle dans notre société, le *tabac*, employé en prise ou sous forme de fumée. Je ne parlerai point de la mastication du tabac, habitude grossière qui est heureusement rare dans nos contrées.

Le tabac prisé entraîne presqu'infailliblement

à sa suite des habitudes de malpropreté, et peut déterminer, par son abus, quelques accidents vers la membrane muqueuse du nez qui en reçoit directement la stimulation. Il provoque de fréquents éternuments lorsque l'habitude n'a point encore émoussé la sensation; plus tard, il épaissit et dessèche la membrane, y détermine un état habituel de congestion et affaiblit l'odorat. On a conseillé l'usage du tabac à priser contre certaines maladies des yeux et du cerveau, mais son action bienfaisante paraît encore fort douteuse.

La mode a considérablement diminué l'usage du tabac employé sous cette forme, et y a substitué l'habitude, presqu'universelle chez les hommes, du tabac à fumer.

On a beaucoup exagéré les avantages et les inconvénients hygiéniques de la fumée du tabac. Dès les débuts, l'usage du cigarre ou de la pipe détermine une sorte d'ivresse douloureuse souvent accompagnée de vomissements; mais cet effet disparaît ordinairement sous l'influence de l'habitude, et lorsqu'on ne fume point avec excès, la santé ne paraît en recevoir aucune atteinte sérieuse. Cependant, l'action de fumer détermine chez quelques individus, surtout chez les commençants, une salivation abondante qui peut amener des troubles graves dans la digestion. Les personnes qui ne peuvent s'habituer à fumer sans cracher beaucoup, doivent donc y renoncer, quoi qu'il puisse leur en coûter.

L'habitude du tabac, soit à priser, soit à

fumer, se contracte aisément, devient un besoin impérieux et se perd avec peine ; cependant, en y mettant une certaine force de volonté, il est rare qu'après quelque temps d'abstinence rigoureuse, on ne parvienne à y renoncer
sans en ressentir la moindre incommodité.

En résumé, si l'usage du tabac ne parait
pas entraîner après soi tous les accidents dont
on l'avait accusé, il faut convenir aussi que
ses avantages sont très-contestables, et que cette
substance est, sinon dangereuse, du moins tout
à fait inutile. L'humanité est soumise à tant
de besoins réels, sujets de légitimes préoccupations, qu'il semble contraire au bon sens de
se créer des besoins factices dont la satisfaction
cause un médiocre plaisir, et qu'on ne saurait,
sans douleur, ne point satisfaire.

Goût.

Le *goût* est un sens qui nous fait apprécier
les qualités les plus importantes des substances
alimentaires, et qui, par l'attrait du plaisir,
nous invite à satisfaire aux besoins de la nutrition.

Tous les agents destinés à impressionner nos
sens doivent renfermer leur action dans certaines limites ; lorsque les substances alimentaires ont une saveur trop intense, elles irritent
les organes de la gustation, et la continuité de
cette irritation peut affaiblir ou même abolir
l'exercice de ce sens important. Les substances

les moins sapides peuvent, au contraire, former de bons aliments, et, parfois, ce sont les plus agréables au goût lorsque ce sens n'a point encore été blasé par les raffinements culinaires de la civilisation.

Les organes du goût prennent aisément l'habitude des aliments et des condiments âcres, et ce sont ces modificateurs surtout qui contribuent à diminuer l'impression gustative et à rendre insipides des aliments auxquels d'autres trouvent une saveur délicieuse.

Il faut à l'enfant les aliments les moins sapides, en rapport avec la délicatesse de ses organes; à l'adulte, le degré de sapidité importe peu; le vieillard, chez lequel les sensations sont obtuses, a besoin d'aliments de haut goût pour réveiller ses facultés digestives engourdies.

La femme demande une alimentation douce; cependant, il n'est pas rare d'en rencontrer qui, par une étrange aberration, avec tous les attributs de la jeunesse, de la grâce et de la beauté, recherchent avec avidité les sensations qui naissent d'aliments âcres et irritants. L'ouvrier et l'habitant des champs aiment les aliments sapides, et relèvent volontiers les aliments fades par des condiments âcres, tels que le poivre, dont l'excès seul pourrait être nuisible. Le tempérament lymphatique réclame une certaine stimulation du goût; le nerveux exige, pour ce sens comme pour les autres, des im--

pressions douces. L'éducation a une grand part dans les impressions du sens du goût; c'est sur le développement qu'il peut acquérir, que sont fondés l'art du dégustateur et les qualités du gourmet.

Il faut noter encore l'influence de l'habitude et de l'état de santé; dans certaines maladies, le goût éprouve les plus étranges dépravations, telles, par exemple, que le désir de manger du plâtre ou du charbon.

L'hygiène du goût se borne donc à modérer les impressions gustatives, à éviter tout abus d'aliments ou de condiments de haut goût qui pourraient affaiblir l'intégrité de ce sens, et à proportionner les sensations du goût aux conditions individuelles que nous avons indiquées.

Tact et toucher.

Différentes circonstances peuvent diminuer la sensibilité *tactile*; ainsi, nous citerons les indurations de l'épiderme et les callosités résultant de l'exercice de certaines professions, le contact habituel de corps rudes, celui qui résulte, par exemple, de l'usage de vêtements grossiers. Dans certaines maladies de la peau ou du cerveau, ce sens peut s'émousser ou même être entièrement aboli; dans d'autres, il acquiert une incroyable finesse de perception.

Il est donc important que l'hygiène intervienne pour maintenir la sensibilité tactile dans de justes limites et prévenir les différents états qui peuvent la modifier. C'est surtout à un emploi judicieux des bains et des lotions qu'il faut faire appel pour entretenir la peau dans un état de souplesse convenable; cependant, le contact de l'eau, trop prolongé et trop fréquent, ramollit ce tissu, le rend flasque et détermine une atonie qui diminue l'énergie des sensations tactiles. Le degré de finesse du linge de corps n'exerce pas une moindre influence, et le mieux se trouve dans l'usage d'un linge qui ne soit ni grossier ni d'une finesse extrème.

De nombreuses professions réclament une grande sensibilité dans le *toucher*, qui s'exerce par la pulpe des doigts. L'usage habituel des gants est indispensable à l'entretien de cette précieuse faculté; cependant, une main constamment gantée perdrait aussi de sa finesse, et il convient d'exposer parfois cet organe à l'action des agents extérieurs.

Le tact est délicat chez l'enfant, exercé chez l'adulte, obtus chez le vieillard; il est plus fin chez la femme que chez l'homme. Ces considérations doivent servir de guide dans l'application des moyens hygiéniques.

Le sens du toucher est un des plus susceptibles d'éducation, et les aveugles, chez lesquels cette sensation est particulièrement exercée, la développent au plus haut degré. On sait qu'ils arrivent à lire couramment dans des livres dont les lettres font un léger relief.

DES TRAVAUX INTELLECTUELS.

Pendant la jeunesse, les travaux de l'esprit doivent être proportionnés à la force de l'adolescent et au degré de vigueur de ses facultés physiques. Il importe de diriger l'emploi de son temps de telle sorte que les fonctions cérébrales n'absorbent point à elles seules toute la puissance vitale, et que le développement du corps marche parallèlement au développement de l'esprit. Les besoins de notre société soumettent la jeunesse à un travail intellectuel écrasant qui amène de nombreux troubles dans la santé. En effet, sous l'influence d'une longue et forte contention du cerveau, les digestions languissent, la nutrition s'altère, le corps maigrit, la peau s'étiole, et trop souvent il faut rechercher là le germe de maladies qui viennent assaillir l'homme à une période plus avancée de sa vie. Il importe donc de varier les occupations de la jeunesse, puisqu'il semble impossible d'en diminuer la somme, et d'établir une sorte d'alternance entre les travaux de l'esprit et ceux du corps; les exercices gymnastiques font un utile tempérament aux fatigues du cerveau.

Chez l'adulte, cette juste pondération entre les occupations du corps et celles de l'intelligence est moins essentielle, et l'homme adonné à l'étude peut, sans inconvénients graves pour sa santé, passer de longues heures au travail. Cependant, il importe aussi que quelques instants de repos viennent journellement relâcher les fibres cérébrales fatiguées par une longue contention.

De nombreuses maladies viennent assaillir l'homme de lettres, chez lequel l'équilibre entre le corps et l'esprit est entièrement rompu au bénéfice de celui-ci : c'est d'abord un amaigrissement, une faiblesse générale auxquels succèdent bientôt des affections cérébrales plus ou moins graves, des altérations dans les fonctions digestives, des palpitations, des névroses, des hémorrhoïdes, etc.

La femme ne saurait se livrer avec la même ardeur que l'homme à de longs travaux intellectuels, et c'est pour elle aussi qu'importe la variété et l'alternance des occupations.

Des divers tempéraments, le bilieux est celui qui s'accommode le mieux d'une tension prolongée de l'esprit; le sanguin ne peut se livrer aux travaux intellectuels qu'à la condition de varier ses sujets d'étude; le nerveux ne peut cultiver avec fruit que les arts et les lettres; le lymphatique doit accorder une prédominance marquée aux exercices du corps sur ceux de l'esprit, qui n'occuperont qu'un rang secondaire dans l'emploi de son temps.

On doit éviter de se livrer à l'étude immédiatement après le repas; un exercice léger favorise alors la digestion et dispose au travail d'esprit. — La nuit devrait être exclusivement réservée au sommeil, et les veilles consacrées à l'étude usent, énervent et détendent les ressorts de l'intelligence.

DES SENTIMENTS ET DES PASSIONS.

Enfin, pour terminer ce travail, consacrons quelques lignes à prémunir nos lecteurs contre les effets des sensations trop vives, et contre la funeste influence des passions dont les excès portent une atteinte si profonde à la santé. Mais, avouons-le, nous touchons là un des plus grands écueils de l'hygiène et de la médecine.

Les principales fonctions de l'économie reçoivent le contre-coup des passions qui nous agitent, de même qu'un grand nombre de dérangements organiques exercent l'action la plus marquée sur les fonctions de l'ordre moral. Cette loi naturelle d'influence réciproque offre chaque jour les applications les plus importantes.

La joie et la tristesse, le plaisir et la douleur, l'ennui, la crainte, l'envie, l'orgueil, l'ambition, l'avarice, excitent en nous des sensations variées que nous pouvons toutes résumer par le mot *émotions*. Mais les émotions exercent une action organique bien différente, selon leur nature et leur degré d'intensité. — Agréables, mais modérées, elles déterminent dans l'économie un sentiment d'expansion qui fait, en quelque sorte, couler la vie du centre à la circonférence, et favorise le jeu de tous les organes. Sous leur influence, les digestions s'opèrent avec facilité, la respiration est large, la circulation active; la continuité d'un tel état moral est une des conditions les plus favorables à la santé. Agréables, mais intenses, les émotions ont un mode d'action bien différent : le cœur se resserre, la respiration se ralentit, l'appétit est brusquement interrompu; une concentration générale s'opère. Une violente émotion de bonheur pourrait causer la mort. Mais bientôt cette première impression s'atténue, le mouvement d'expansion favorise une crise heureuse, et si l'action n'a pas été trop violente, une douce réaction s'établit bientôt, et l'homme sent et apprécie toute l'étendue de son bonheur.

Les émotions tristes et chagrines déterminent toujours un mouvement de concentration qui n'est point suivi d'une réaction périphérique : le cœur se contracte douloureusement et n'envoie plus qu'avec peine dans les organes le sang nécessaire à leur nutrition; les digestions se troublent, le cerveau s'appesantit, et le foie sécrète une bile abondante qui répand une teinte jaune à la surface de la peau.

Ces effets, dont nous n'indiquons que les principaux, varient en intensité d'après la violence de la douleur; ils varient en durée en raison de sa persistance; sous l'influence d'un chagrin prolongé, les principales fonctions s'altèrent d'une manière permanente, et le défaut de nutrition se traduit bientôt par la décoloration, la flaccidité et la maigreur des tissus, par la dépression des forces et par la perte successive des attributs de la santé.

Les passions sont toujours funestes à celui

qui est sous leur joug; et si leur satisfaction cause quelques rares instants de joie, combien ils sont chèrement payés par les longues heures d'insomnie, par les inquiétudes et les chagrins cuisants qui en sont la conséquence! L'avare est incessamment tourmenté par la crainte de perdre son trésor; les succès d'autrui sont de douloureux coups d'aiguillon pour l'envie; l'ambition est une soif dévorante que rien ne peut éteindre, pas même la possession des grandeurs auxquelles on aspire.

Les conséquences hygiéniques de tout cela sont faciles à saisir : il faut détruire chez l'enfant, par une éducation convenable, toutes les dispositions aux passions dépressives ; combattre, lorsqu'elle existe, la tendance à la jalousie, à la colère, à l'orgueil ; ouvrir, au contraire, son âme aux passions et aux instincts généreux, et si nous ne pouvons le prémunir contre le malheur qui viendra l'assaillir un jour, donnons-lui, du moins, une âme forte qui puisse y résister et ne se laisse point abattre par ses atteintes. Inspirons à l'enfant des sentimens de courage, et évitons avec un soin extrême de lui causer de brusques frayeurs en évoquant devant lui des êtres imaginaires sans cesse disposés à lui nuire. C'est une déplorable habitude qu'ont encore bien des mères, et contre laquelle nous ne saurions trop nous élever ; elles rendent à plaisir leurs enfants pusillanimes et poltrons, et leur ouvrent, pour l'avenir, une large voie d'inquiétudes et de chagrins.

Enfin, qu'on n'oublie jamais que l'éducation morale est un des plus puissants auxiliaires de l'hygiène lorsqu'elle est bien dirigée, un de ses plus grands ennemis lorsqu'elle suit une marche vicieuse.

Dans l'enfance, les émotions sont vives, mais peu durables ; elles sont profondes chez l'adulte et glissent sur le vieillard. La femme, sous ce rapport, se rapproche de l'enfant. Au tempérament bilieux appartiennent les émotions énergiques et prolongées ; au nerveux, les émotions rapides et fugaces ; au sanguin, les émotions vives, mais qui ne sauraient jeter de profondes racines ; sur le lymphatique, elles glissent sans affecter ni la superficie ni la profondeur. On voit donc dans quelle mesure les émotions doivent être ménagées ou évitées à chacun, et le parti qu'une sage hygiène peut en tirer.

Lorsque la première éducation n'a pu détruire le germe de passions violentes vers lesquelles l'enfant se sent entraîné, c'est à la raison de l'adulte qu'il faut faire appel, et il est peu de passions assez irrésistibles pour ne pouvoir être surmontées lorsque l'être raisonnable ne veut point subordonner son esprit à ses sens.

⸺∎🙶⸺

Ici se termine la tâche que je m'étais imposée. Puissent mes forces avoir répondu à mon désir d'être utile : c'est là ma seule ambition !

TABLE DES MATIÈRES.

	Pages.
Observation de l'éditeur	IV
Préface	V
SUJET DE L'HYGIÈNE	13
CONSIDÉRATIONS GÉNÉRALES SUR LES ORGANES ET LEURS FONCTIONS. — Parties dures : Tronc. — Membres. — Parties molles : Articulations. — Muscles	13
Appareil et fonction de l'innervation	24
Organes et fonctions de la nutrition : Digestion. — Respiration. — Circulation	27
Calorification	36
Sens	37
DE LA SANTÉ ET DE LA MALADIE	40
DES AGES. — DURÉE DE LA VIE : Naissance. — Première enfance. — Deuxième enfance. — Troisième enfance. — Adolescence. — Période d'état. — Age de retour. — Vieillesse. — Caducité. — Mort	42
Des signes de la mort	53
DE LA POPULATION ET DE LA LONGÉVITÉ. — Des sexes. — De la constitution. — Des tempéraments. — De l'hérédité. — De l'habitude	55
MATIÈRE DE L'HYGIÈNE	72
NOTICE CLIMATOLOGIQUE SUR LE NORD-EST DE LA FRANCE	72
Conditions climatologiques dépendant de l'atmosphère	74
Conditions climatologiques propres au sol	86
INFLUENCE DE L'AIR ET DES AGENTS ATMOSPHÉRIQUES	96

	Pages.
Des eaux	103
Des habitations	104
Habitations privées. — Exposition. — Elévation. — Voisinages	105
Construction d'une maison particulière	132
Villages. — Villes	146
Etablissements publics : Eglises. — Ecoles. — Salles d'asile. — Pensions. — Colléges. — Casernes. — Prisons. — Hôpitaux. — Théâtres	153
Etablissements insalubres : Cimetières	161
Propreté des habitations	166
Aération. — Chauffage. — Eclairage	166
Résumé sur les habitations	176
Vêtements. — Matière	179
Vêtements de l'homme	191
Vêtements de la femme	200
Influences. — Modifications des vêtements	207
Lits	217
Toilette. — Cosmétiques	220
Ablutions. — Bains	228
Aliments	236
Alimentation végétale	241
Alimentation animale	263
Condiments	283
Conditions relatives à l'alimentation : Quantité et qualités des aliments	290
Alimentation selon les âges	297
Boissons	307
Effets des boissons fermentées sur l'homme	326
Boissons aromatiques	327
Boissons acidules	331

	Pages.
Mouvements et repos	335
Station et mouvements en particulier	339
Gymnastique	348
Exercices de la phonation	350
De la veille et du sommeil	352
Des sens externes. — Vue. — Audition. — Odorat. — Goût. — Tact et toucher	356
Des travaux intellectuels	374
Des sentiments et des passions	376

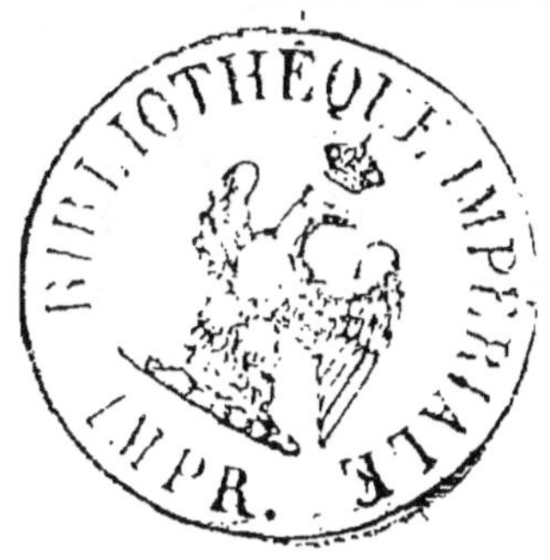

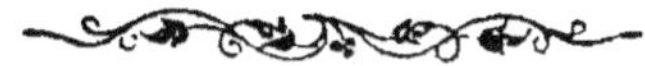

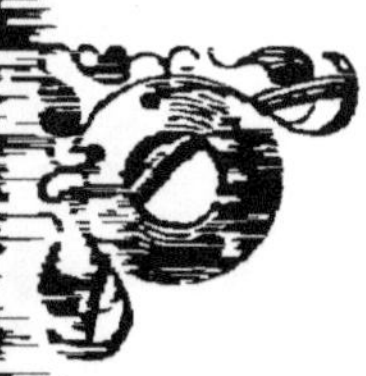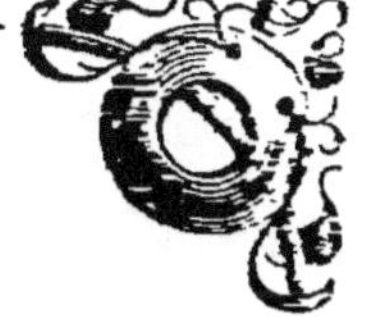

NOTIONS
D'HYGIÈNE PRIVÉE

A L'USAGE

DES DÉPARTEMENTS DU NORD-EST DE LA FRANCE,

PAR EUGÈNE GRELLOIS,

Médecin-Major à l'Hôpital militaire de Metz, chevalier de la Légion-d'Honneur,
Secrétaire de l'Académie impériale de Metz et du Conseil
central de salubrité de la Moselle.

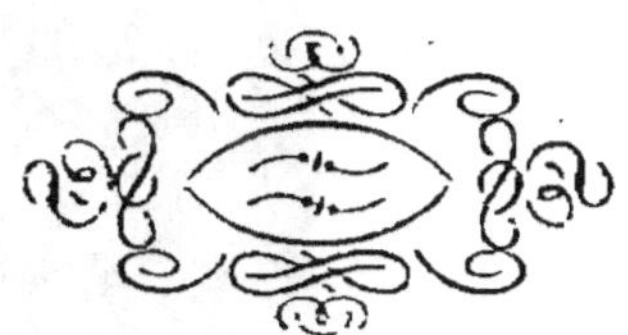

METZ,

Chez M. ALCAN, Libraire-Éditeur, rue de la Cathédrale, 1.

—

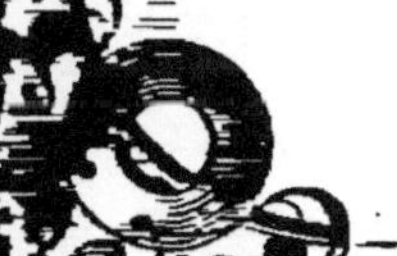

Nancy, GRIMBLOT et RAYBOIS,
place Stanislas;
Verdun, LAURENT, rue des
Gros-Degrés;

Mirecourt, HUMBERT;
Strasbourg, veuve BERGER-
LEVRAULT et fils; DERIVAUX,
ALEXANDRE;

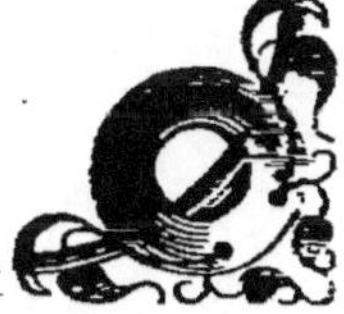

Charleville, JOLLY.

1854.

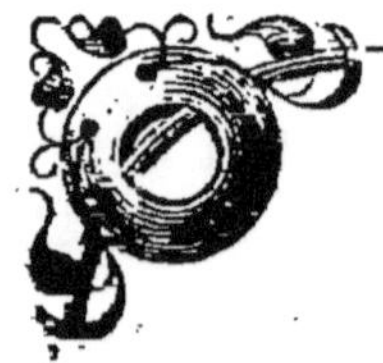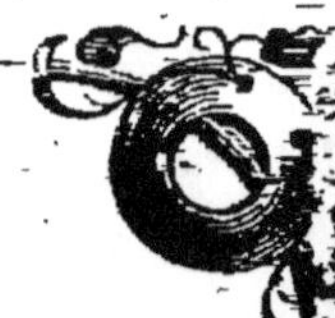

AUX MÊMES LIBRAIRIES :

Nouveau Manuel de l'Officier de l'état civil et du Secrétaire de Mairie, résumé du cours professé à l'Ecole normale primaire de la Moselle, par M. HALLEZ D'ARROS, ancien secrétaire-général de préfecture; suivi d'un Formulaire raisonné de tous les arrêtés, procès-verbaux, certificats, permissions, et en général de tous les actes à rédiger par les administrations municipales, et d'un Tableau synoptique des travaux mensuels des Mairies, à l'usage des Maires, des Instituteurs et des Ecoles normales primaires. Ouvrage approuvé par Son Excellence le Ministre de la Justice. Un vol. in-12 de plus 200 pages. Prix : 2 fr. 25 cent.

Histoire de la ville Metz, depuis l'établissement de la république jusqu'à la révolution française, par JOSEPH WEIS. Ouvrage couronné par l'Académie nationale de Metz. Un vol. in-8°. Prix : 3 fr.

L'Économie, ou Remède au Paupérisme, par M. L. MÉZIÈRE, recteur émérite. Ouvrage couronné par l'Académie française. Un vol. in-12. Prix : 2 fr. 50 cent.

Catéchisme agricole à l'usage des Ecoles rurales, par M. GREFF, ancien inspecteur gratuit des Ecoles primaires, approuvé par le Comice agricole de Metz, adopté et recommandé par le Comité supérieur d'instruction primaire de l'arrondissement, honoré d'une Médaille d'argent par l'Académie nationale de Metz, et du suffrage de la Société pour l'instruction élémentaire de Paris, etc. Un vol. in-18. Prix : 50 cent.

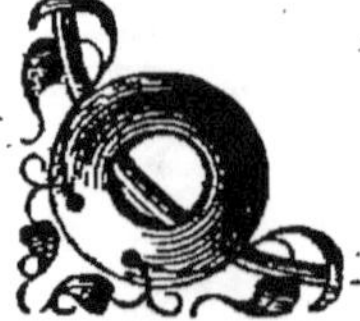